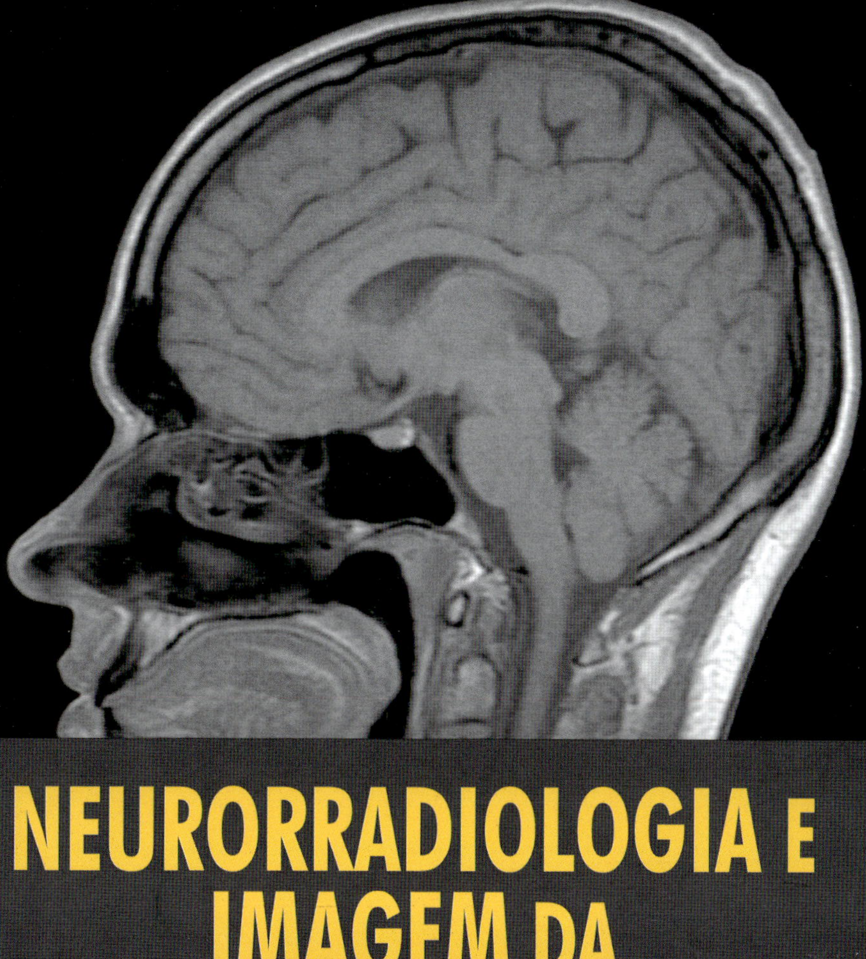

NEURORRADIOLOGIA E IMAGEM DA CABEÇA E PESCOÇO

NEURORRADIOLOGIA E IMAGEM DA CABEÇA E PESCOÇO
Perguntas & Respostas

Fabrício Guimarães Gonçalves
Especialização em Radiologia e Diagnóstico por Imagem pelo MEC e pelo Colégio Brasileiro de Radiologia
Membro Titular do Colégio Brasileiro de Radiologia
SILAN Fellow
Clinical Fellow em Neurorradiologia pela *McGill University*
Visiting Fellow na *Medical College of Georgia*
Visiting Fellow na *Wake Forest Baptist Medical Center*
Neurorradiologista no Hospital da Criança de Brasília
Neurorradiologista no Hospital Universitário de Brasília

Leonardo Oliveira Moura
Especialização em Radiologia e Diagnóstico por Imagem pelo MEC e pelo Colégio Brasileiro de Radiologia
Membro Titular do Colégio Brasileiro de Radiologia
Diretor-Científico da Sociedade de Radiologia da Paraíba
Professor da Disciplina de Neuroimagem da Pós-Graduação em Neuropsicologia da Unipê
Professor de Radiologia da Faculdade de Ciências Médicas da Paraíba
Médico-Radiologista do Hospital Universitário Lauro Wanderley (HULW) da UFPB
Médico-Radiologista da Ecoclínica – João Pessoa, PB
Preceptor do Estágio de Radiologia e Diagnóstico por Imagem do Cetrim – João Pessoa, PB

Mais de 500 questões com respostas comentadas
Mais de 150 imagens e ilustrações de altíssima qualidade

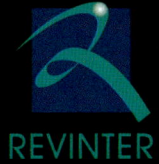

REVINTER

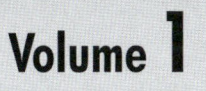

Neurorradiologia e Imagem da Cabeça e Pescoço – Perguntas e Respostas, Volume I
Copyright © 2013 by Livraria e Editora Revinter Ltda.

ISBN   Coleção – 978-85-372-0548-8
        Vol. I – 978-85-372-0549-5

Todos os direitos reservados.
É expressamente proibida a reprodução
deste livro, no seu todo ou em parte,
por quaisquer meios, sem o consentimento,
por escrito, da Editora.

Contato com os autores:
FABRÍCIO GUIMARÃES GONÇALVES
goncalves.neuroradio@gmail.com

LEONARDO OLIVEIRA MOURA
leomed46@hotmail.com

Siga a nossa página no Facebook
www.facebook.com/PRneuro

CIP-BRASIL. CATALOGAÇÃO-NA-FONTE
SINDICATO NACIONAL DOS EDITORES DE LIVROS, RJ

G626n

Gonçalves, Fabrício Guimarães
   Neurorradiologia e imagem da cabeça e pescoço : perguntas e respostas, volume I / Fabrício Guimarães Gonçalves, Leonardo Oliveira Moura. - Rio de Janeiro : Revinter, 2013.
   il.

Inclui bibliografia
ISBN 978-85-372-0549-5

1. Sistema nervoso - Radiografia. 2. Sistema nervoso central - Doenças. I. Moura, Leonardo Oliveira I. Título.

13-2108.   CDD: 616.804757
                             CDU: 616.8-071

A precisão das indicações, as reações adversas e as relações de dosagem para as drogas citadas nesta obra podem sofrer alterações.
Solicitamos que o leitor reveja a farmacologia dos medicamentos aqui mencionados.
A responsabilidade civil e criminal, perante terceiros e perante a Editora Revinter, sobre o conteúdo total desta obra, incluindo as ilustrações e autorizações/créditos correspondentes, é do(s) autor(es) da mesma.

Livraria e Editora REVINTER Ltda.
Rua do Matoso, 170 – Tijuca
20270-135 – Rio de Janeiro – RJ
Tel.: (21) 2563-9700 – Fax: (21) 2563-9701
livraria@revinter.com.br – www.revinter.com.br

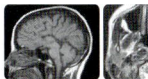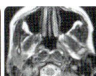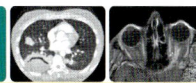

AGRADECIMENTOS

A Deus, criador dos céus e da Terra, por guiar nossos passos.
Ao meu avô Hermes da Fonseca Guimarães *(in memoriam)*,
por ter-me inspirado a me tornar médico.
Aos meus amados pais, pela educação e exemplo.
Aos meus amigos e familiares, pelo incentivo e apoio.
À Flávia, Rafaela e Marcela (no útero da mamãe),
por me darem um suporte incrível e serem as maiores joias da minha vida.

Fabrício Guimarães Gonçalves

Aos meus pais, pela educação e exemplo.
Aos meus amigos e familiares, pelo incentivo e apoio.
À Renata e Maria Eduarda, pela beleza e alegria dos meus dias de
dedicação a este livro.

Leonardo Oliveira Moura

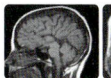 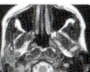 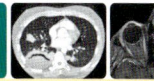

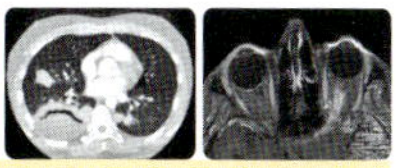

Prefácio

Este livro procurou reunir alguns dos aspectos básicos e avançados mais relevantes da neurorradiologia e da radiologia da cabeça e pescoço, na forma de questões e respostas, visando ao aprendizado e à revisão do conteúdo.

Os temas foram divididos didaticamente em áreas específicas, desde a anatomia até a física dos principais métodos de imagem, para facilitar a busca do conteúdo e o manuseio rápido.

Um dos nossos objetivos principais foi despertar o interesse para a neurorradiologia e a radiologia da cabeça e pescoço naqueles que ainda estão descobrindo as generalidades. Pretendemos, ainda, servir de referência para aqueles que estão começando a aprofundar-se nestas especialidades e guiar a revisão dos que querem manter-se atualizados.

Todas as questões foram tratadas de forma didática, algumas com ilustrações e outras na forma de casos clínicos, com comentários fundamentados em artigos e obras recentes. Algumas avaliações de grandes instituições foram tomadas como referência para dirigir as nossas discussões para temas mais relevantes.

Sentimo-nos desafiados em responder dúvidas cotidianas e provocar novos questionamentos diante de assuntos pouco abordados. Estas perturbações nos movem diariamente quando participamos da formação de novos especialistas em Radiologia e Diagnóstico por Imagem.

Buscamos a todo tempo o aprimoramento e, com esta obra, queremos compartilhar estes dias de descobertas com todos os que tiverem a sabedoria e a humildade de trilhar este novo caminho conosco.

Nós, autores deste livro, grandes amigos e jovens na arte da radiologia, ousamos acreditar em nossos sonhos e buscamos honrar nossos mestres, doando parte importante do tempo para aperfeiçoar e refinar cada detalhe destas aventuras fantásticas: escrever e ensinar. A maior parte do crédito cabe ao Dr. Fabrício Guimarães Gonçalves, que dedicou os últimos anos a aprender Neurorradiologia e reuniu um excelente material ilustrativo agregado à sua experiência. Sua inquietude gera ótimas ideias e este material que se expõe agora é apenas a forma mais branda de iniciar estes projetos. Em um nobre ato de generosidade, convidou o Dr. Leonardo Oliveira Moura para dividir seus anseios e contribuir na complementação e organização dos temas abordados.

Conforme exposto, agradecemos críticas e sugestões que nos forem dirigidas pelas redes sociais ou correio eletrônico para continuarmos a construir novas edições atualizadas e ainda mais completas. Também objetivamos o lançamento de livros semelhantes em outras áreas da Radiologia.

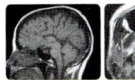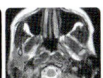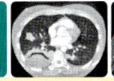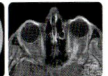

Colaboradores e Agradecimentos

Gostaríamos de agradecer, em especial, à Dra. Márcia Rocha Carneiro Barreiros, por nos despertar o interesse pela neurorradiologia e pelo exemplo de conduta quando ainda éramos residentes; ao Dr. Valter de Lima Matos e à Dra. Gylse Anne de Souza Lima, pela revisão do material e pelas excelentes sugestões.

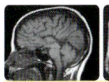 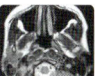 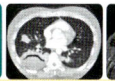 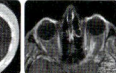

Sumário

Pranchas em Cores xiii

Capítulo 1
Questões sobre Anatomia 1

Capítulo 2
Questões sobre Tumores 45

Capítulo 3
Questões sobre Cabeça e Pescoço 85

Capítulo 4
Questões sobre Inflamação e Infecção 129

Capítulo 5
Questões sobre Anomalias Congênitas 143

Capítulo 6
Questões de Coluna e Medula 167

Capítulo 7
Questões sobre Infartos, Hemorragias e Anormalidades Vasculares 185

Capítulo 8
Questões de Hipófise, Doenças Degenerativas e Metabólicas 219

Capítulo 9
Miscelânea 241

Referências Bibliográficas 245

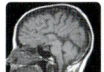 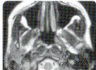 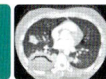 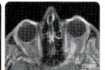

Pranchas em Cores

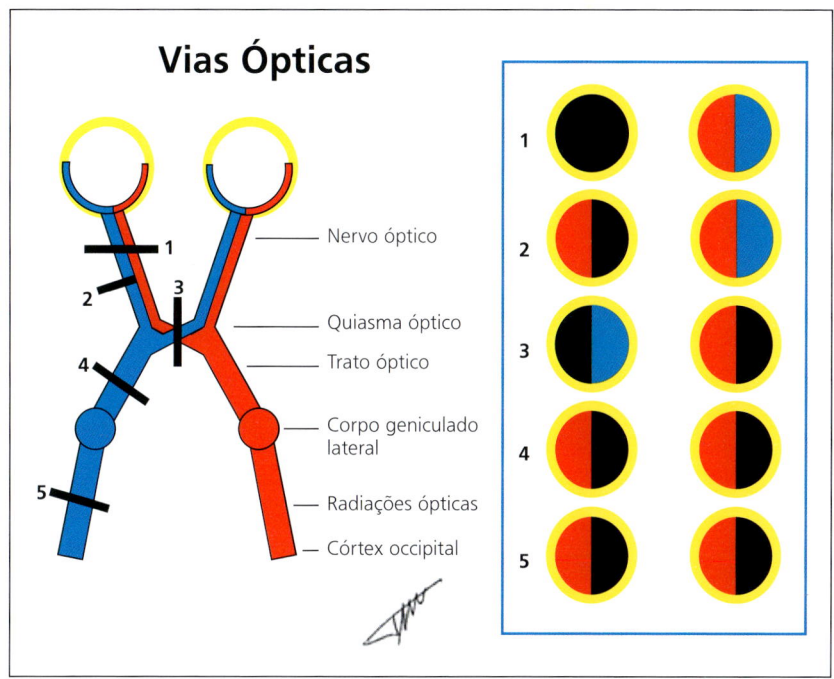

Questões 9 e 34

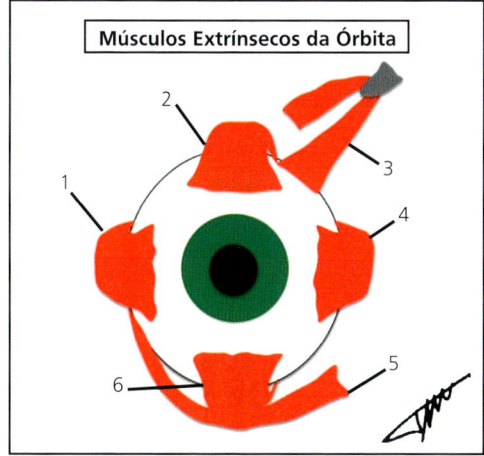

Questão 30a

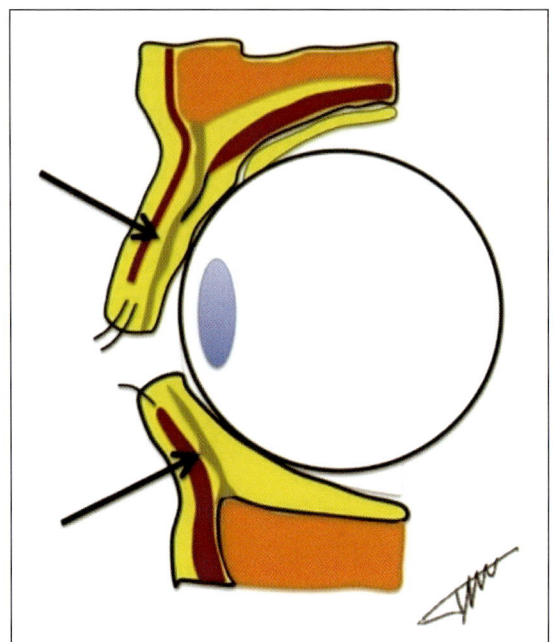

Questão 35

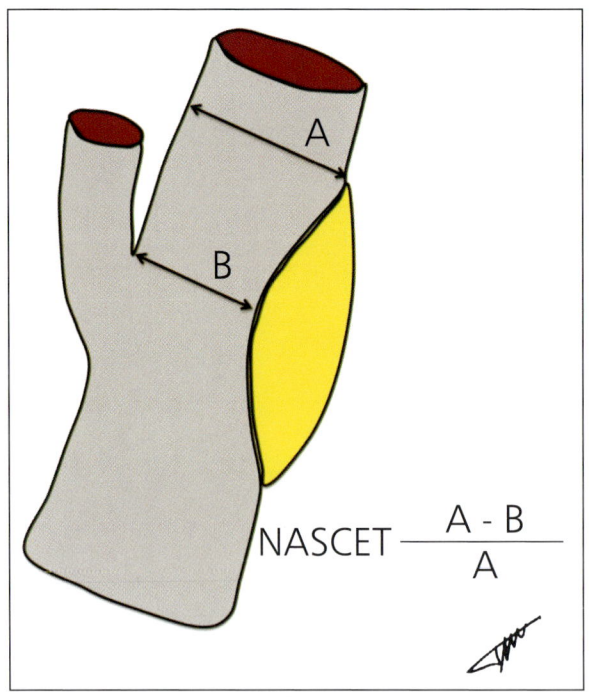

NASCET $\dfrac{A - B}{A}$

Questão 402

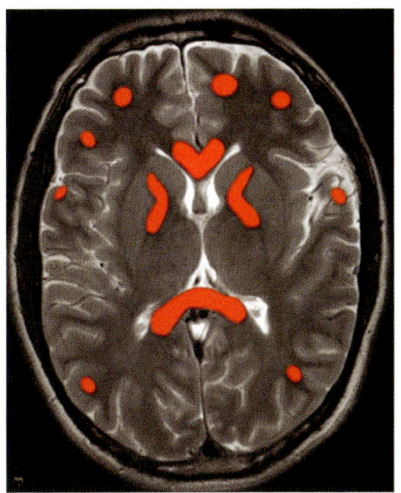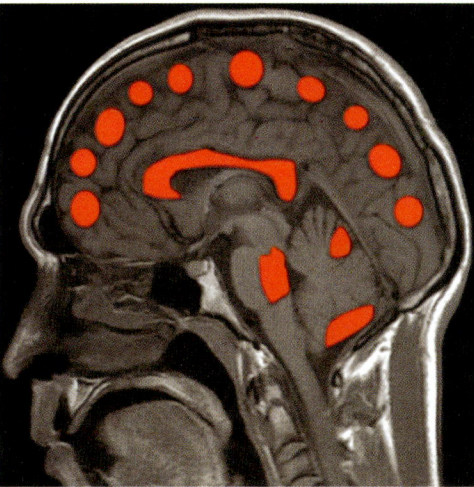

Questão 438

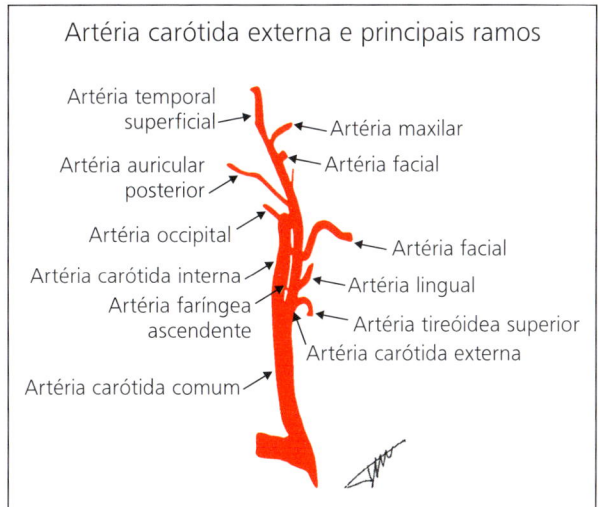

Questão 448

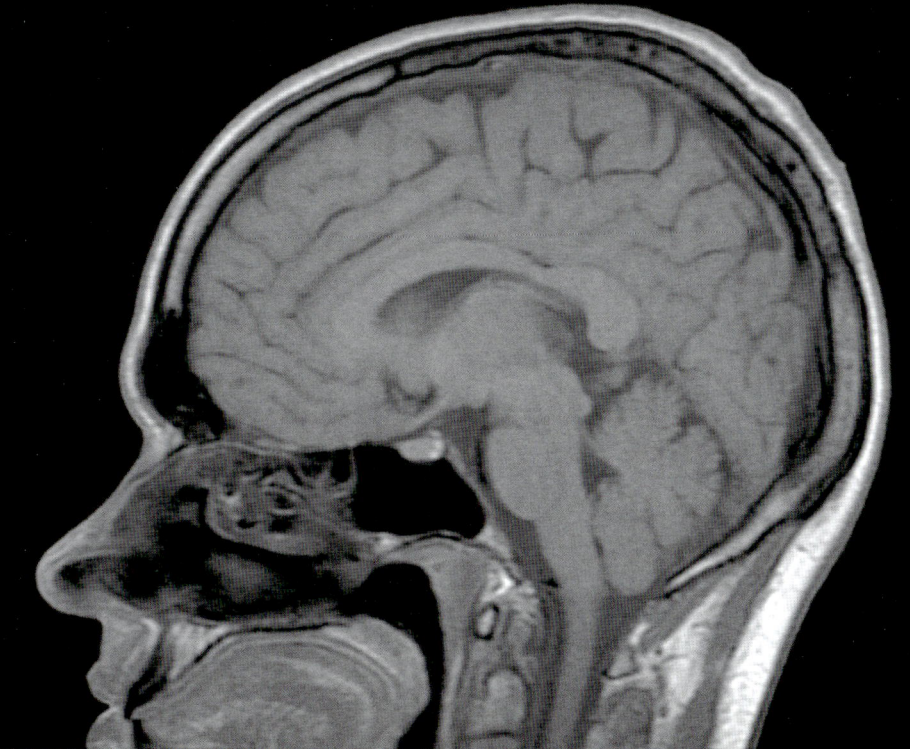

NEURORRADIOLOGIA E IMAGEM DA CABEÇA E PESCOÇO

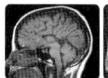 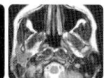 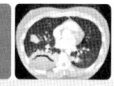 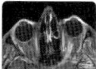

CAPÍTULO 1

Questões sobre Anatomia

1 – Das associações abaixo, entre as artérias principais e seus ramos, qual é a incorreta?

1. Artéria cerebral média	Artéria coroideia anterior
2. Artéria carótida interna	Tronco inferolateral
3. Artéria cerebral anterior	Artéria recorrente de Heubner
4. Artéria cerebral posterior	Artéria talamo geniculada
5. Artéria basilar	Artéria auditiva interna

Resposta: 1

- A artéria coroideia anterior é ramo da artéria carótida interna.

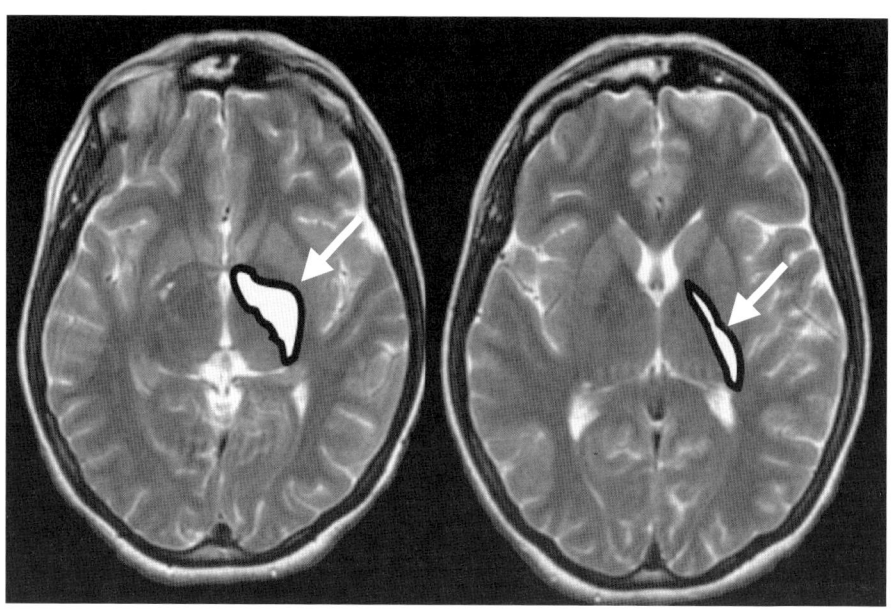

Território de irrigação da artéria coroideia anterior

2 – Sobre a irrigação arterial do sistema nervoso central, quais das alternativas abaixo são corretas?
   a. O colículo inferior é suprido pela artéria cerebelar superior
   b. A porção mesial do mesencéfalo é suprida por ramos da artéria basilar
   c. O encéfalo tem suprimento arterial por dois pares de artérias (carótidas e vertebrais)
   d. 80% do suprimento arterial do encéfalo é proveniente das artérias carótidas
   e. As artérias vertebrais são ramos das artérias subclávias e respondem por 20% do suprimento arterial do encéfalo

   Resposta: Todas acima são corretas

3 – Ainda sobre a irrigação arterial do sistema nervoso central, quais das alternativas abaixo são corretas?
   a. A artéria cerebelar posteroinferior é o maior e o mais calibroso ramo das artérias vertebrais
   b. Oclusão da artéria espinal anterior pode levar à síndrome medular anterior
   c. O tronco cerebral recebe a maior parte de seu suprimento sanguíneo do sistema vertebrobasilar
   d. As artérias espinais e radiculares suprem a medula
   e. A artéria cerebelar anteroinferior supre os núcleos cerebelares profundos, a porção anterior do cerebelo, os aspectos superiores do bulbo e inferiores da ponte

   Resposta: Todas acima são corretas

4 – Mais sobre a irrigação arterial do SNC, quais das alternativas abaixo são corretas?
   a. As artérias cerebrais posteriores são os últimos ramos da artéria basilar e suprem, principalmente, os lobos occipitais e o diencéfalo
   b. As artérias labirínticas suprem a orelha interna e são ramos variáveis, principalmente, da artéria basilar
   c. O bulbo é nutrido, principalmente, pelas artérias espinal anterior, espinal posterior, vertebrais e pela artéria cerebelar posteroinferior
   d. Síndrome bulbar medial ocorre pela oclusão de ramos da artéria espinal anterior ou das vertebrais, ocasionando atrofia e paralisia de metade da língua ipsilateral à lesão e contralateralmente paralisia do braço e perna, perda das sensibilidades tátil e proprioceptiva
   e. Síndrome bulbar lateral, causada por oclusão da artéria cerebelar posteroinferior, é caracterizada por perda homolateral da sensação de dor e temperatura na face, vertigem, náusea e vômitos, e síndrome de Horner

   Resposta: Todas acima são corretas

5 – Acerca da anatomia das "estruturas císticas" da linha média, quais afirmativas são verdadeiras?
   a. O *cavum vergae* é considerado o 6º ventrículo
   b. O *cavum vergae* é uma "cavidade cística" localizada posteriormente às colunas dos fórnices, anteriormente ao esplênio do corpo caloso
   c. O *cavum vergae* está presente em 30% dos recém-nascidos e em 15% dos adultos
   d. O *cavum vergae* é a continuação do *cavum* do septo pelúcido, posteriormente ao forame de Monro
   e. O *cavum* do véu interpósito é uma extensão da cisterna quadrigeminal acima do terceiro ventrículo margeado lateralmente pelas colunas dos fórnices
   f. O *cavum* do septo pelúcido é considerado o 5º ventrículo
   g. O *cavum* do septo pelúcido é uma "cavidade cística" triangular que separa os cornos frontais dos ventrículos laterais
   h. O *cavum* do septo pelúcido está presente em 80% dos recém-nascidos e em 15% dos adultos
   i. O *cavum* do septo pelúcido está localizado posteriormente ao tronco do corpo caloso, inferiormente ao corpo do corpo caloso

Resposta: Todas acima são corretas

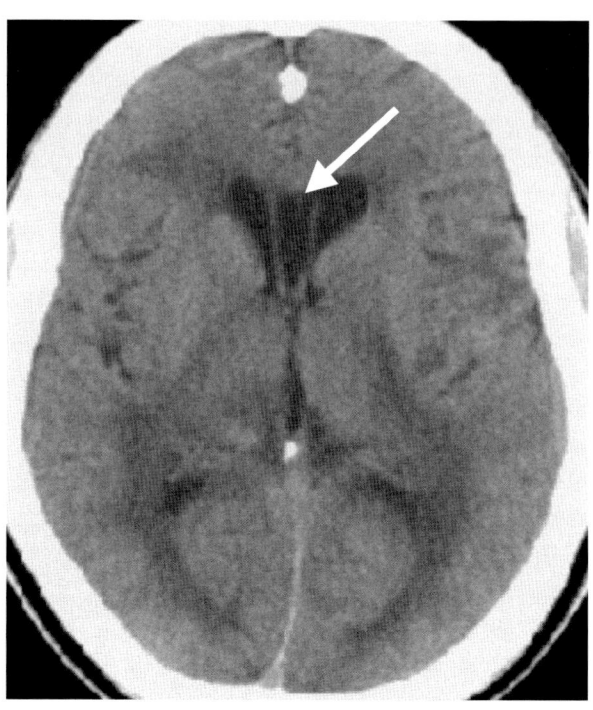

Cavum do septo pelúcido (seta)

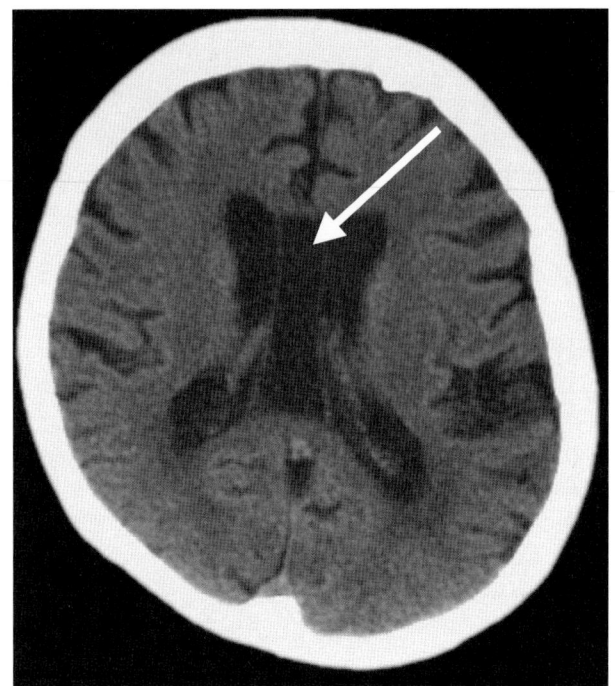

Cavum vergae (seta)

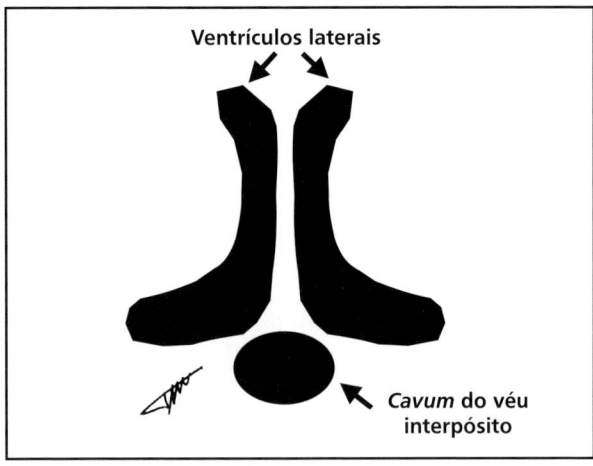

Cavum do véu interpósito

6 – Após injeção de contraste pelas artérias vertebrais, a não visualização de uma das artérias cerebrais posteriores é, provavelmente, causada por:
a. Origem fetal da artéria cerebral posterior
b. Persistência da artéria trigeminal
c. Espasmo arterial
d. Oclusão da artéria cerebral posterior esquerda
e. Fenômeno de fluxo

Resposta: a

Origem fetal da artéria cerebral posterior
- Na presença desta anomalia, o calibre da artéria comunicante posterior pode ser igual ou maior que o do segmento P1 ipsolateral.
- O suprimento de sangue para o lobo occipital vem da artéria carótida interna.
- Ocorre quando a artéria cerebral posterior embrionária não regride.
- Ocorre à direita ou à esquerda em 10% da população geral ou bilateralmente em 8% da população geral.
- O segmento P1 pode estar ausente na origem fetal da artéria cerebral posterior, mas sua ausência é um achado incomum.

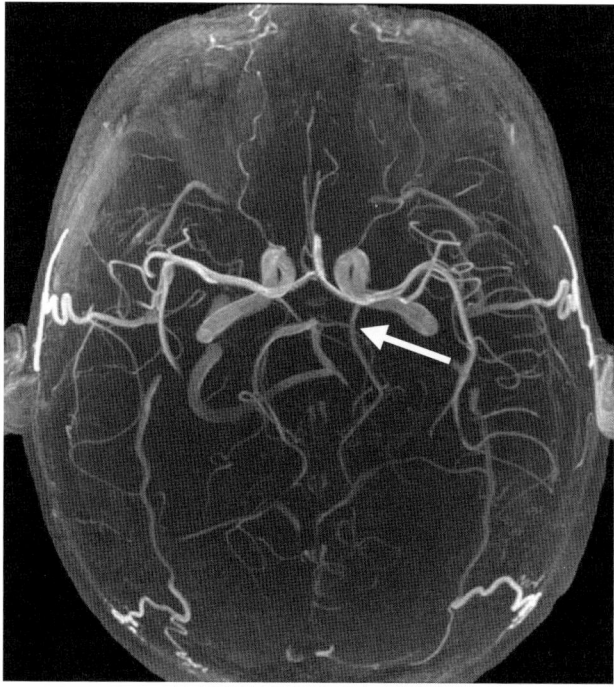

Origem fetal da artéria cerebral posterior à esquerda (seta)

7 – Em relação ao pedúnculo cerebelar superior (PCS), qual a única afirmativa que está incorreta?
   a. A ressecção dos PCS pode ser brevemente assintomática em decorrência da redundância das vias cerebelares
   b. A hemorragia nos PCS pode resultar em degeneração do núcleo olivar inferior contralateral
   c. O cruzamento é visualizado em cortes axiais apenas no nível inferior aos núcleos rubros
   d. Constitui a parede lateral da porção mais superior do quarto ventrículo

Resposta: a

> ■ Os pequenos pedúnculos cerebelares superiores contêm a maioria das fibras eferentes ou aferentes do cerebelo e têm redundância mínima (fáscículo espinocerebelar ventral).

8 – Nomeie a estrutura venosa indicada pela seta abaixo? (Ver imagem)

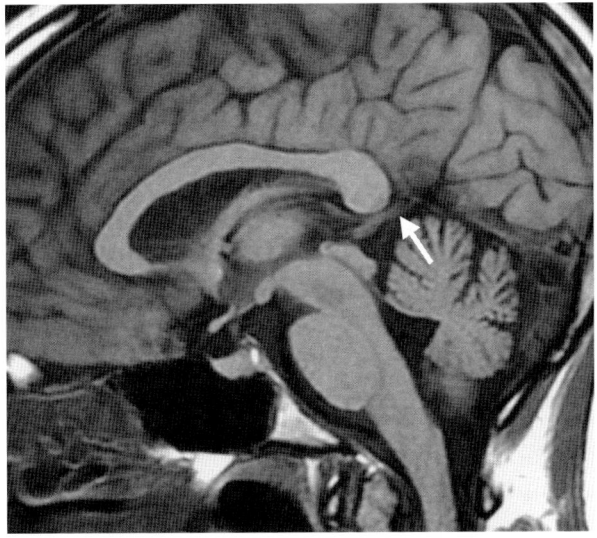

   a. Seio sagital superior
   b. Seio sagital inferior
   c. Veia de Galeno
   d. Veia basal de Rosenthal
   e. Veia septal
   f. Seio reto

Resposta: c

9 – Qual o déficit mais provável no campo visual em um paciente com uma lesão no lobo occipital direito?
a. Déficit monocular do lado esquerdo
b. Déficit monocular do lado direito
c. Hemianopsia homônima do lado esquerdo
d. Hemianopsia homônima do lado direito
e. Hemianopsia bitemporal

Resposta: c

- Lesões no córtex visual ou no trato geniculocalcarino (radiação óptica) causam, em geral, uma hemianopsia homônima contralateral.
- Lesões no nervo óptico causam cegueira ipsolateral.
- Lesões na linha média ao nível do quiasma óptico causam hemianopsia bitemporal.
- Lesões que comprimem a borda lateral do quiasma óptico causam hemianopsia nasal do olho ipsolateral.
- Lesões do trato óptico que se estendem ao núcleo geniculado lateral e lesões primárias do núcleo geniculado lateral causam hemianopsia homônima contralateral.

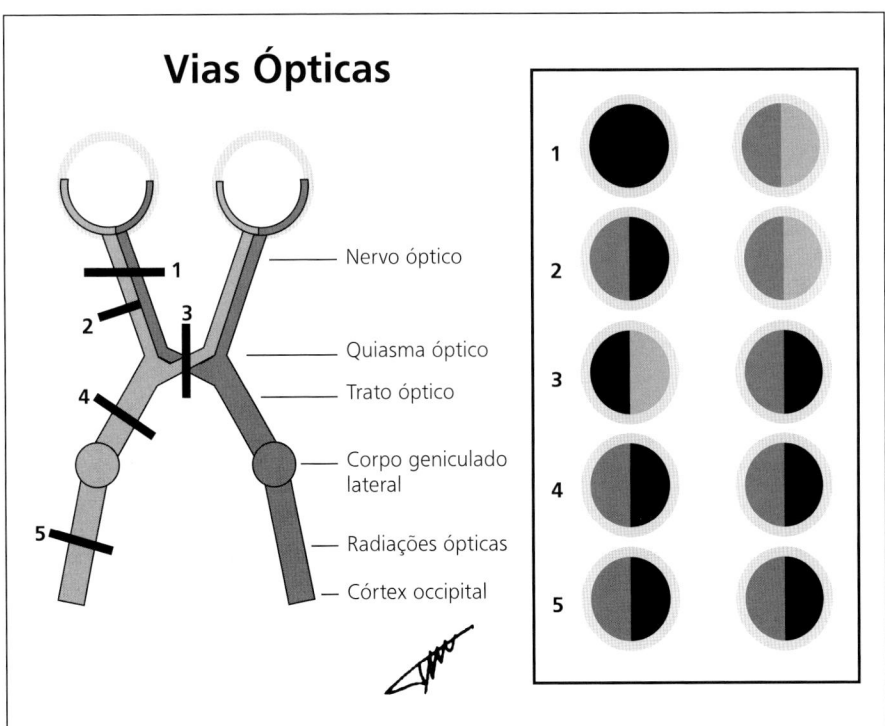

(Ver *Prancha* em *Cores.*)

10 – **Em relação à aparência da hipófise à ressonância magnética, quais das afirmativas abaixo são verdadeiras?**
   a. A adeno-hipófise tem sinal semelhante ao do córtex em T1
   b. A neuro-hipófise tem alto sinal em relação ao do córtex em T1
   c. O parênquima hipofisário tem contorno superior plano ou levemente côncavo
   d. Pode apresentar variações de espessura conforme a idade
   e. Realça tardiamente em relação à haste hipofisária

Resposta: Todas são verdadeiras

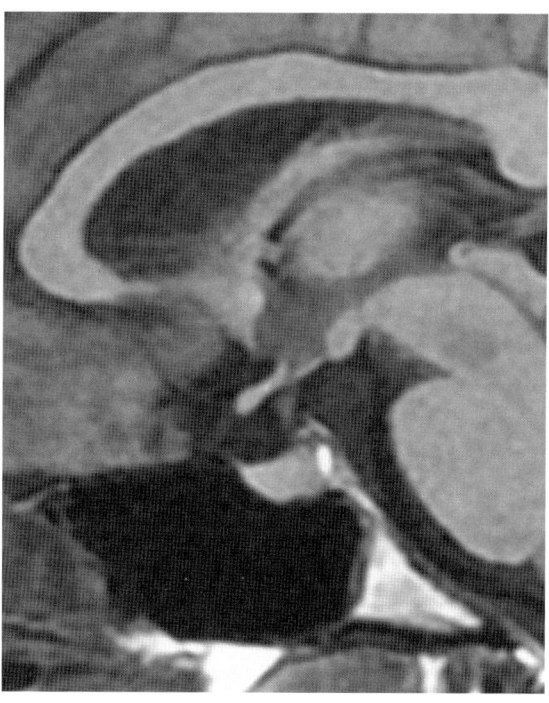

Imagem sagital ponderada em T1 de uma hipófise normal

11 – Qual das seguintes estruturas abaixo é parte do córtex motor primário?
   a. Giro calcarino
   b. Giro pós-central
   c. Giro pré-central
   d. Lóbulo parietal superior
   e. Giro occipitotemporal lateral

Resposta: c

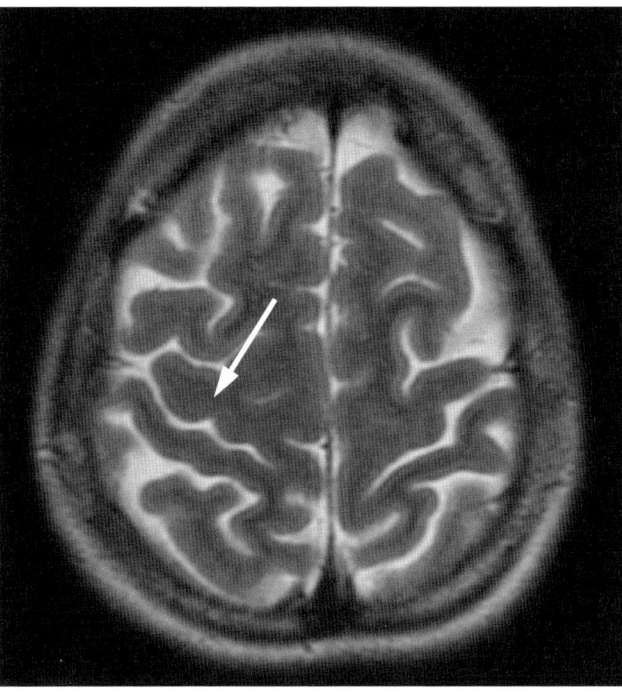

Giro pré-central (seta)

12 – Dos itens abaixo, qual é a estrutura mais ecogênica em um exame de ultrassonografia transfontanelar neonatal?
   a. Caudado
   b. Septo pelúcido
   c. Tálamo
   d. Vérmis
   e. Hemisfério cerebelar

Resposta: d

- Dentre os itens acima, as estruturas mais ecogênicas são o vérmis cerebelar e os hemisférios cerebelares.
- O plexo coroide é a estrutura mais ecogênica do encéfalo neonatal.

13 – Qual é a posição terminal mais comum do cone medular na criança?
   a. T12-L1
   b. L1-L2
   c. L2-L3
   d. L3-L4
   e. L4-L5

Resposta: b

- O nível terminal normal do cone medular em uma criança/neonato é L1-L2 [1-3].

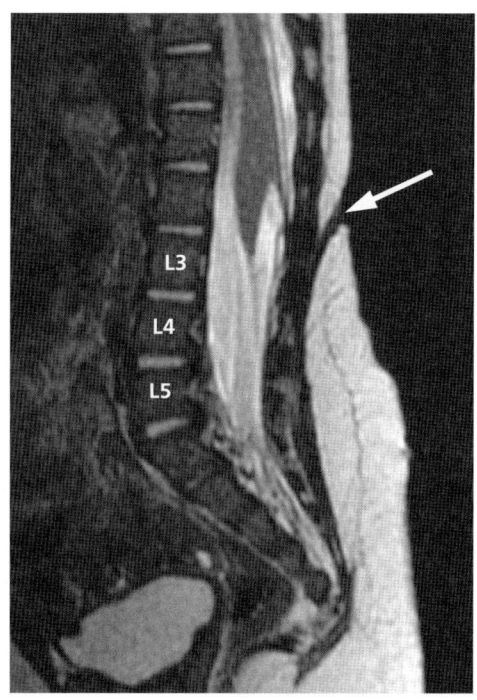

Paciente de 5 meses de idade com seio dermal (seta), medula ancorada e posição baixa do cone medular

Seio dermal
- Seio dermal é uma banda fibrosa revestida por epitélio que se estende a partir da pele até a medula espinal, cauda equina ou aracnoide.
- Causado pela separação incompleta do ectoderma superficial da ectoderme neural, resultando numa adesão focal segmentar.

14 – Qual das estruturas abaixo acompanha o nervo vago quando este penetra o diafragma?
a. Ducto torácico
b. Aorta
c. Veia cava inferior
d. Veia ázigos
e. Esôfago

Resposta: e

15 – Das artérias abaixo, quais nutrem o braço posterior da cápsula interna?
a. Artéria coróidea anterior
b. Artéria recorrente de Heubner
c. Artérias lenticuloestriadas
d. Artéria cerebral anterior
e. Artéria de Percheron

Resposta: a, c

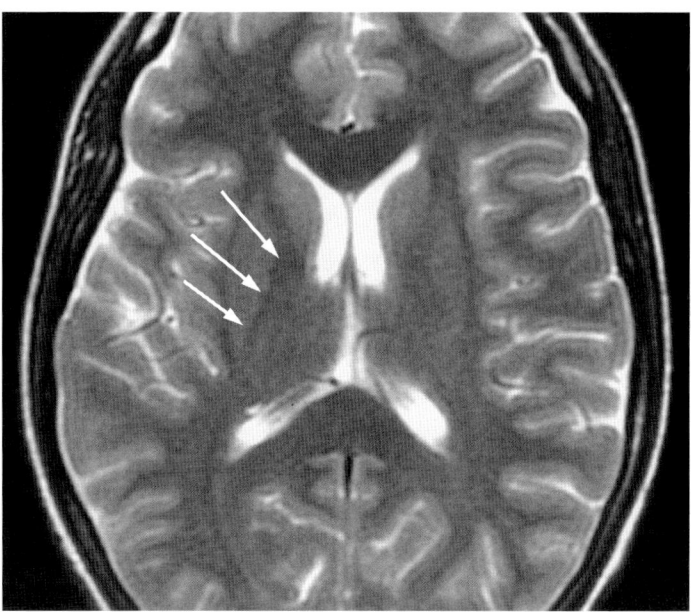

Braço posterior da cápsula interna (setas) do lado direito

- O braço posterior da cápsula interna é irrigado por ramos perfurantes da artéria cerebral média e pela artéria coroideia anterior [4].

16 – Identifique o componente do septo nasal indicado pela seta na imagem abaixo:

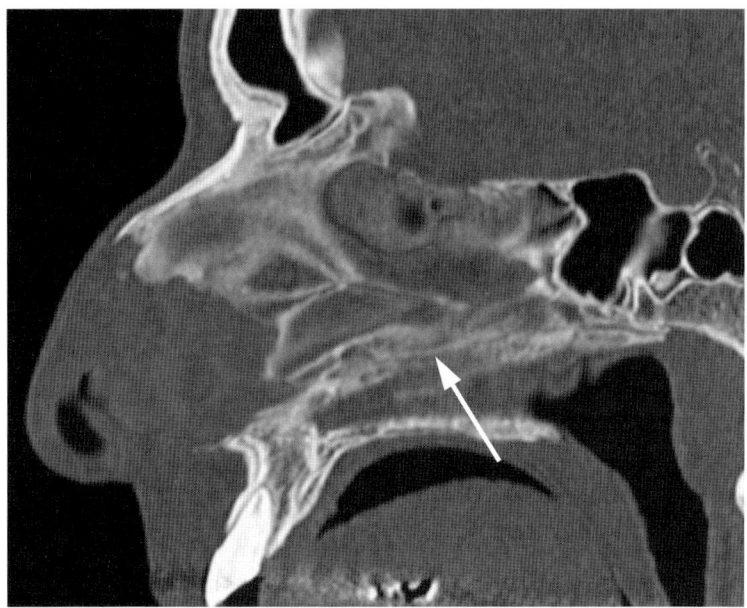

a. Vômer
b. Etmoide
c. Maxilar
d. Palatino
e. Crista Galli

Resposta: a

17 – O músculo salpingofaríngeo é inervado pelo:
   a. Nervo vago
   b. Nervo acessório
   c. Nervo vidiano
   d. Nervo glossofaríngeo
   e. Nervo hipoglosso

Resposta: a

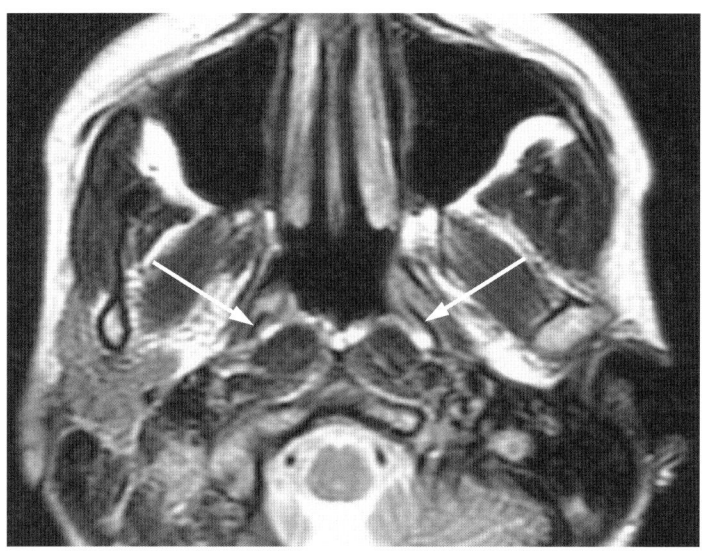

Músculos salpingofaríngeos (setas), lateralmente às fossetas de Rosenmüller (recessos faríngeos laterais)

- A inervação é predominantemente pelo nervo vago. Algumas fontes indicam porém contribuição dos nervos glossofaríngeo e acessório.

18 – As afirmativas abaixo são verdadeiras em relação aos músculos salpingofaríngeos, exceto:
   a. Originam-se da parte inferior da cartilagem da tuba de Eustáquio
   b. Fundem inferiormente com o fascículo posterior do músculo palatofaríngeo
   c. Elevam a faringe e a laringe na deglutição
   d. Abrem o óstio faríngeo da tuba auditiva durante a deglutição
   e. Auxiliam na equalização da pressão atmosférica e da caixa timpânica

Resposta: Todas estão corretas

19 – No seio cavernoso, qual é o nervo craniano com curso mais mesial?
  a. Nervo oculomotor
  b. Nervo abducente
  c. Nervo troclear
  d. Nervo oftálmico
  e. Nervo maxilar

Resposta: b

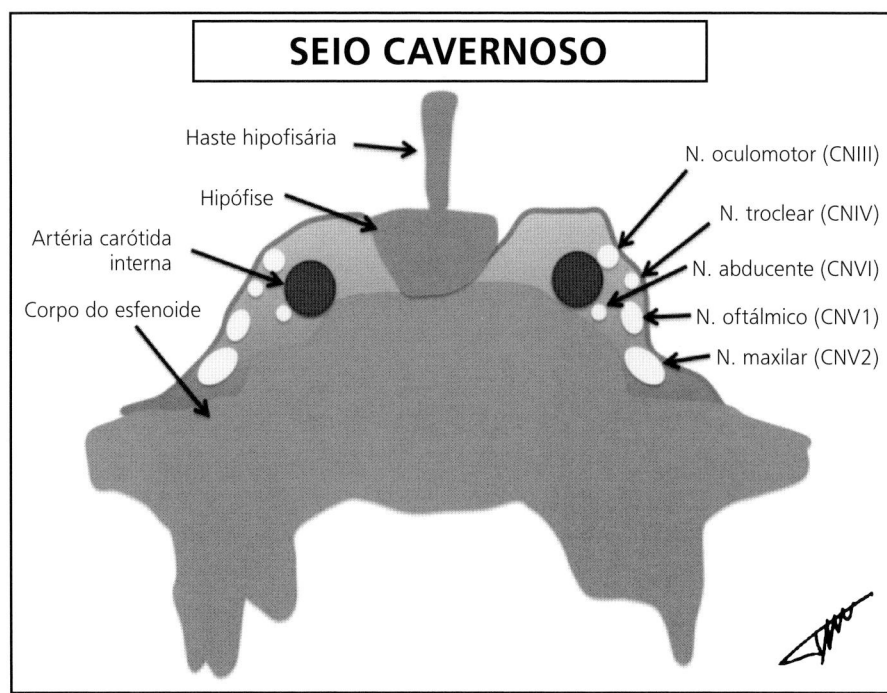

20 – O componente motor da terceira divisão do nervo trigêmio inerva todos os músculos abaixo, exceto:
a. Milo-hióideo
b. Ventre anterior do digástrico
c. Platisma
d. Masseter
e. Temporal
f. Pterigoides medial e lateral

Resposta: c

- O músculo platisma é inervado pelo nervo facial.

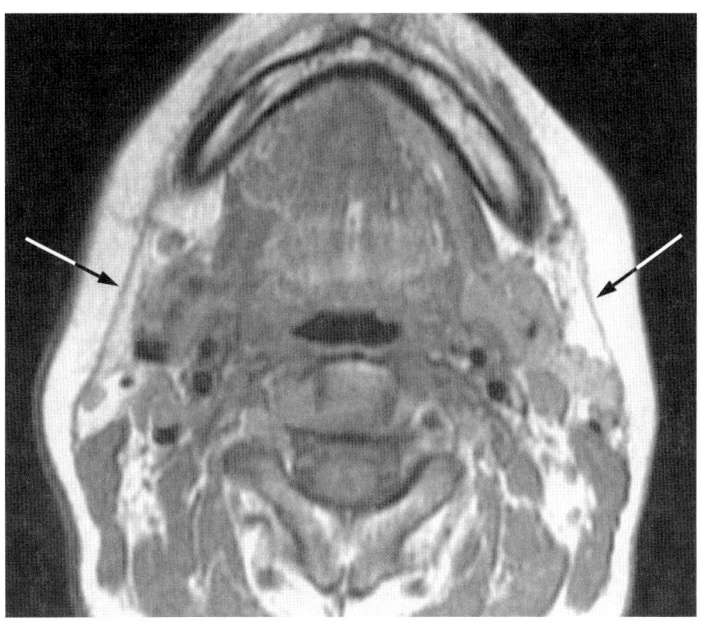

Músculo platisma (setas)

21 – Nomeie a estrutura indicada abaixo:

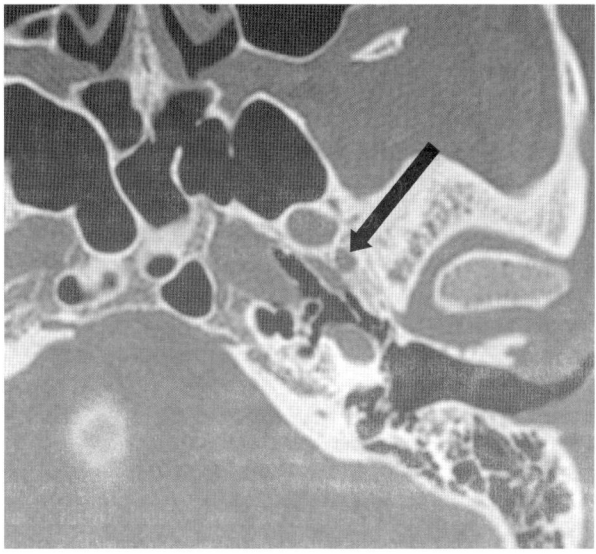

a. Forame espinhoso
b. Forame lácero
c. Forame oval
d. Forame redondo
e. Forame de Vesálio

Resposta: a

- O principal componente do forame espinho é a artéria meníngea média, ramo da artéria maxilar que é ramo da artéria carótida externa.

22 – Identifique a estrutura assinalada abaixo:

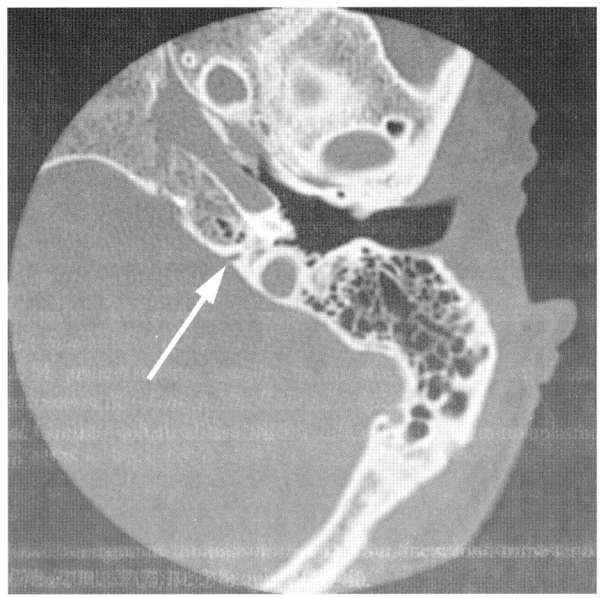

   a. Aqueduto coclear
   b. Aqueduto vestibular
   c. Canal do nervo facial
   d. Conduto auditivo interno
   e. Canal de Falópio

Resposta: a

23 – O que é correto sobre a ordem e o sentido da mielinização cerebral?
   a. Caudal ⇒ Cranial
   b. Posterior ⇒ Anterior
   c. Dorsal ⇒ Ventral
   d. Centro ⇒ Periferia
   e. Sensitivo ⇒ Motor

Resposta: Todas corretas

24 – **Qual das afirmativas abaixo é a verdadeira sobre a anatomia da órbita?**
   a. O nervo troclear inerva o músculo oblíquo inferior
   b. A tróclea do músculo oblíquo superior está localizada na parede lateral da órbita
   c. A veia oftálmica é superior à artéria oftálmica
   d. O ânulo de Zinn separa o compartimento pré- do pós-septal
   e. A fissura orbitária superior contém a divisão maxilar (V2) do nervo trigêmeo

Resposta: c

- O nervo troclear inerva o músculo oblíquo superior.
- A tróclea do músculo oblíquo superior está localizada na parede medial da órbita.
- O ânulo de Zinn, que está localizado no ápice da órbita, é o local onde se inserem os tendões dos músculos retos superior, inferior, medial e lateral.
- O septo orbitário é a estrutura que define os compartimentos pré- e pós-septais.
- A fissura orbitária superior contém a divisão oftálmica do trigêmeo; o ramo maxilar está localizado na fissura orbitária inferior.

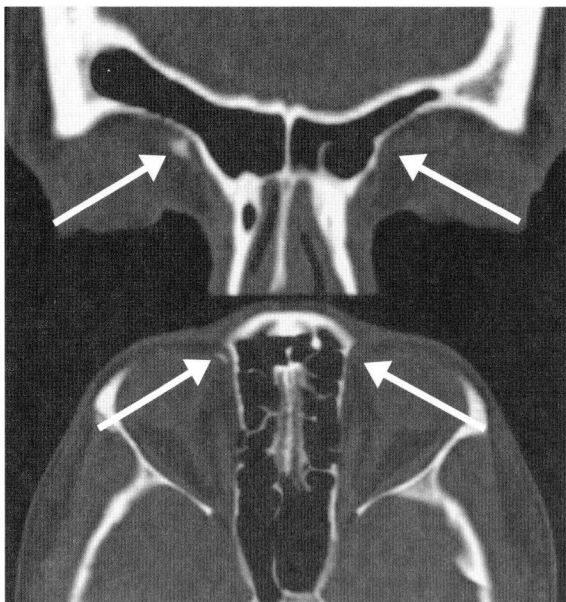

Aparatos trocleares (setas) com calcificações à direita

25 – Qual das afirmações abaixo é falsa a respeito da posição do nervo facial no conduto auditivo interno?
a. Anterior ao nervo vestibular
b. Acima da crista falciforme
c. Abaixo da crista falciforme
d. Superior ao nervo coclear

Resposta: c

- O conduto auditivo interno (CAI) é dividido em quatro quadrantes.
- O CAI é dividido transversalmente, pela crista falciforme, e verticalmente, pela barra de Bill.
- O nevo facial está localizado anterior e superiormente.

26 – Em relação ao nervo facial, todas as afirmativas abaixo são verdadeiras, exceto:
a. Localização superior ao nervo vestibulococlear no conduto auditivo interno
b. Pode, normalmente, exibir realce do gânglio geniculado e no interior do conduto auditivo interno à RM
c. Atravessa forame estilomastóideo
d. Reparo anatômico que separa as porções superficial e profunda da parótida
e. Inerva os dois terços anteriores da língua

Resposta: b

- A sensação gustativa dos dois terços anteriores da língua é dada pela corda do tímpano, um ramo do nervo facial que corre junto com as fibras da 3ª divisão do nervo trigêmeo.
- O nervo facial pode apresentar realce normal de todo o seu trajeto, exceto no conduto auditivo interno.

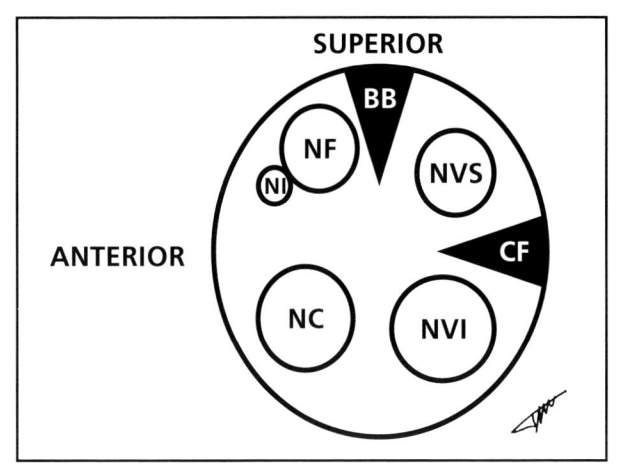

NF – Nervo facial
NI – Nervo intermédio
NC – Nervo coclear
NVS – Nervo vestibular superior
NVI – Nervo vestibular inferior
BB – Barra de Bill
CF – Crista falciforme

27 – **Nomeie a estrutura indicada pelas setas abaixo:**
   a. Nervo vago
   b. Nervo espinal acessório
   c. Nervo glossofaríngeo
   d. Nervo abducente
   e. Nervo vestibulococlear

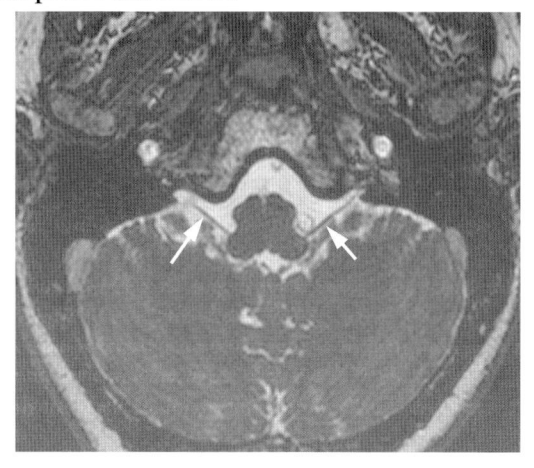

Resposta: c

- As setas apontam para os nervos glossofaríngeos, localizados anteriormente aos flóculos dos hemisférios cerebelares.

28 – **Identifique as estruturas indicadas abaixo:**

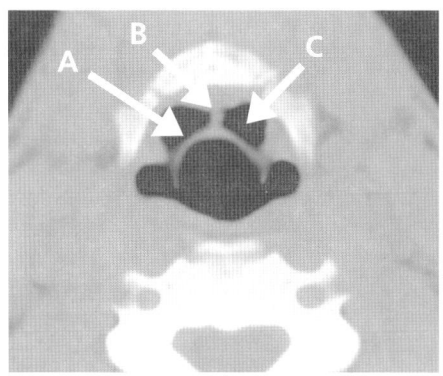

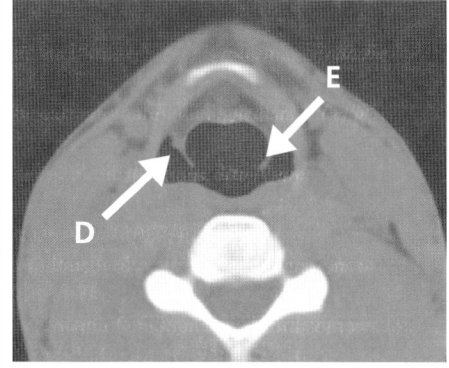

Resposta: A. Epiglote
B. Prega glossoepiglótica
C. Valécula
D. Seio piriforme
E. Prega ariepiglótica

29 – Nomeie o espaço cervical indicado pela seta abaixo:

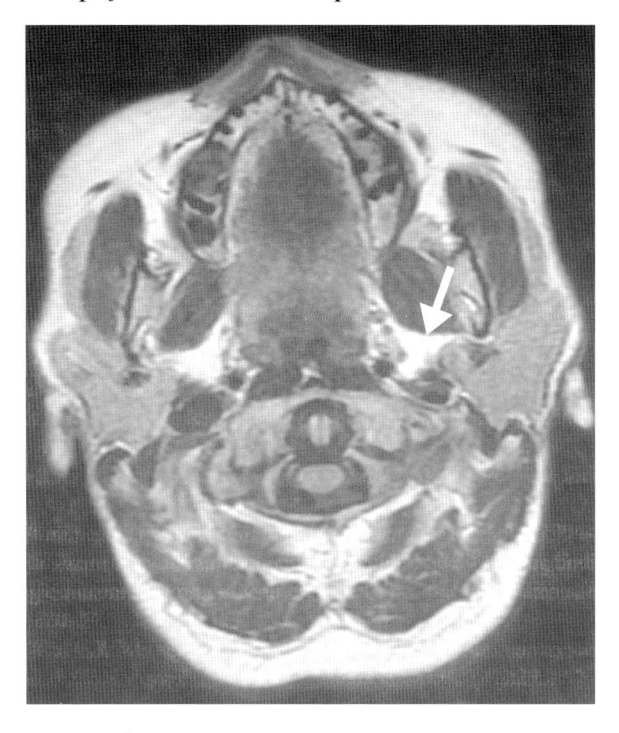

a. Espaço carotídeo
b. Espaço parotídeo profundo
c. Espaço retrofaríngeo
d. Espaço parafaríngeo
e. Espaço pterigomaxilar

Resposta: d, e

- Os espaços (d/e) acima são sinônimos.
- O espaço parafaríngeo é um espaço em forma de pirâmide invertida, com sua base na base do crânio e seu ápice no corpo do osso hioide.

30a – Identifique as estruturas numeradas abaixo:

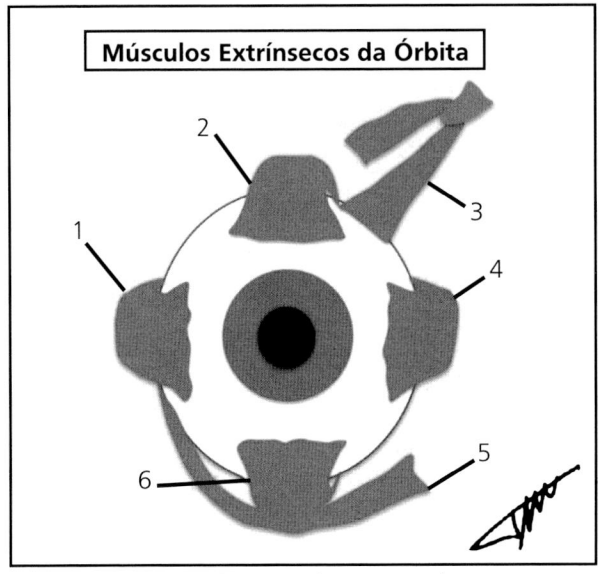

Músculos Extrínsecos da Órbita

(Ver *Prancha* em *Cores*.)

Resposta: 1. Músculo reto lateral
2. Músculo reto superior
3. Músculo oblíquo superior
4. Músculo reto medial
5. Músculo oblíquo inferior
6. Músculo reto inferior

30b – Identifique a inervação das estruturas musculares acima:

Resposta: 1. Nervo abducente
2. Nervo oculomotor
3. Nervo troclear
4. Nervo oculomotor
5. Nervo oculomotor
6. Nervo oculomotor

31 – Identifique a estrutura indicada pela seta abaixo:

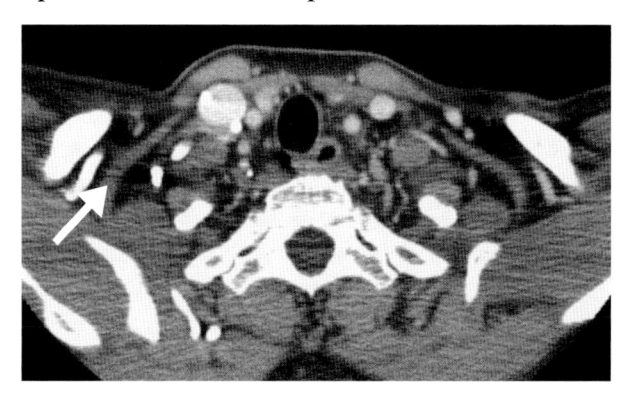

a. Veia subclávia direita
b. Músculo omo-hióideo
c. Músculo estilo-hióideo
d. Músculo longo do pescoço
e. Veia axilar acessória

Resposta: b

32 – Identifique a estrutura indicada pelas setas abaixo:
a. Ducto de Wharton
b. Ducto de Stensen
c. Nervo facial
d. Plastima
e. Músculo bucinador

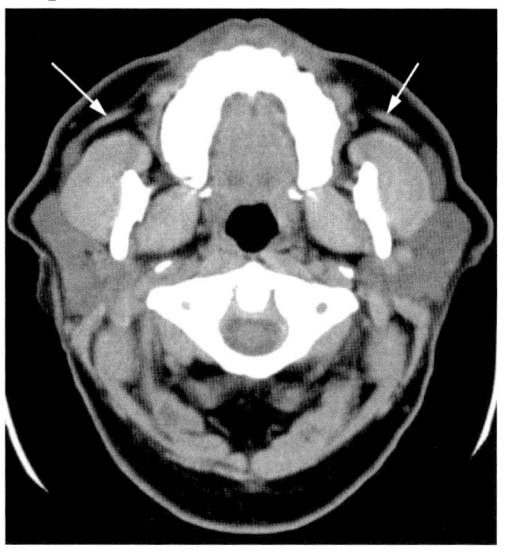

Resposta: b

Ducto parotídeo = Ducto de Stensen
Ducto submandibular = Ducto de Wharton

33 – Identifique a estrutura indicada pela seta abaixo:

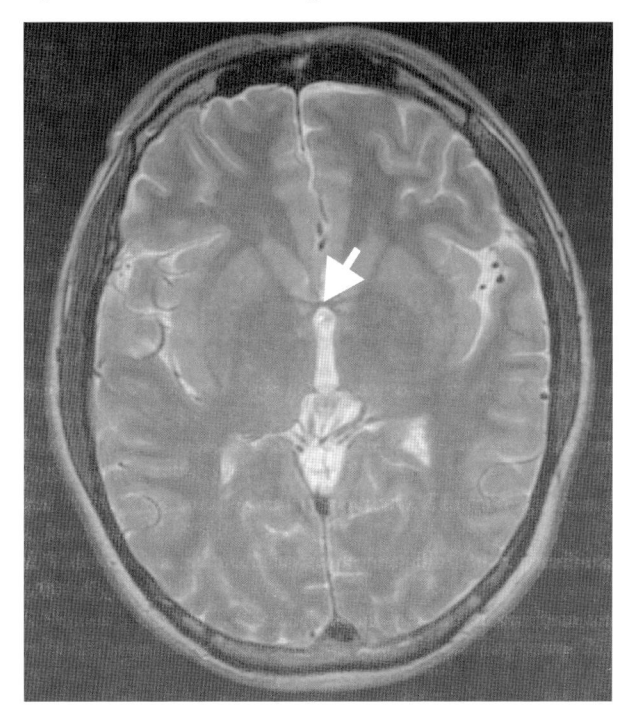

Resposta: Comissura anterior

34 – Todas as lesões nas localizações abaixo podem resultar em hemianopsia homônima, exceto:
a. Núcleo geniculado lateral
b. Anterior ao quiasma
c. Posterior ao quiasma
d. No lobo occipital

Resposta: b

Defeito envolvendo metade do campo visual pode ter como causa:
- Interrupção do trato óptico
- Dano ao núcleo geniculado lateral
- Lesão no lobo occipital

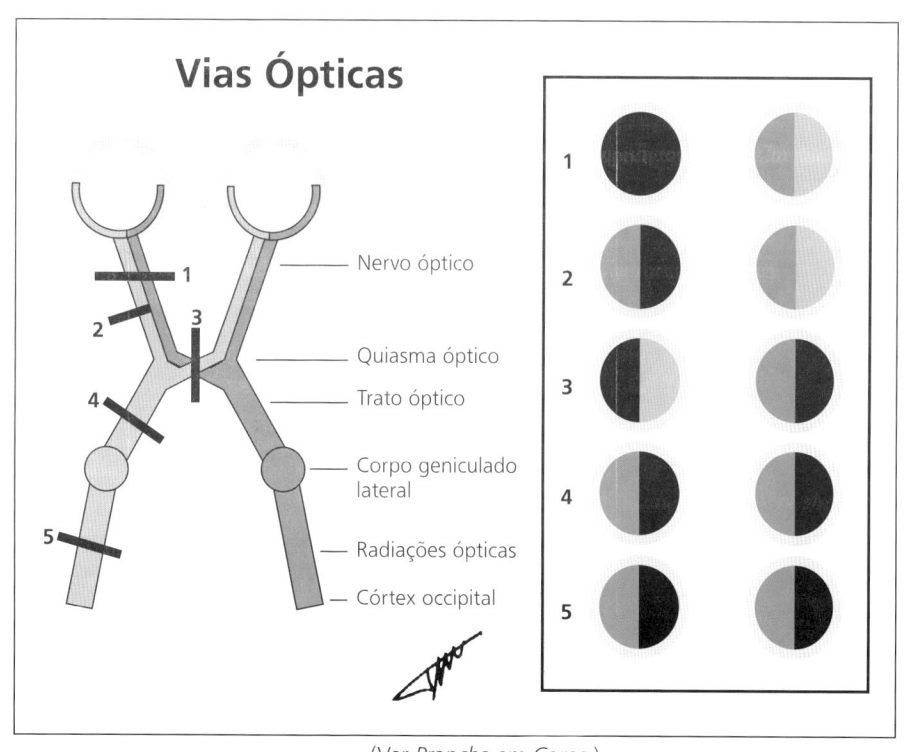

Vias Ópticas

- Nervo óptico
- Quiasma óptico
- Trato óptico
- Corpo geniculado lateral
- Radiações ópticas
- Córtex occipital

(Ver *Prancha* em *Cores*.)

Resposta: c

35 – Nomeie a estrutura indicada pela seta abaixo:

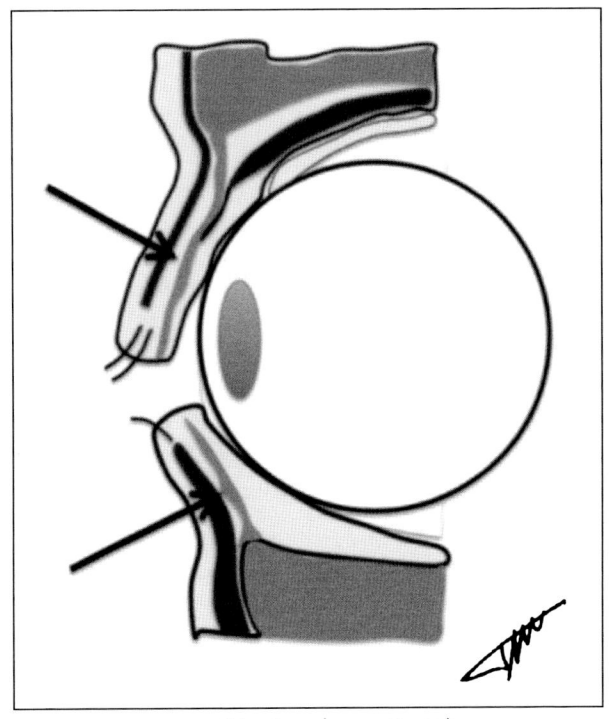

(Ver *Prancha* em *Cores.*)

Resposta: Septo orbital

- O septo orbital é uma extensão do periósteo dos ossos da órbita, que se insere na placa tarsal da pálpebra.
- É uma barreira natural que previne contra a extensão de processos periorbitários anteriores (principalmente infecções e tumores) para o componente pós-septal da órbita, e vice-versa.

36 – Sobre os achados de tomografia computadorizada da sela, quais das seguintes afirmações são verdadeiras?
   a. A glândula hipofisária pode ser plana ou convexa
   b. A hipófise normal realça rapidamente e de forma homogênea
   c. A hipófise normal é hiperdensa no exame contrastado
   d. A hipófise normal é isodensa à substância cinzenta antes da infusão do meio de contraste

Resposta: Todas são verdadeiras

37 – Todas as estruturas listadas abaixo estão contidas no forame redondo, exceto:
   a. Nervo maxilar
   b. Nervo oftálmico
   c. Artéria do forame redondo
   d. Veias emissárias

   Resposta: b

38 – Quais das alternativas abaixo são verdadeiras sobre as estruturas anatômicas que compõem a órbita?
   a. A tróclea do músculo oblíquo superior está ligada à borda medial da órbita
   b. A veia oftálmica superior é superior à artéria oftálmica
   c. O nervo abducente inerva o músculo reto lateral
   d. O ânulo de Zinn está localizado no ápice orbitário
   e. O nervo óptico e artéria oftálmica atravessam o canal óptico

   Resposta: Todas são verdadeiras

39 – Qual das estruturas abaixo não atravessa o seio cavernoso?
   a. II nervo craniano
   b. III nervo craniano
   c. IV nervo craniano
   d. Nervo craniano V1
   e. Artéria carótida interna

   Resposta: a

- O nervo óptico (II nervo craniano) atravessa o canal óptico, juntamente com a artéria oftálmica.

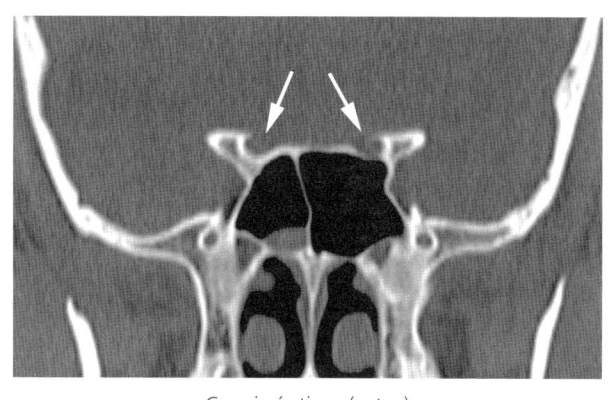

Canais ópticos (setas)

40 – Qual das estruturas abaixo não compõe a unidade ostiomeatal (ou complexo osteomeatal)?
a. Processo uncinado
b. Hiato semilunar
c. Meato superior
d. Infundíbulo do seio maxilar
e. Óstio do seio maxilar

Resposta: c

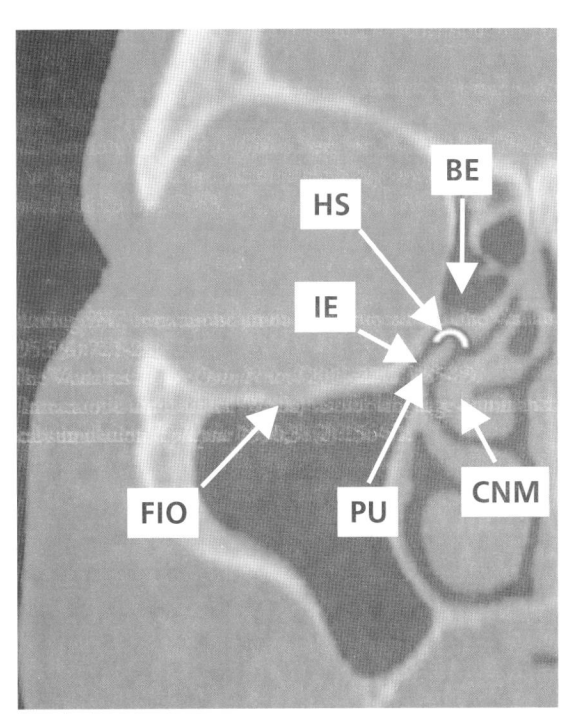

Imagem no plano coronal demonstrando os componentes e relações anatômicas da unidade osteomeatal. Em destaque: bula etmoidal (BE), concha nasal média (CNM), hiato semilunar (HS), infundíbulo etmoidal (IE), processo uncinado (PU), forame orbitário inferior (FIO), parte não integrante da unidade osteomeatal. (Gonçalves FG, Jovem CL, Moura LO. Tomografia computadorizada das células etmoidais intra e extramurais: ensaio iconográfico. *Radiol Bras* 2011 Set./Out.;44(5):321-326)

41 – Qual das seguintes estruturas listadas abaixo não é uma cartilagem da laringe?
   a. Aritenoide
   b. Hioide
   c. Tireoide
   d. Epiglote
   e. Corniculada

   Resposta: b

> - A laringe é compreendida pela glote, infraglote e supraglote.
> - A epiglote é uma cartilagem laríngea da supraglote.
> - Todas as estruturas acima são cartilagens da laringe, exceto o hioide, que é um osso localizado acima da laringe.

42 – Em relação ao processo de mielinização, quais das afirmativas abaixo são corretas?
   a. A mielinização se inicia aos 4 meses de gestação e atinge o pico ao redor dos 2 anos de idade
   b. Usualmente ocorre do centro para a periferia, de caudal para cranial, e de dorsal para ventral
   c. Imagens ponderadas em T1 são mais sensíveis para avaliação da mielinização em crianças no primeiro ano de idade
   d. Imagens ponderadas em T2 são mais sensíveis para avaliação da mielinização em crianças no segundo ano de vida

   Resposta: Todas estão corretas

Para maiores informações, ver as seguintes referências: [5, 6].

43 – Quais das estruturas abaixo já estão mielinizadas em um recém-nascido a termo normal?
   a. Braço posterior da cápsula interna
   b. Núcleo lentiforme
   c. Tratos corticoespinais
   d. Aspecto ventral do tálamo
   e. Aspecto dorsal do tronco cerebral

   Resposta: Todas estão corretas

Para maiores informações, ver as seguintes referências: [5, 6].

44 – O processo normal de maturação da substância branca (SB) ocorre em uma sequência preestabelecida, podendo ser monitorizado através de ressonância magnética.

Sobre os diferentes marcos do processo de mielinização, quais das associações entre cronologia e achados de imagens ponderadas em T1 e T2 são verdadeiras?

a. Nascimento	SB do pedúnculo cerebelar médio e da porção posterior do braço posterior da cápsula interna são hiper em T1
b. 2 meses	SB do braço anterior da cápsula interna é hiper em T1
c. 3 meses	SB do esplênio do corpo caloso é hipo em T2
d. 6 meses	SB do joelho do corpo caloso se torna hiper em T1
e. 8 meses	SB do joelho do corpo caloso se torna hipo em T2
f. 11 meses	SB do braço anterior da cápsula interna é hipo em T2
g. 14 meses	SB occipital é hipo em T2
h. 16 meses	SB frontal é hipo em T2
i. 18 meses	Maioria da SB cerebral subcortical é hipo em T2

Resposta: Todas estão corretas

Para maiores informações, ver a seguinte referência: [7]

45 – Dentre as afirmações, quais são corretas?
 a. A massa intermédia é uma estrutura localizada no terceiro ventrículo
 b. O forame de Monro é imediatamente anterior ao tálamo
 c. A cisterna da lâmina terminal conecta as cisternas suprasselar com a pericalosa
 d. O *cavum vergae* localiza-se inferiormente ao corpo caloso e posteriormente ao septo pelúcido
 e. Os gânglios da base são compostos pelo globo pálido, putâmen, núcleo caudado, subtalâmico e *acumbens*

Resposta: Todas estão corretas

46 – Qual das seguintes estruturas listadas abaixo é um componente do espaço mastigatório?
 a. Artéria carótida externa
 b. Nervo maxilar (segunda divisão do nervo trigêmio)
 c. Músculo milo-hióideo
 d. Músculo pterigoide lateral
 e. Músculo genioglosso

Resposta: d

47 – Quais das seguintes estruturas estão localizadas imediatamente abaixo do quiasma óptico?
a. Sifões carotídeos
b. Dorso da sela
c. Diafragma da sela
d. Plano esfenoidal
e. Processo clinoide anterior
f. Haste hipofisária

Resposta: c, f

48 – De onde se origina a artéria comunicante posterior?
a. Artéria carótida interna
b. Artéria basilar
c. Artéria cerebral posterior
d. Artéria basilar
e. Artéria coroideia anterior

Resposta: a

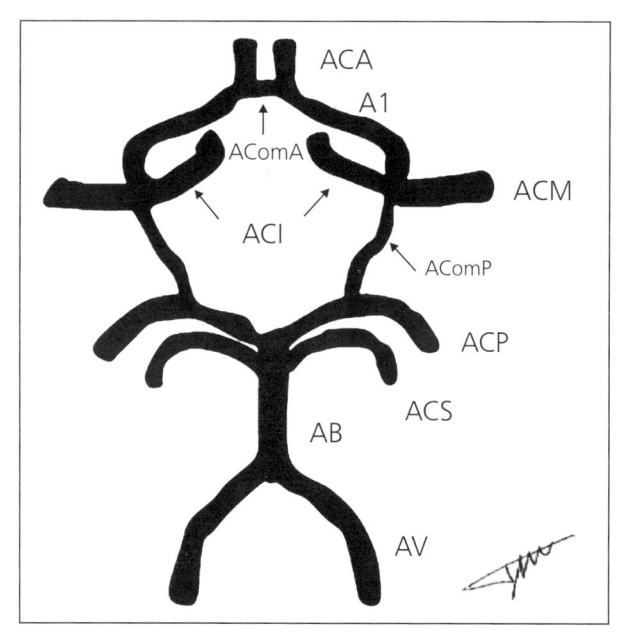

Polígono (círculo) de Willis. ACA = artéria cerebral anterior; ACI = artéria carótida interna; ACM = artéria cerebral média; AComA = artéria comunicante anterior; AComP = artéria comunicante posterior; ACP = artéria cerebral posterior; ACS; = artéria cerebelar superior; AB = artéria basilar; AV = artéria vertebral

49 – Acerca do infundíbulo hipofisário, quais das alternativas abaixo são corretas?
   a. Usualmente na linha média, inserido entre a adeno e a neuro-hipófises
   b. Desvio pode indicar massa hipofisária
   c. Compressões podem acarretar alterações no eixo hipotálamo-hipofisário
   d. Trauma e abuso infantil podem ser causas de ruptura
   e. Composto de axônios de neurônios hipotalâmicos
   f. No adulto, a espessura é de 3 mm, superiormente, e 2 mm, inferiormente
   g. Pode ser local de depósitos de metástases e ser acometido na sarcoidose

Resposta: Todas estão corretas

50 – Característica angiográfica de uma massa localizada no tronco cerebral:
   a. Desloca superiormente a artéria cerebelar superior
   b. Desloca posteriormente o ponto coróideo
   c. Desloca posteriormente a veia precentro cerebelar
   d. Desloca anteriormente a veia pontomesencefálica anterior
   e. Desloca superiormete a veia basal de Rosental

Resposta: b

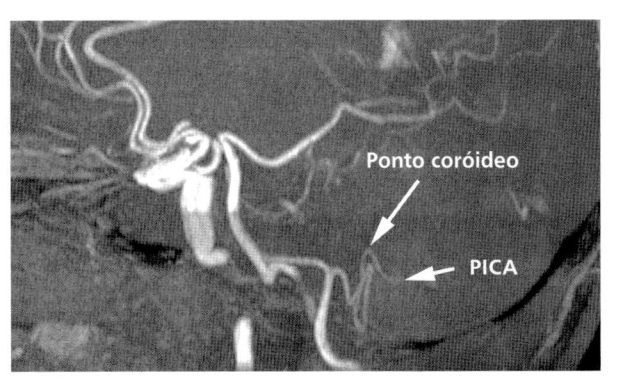

Ponto coróideo e artéria cerebelar posterior inferior (PICA)

51 – Um paciente com paralisia envolvendo os nervos cranianos III, IV, V1, V2 e VI tem uma lesão provavelmente localizada no(a):
   a. Fissura orbitária inferior
   b. Tronco cerebral
   c. Fissura orbitária superior
   d. Seio cavernoso
   e. Canal óptico

Resposta: d

52 – Paciente com déficit visual monocular e paralisia do nervo abducente (músculo reto lateral) tem uma lesão provavelmente localizada no:
a. Quiasma
b. Tronco cerebral
c. Ângulo pontocerebelar
d. Lobo occipital
e. Seio cavernoso

Resposta: e

53 – Os *odontoideum* pode simular uma fratura do tipo II no osso odontoide. Falso ou verdadeiro?

Resposta: Verdadeiro

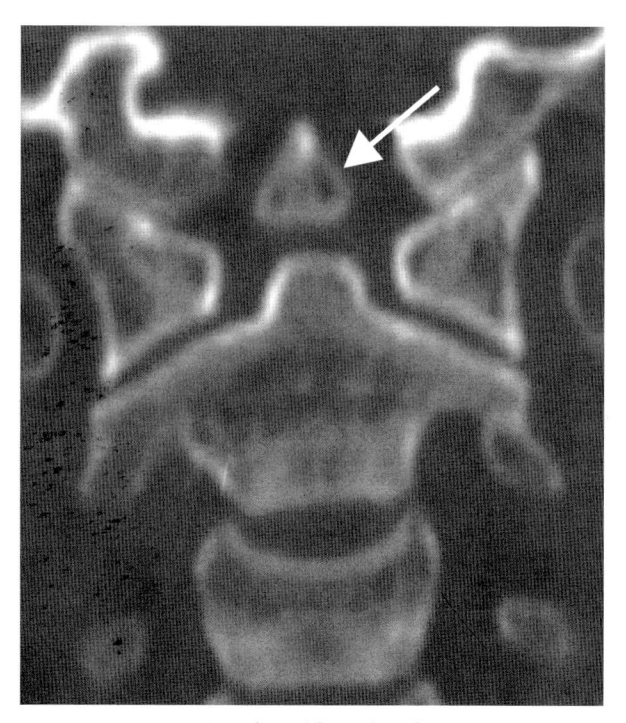

Os *odontoideum* (seta)

54 – Em relação aos forames da base do crânio, quais das seguintes afirmações abaixo são verdadeiras?
a. A artéria meníngea média atravessa o forame espinhoso
b. O 2º par craniano atravessa o forame redondo
c. O 12º par craniano atravessa o forame jugular (*pars nervosa*)
d. A terceira divisão do 5º par craniano (andibular) atravessa o forame oval
e. O 7º par craniano atravessa o forame estilomastóideo

Resposta: a, d, e

- A terceira divisão do 5º par craniano (mandibular) atravessa o forame oval.
- O 2º par craniano atravessa a lâmina crivosa do etmoide (nervo olfatório).
- O 12º par craniano (nervo hipoglosso) atravessa o canal de mesmo nome.
- O 2º par craniano atravessa o canal óptico.

55 – Sangue normalmente é identificado entre a dura e a aracnoide.
Falso ou verdadeiro?

Resposta: Falso

- Tal situação somente ocorre em estados patológicos (hematoma subdural).

56 – A pia-máter, uma delgada membrana (camada meníngea mais profunda) que recobre as estruturas encefálicas, é facilmente identificada em imagens convencionais de ressonância magnética convencionais.
Falso ou verdadeiro?

Resposta: Falso

- A pia-máter é, de fato, uma membrana delgada e constitui a camada meníngea mais profunda que recobre as estruturas encefálicas, entretanto, não é identificada em imagens convencionais de ressonância magnética.

57 – O tentório é uma barreira natural que previne a translação medial do lobo temporal nos casos de massas na fossa craniana média.

Falso ou verdadeiro?

Resposta: Falso

> ▪ Pode ocorrer a translação medial do lobo temporal, pois não existem barreiras de dura-máter impeditivas (herniação do úncus).

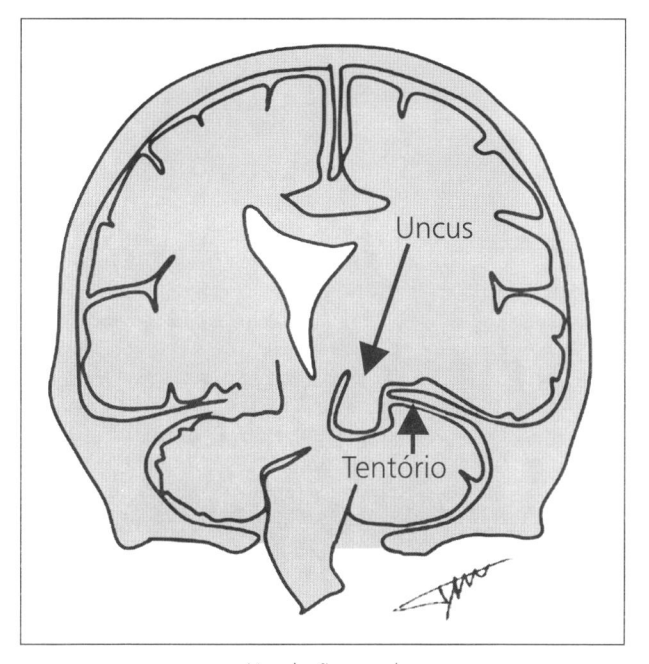

Herniação uncal

58 – O tentório se insere nas bordas anteriores e posteriores dos processos clinoides anteriores.

Falso ou verdadeiro?

Resposta: Verdadeiro

Para maiores informações, ver a seguinte referência: [8].

59 – Na bifurcação da artéria carótida comum, qual a posição da artéria carótida externa em relação à interna?
   a. Anterior e medial
   b. Posterior e lateral
   c. Anterior e lateral
   d. Posterior e medial

Resposta: a

60 – Ordene os ramos da artéria carótida interna de forma ascendente:
1. Artéria vidiana (artéria do canal pterigóideo)
2. Artéria carotidotimpânica
3. Artéria meningo-hipofisária
4. Tronco inferolateral
5. Tronco hipofisário superior
6. Artéria oftálmica
7. Artéria comunicante posterior
8. Artéria coróidea anterior
9. Artéria cerebral anterior
10. Artéria cerebral média

Resposta: Artérias já ordenadas de forma ascendente

61 – Acerca da anatomia angiográfica cerebral, quais das afirmativas abaixo são corretas?
a. A artéria recorrente de Heubner surge a partir dos segmentos A2 (50% dos casos) e A1 (44% dos casos) das artérias cerebrais anteriores
b. Hipoplasia de uma ou ambas as artérias comunicantes posteriores é um achado frequente
c. A artéria coróidea anterior emerge após a emergência da artéria comunicante posterior
d. A persistência da artéria trigeminal é o tipo mais comum de anastomose carotídeo-basilar
e. A artéria ótica é o tipo mais raro de anastomose carotídeo-basilar

Resposta: Todas são corretas

62 – Qual a origem imediata da artéria meníngea média?

Resposta: Artéria maxilar interna

63 – Ordene os segmentos do nervo facial de proximal para distal, desde o córtex cerebral:
1. Supranuclear (córtex cerebral)
2. Tronco cerebral (núcleo motor e núcleo salivatório superior)
3. Cisternal (cisterna do ângulo pontocerebelar)
4. Canalicular (conduto auditivo interno)
5. Labiríntico (fundo do conduto auditivo interno até o hiato facial)
6. Timpânico (gânglio geniculado até a eminência piramidal)
7. Mastóideo (eminência piramidal até o forame estilomastóideo)
8. Extratemporal (forame estilomastóideo até o plexo parotídeo)

Resposta: Segmentos já corretamente ordenados

64 – Qual das estruturas abaixo é um dos componentes do espaço mastigatório?
   a. Músculo pterigóideo lateral
   b. Artéria carótida interna
   c. Músculo milo-hióideo
   d. Ramos do nervo maxilar (CNV2)
   e. Músculo genioglosso

Resposta: a

65 – O que provocaria o deslocamento anterior do coxim gorduroso do espaço parafaríngeo? Uma lesão no espaço...
   a. Parotídeo
   b. Mastigatório
   c. Carotídeo
   d. Sublingual
   e. Submandibular

Resposta: c

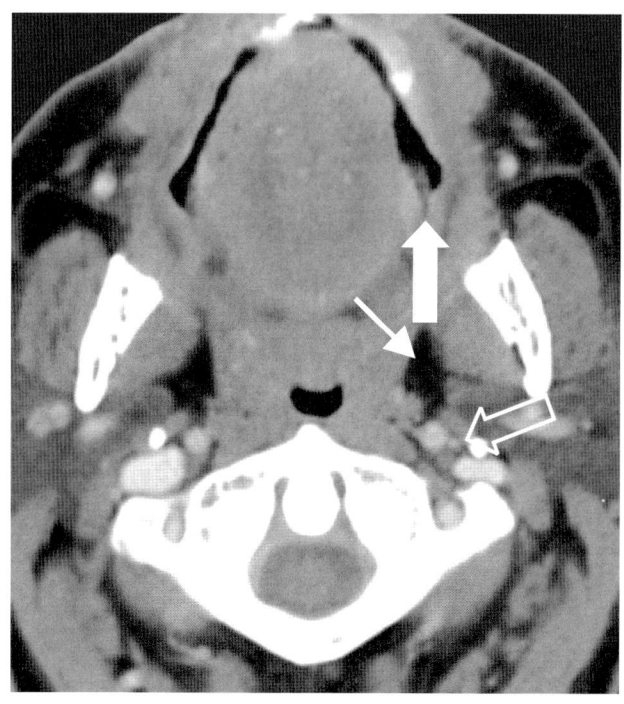

Deslocamento anterior (seta grossa cheia) do coxim gorduroso do espaço parafaríngeo (seta fina). Espaço carotídeo (seta grossa vazia)

66 – Através de qual forame o nervo facial deixa o osso temporal?
   a. Forame espinhoso
   b. Forame lacerado
   c. Canal vidiano
   d. Forame estilomastóideo
   e. Canal óptico
   f. Fissura orbitária superior

Resposta: d

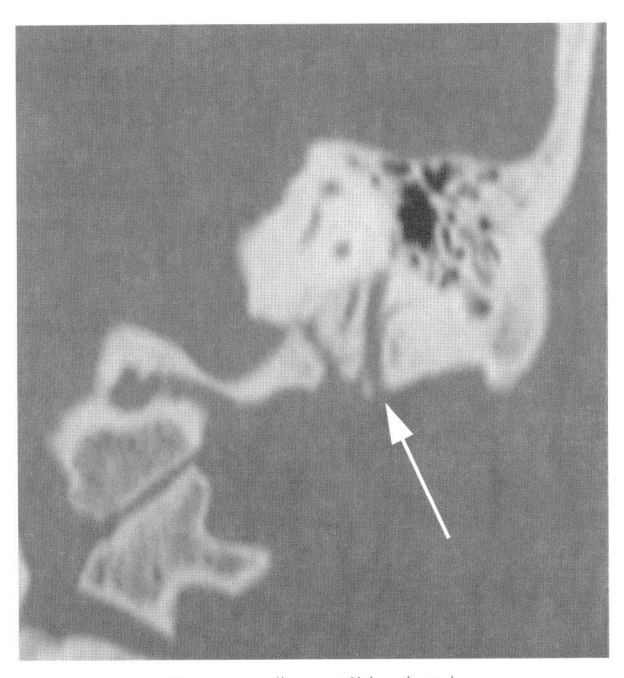

Forame estilomastóideo (seta)

67 – O que melhor escreve a localização do processo uncinado?
   a. Separa o infundíbulo etmoidal do meato superior
   b. Separa o infundíbulo etmoidal do meato médio
   c. Separa o infundíbulo etmoidal do meato inferior
   d. Separa o infundíbulo etmoidal do recesso frontal
   e. Separa as células etmoidais anteriores das posteriores

Resposta: d

68 – A respeito dos cistos da bolsa de Rathke, qual é a afirmativa verdadeira?
   a. Usualmente sintomáticos, tipicamente cursando com deficiência hipofisária
   b. Tipicamente sofrem realce após a injeção de gadolínio
   c. Até 75% dos casos são hiperintensos em T1
   d. Mais frequentes na infância ou na adolescência

Resposta: c

Para maiores informações, ver as seguintes referências: [9-13].

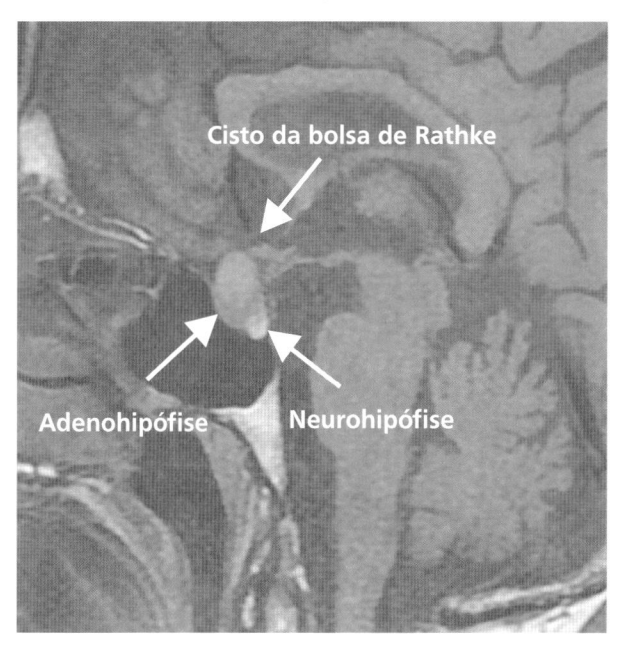

69 – No caso de um paciente com hemianopsia bitemporal, qual a localização esperada da anormalidade?
   a. Quiasma óptico
   b. Nervo óptico
   c. Radiações ópticas
   d. Córtex occipital
   e. Núcleo geniculado lateral

Resposta: a

70 – O deslocamento do coxim gorduroso do espaço parafaríngeo auxilia na deteção do espaço cervical de origem de uma determinada lesão. Qual destes padrões de deslocamento é incorreto?
   a. Massa no espaço carotídeo desloca o espaço parafaríngeo anteriormente
   b. Massa no espaço parotídeo desloca o espaço parafaríngeo medialmente
   c. Massa no espaço mastigador desloca o espaço parafaríngeo medialmente
   d. Massa no espaço mucosofaríngeo desloca o espaço parafaríngeo lateralmente
   e. Massa no espaço retrofaríngeo lateral desloca o espaço parafaríngeo anterolateralmente

Resposta: c

- Massas no espaço mastigatório deslocam o espaço parafaríngeo posteriormente.

71 – O que é verdadeiro sobre a artéria de Adamkiewicz?
   a. Também conhecida como artéria radiculomedular anterior maior
   b. Nos estudos de imagem pode ser reconhecida com o aspecto típico de *hairpin turn*, ou grampo de cabelo, com curvatura acentuada e aguda
   c. Responsável pelo suprimento sanguíneo para os segmentos inferiores da medula espinal
   d. A identificação da artéria é importante no planejamento cirúrgico da aorta abdominal para prevenir paraplegia e paraparesia
   e. Em cerca de 90% dos casos origina-se entre os níveis de T8 e L1

Resposta: Todas são corretas

Para maiores informações, ver as seguintes referências: [14-18].

72 – Forames de Monro são estruturas pareadas que drenam cada ventrículo lateral para o terceiro ventrículo.

Falso ou verdadeiro?

Resposta: Verdadeiro

Para maiores informações, ver a seguinte referência: [19].

73 – Aqueduto de Sylvius é uma estrutura normalmente obstruída ao nascimento.

Falso ou verdadeiro?

Resposta: Falso

74 – Os forames de Luschka e Magendie são as únicas vias de saída do quarto ventrículo.

Falso ou verdadeiro?

Resposta: Verdadeiro

75 – O *obex*, uma estrutura localizada na fossa posterior, é localizada na porção mais caudal do quarto ventrículo.

Falso ou verdadeiro?

Resposta: Verdadeiro

76 – Sobre o forame de Monro, quais das afirmativas abaixo são verdadeiras?
   a. Originalmente descrito por Alexander Monro (1733-1817)
   b. Também chamados de forames interventriculares, localizados um de cada lado, comunicando os ventrículos laterais com o terceiro ventrículo
   c. Estrutura de delgado calibre propensa a obstruções
   d. Casos de atresia dos forames de Monro são raros e cursam com hidrocefalia biventricular
   e. As massas mais comumente associadas aos forames de Monro são: cisto coloide, astrocitoma subependimário de células gigantes e subependimomas

Resposta: Todas corretas

Para maiores informações, ver as seguintes referências: [20, 21].

77 – Todos abaixo são músculos contidos no espaço mastigador, exceto:
   a. Pterigoide medial
   b. Pterigoide lateral
   c. Masseter
   d. Temporal
   e. Esternocleidomastóideo

Resposta: e

- O músculo esternocleidomastóideo não pertence ao espaço mastigador.

78 – Todas as estruturas abaixo são componentes da orelha média, exceto:
   a. Bigorna
   b. Espaço de Prussak
   c. Septo de Koerner
   d. Estribo
   e. Martelo

Resposta: c

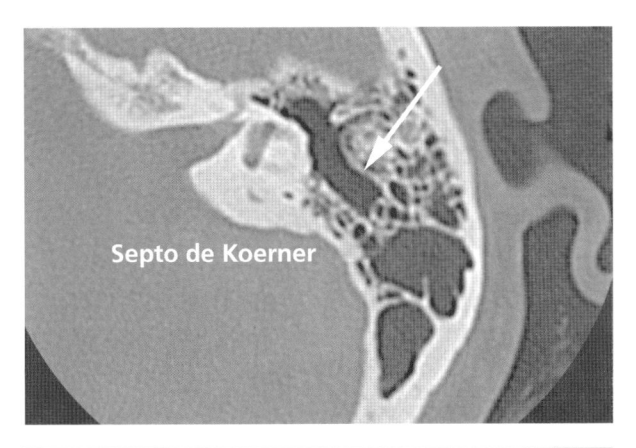

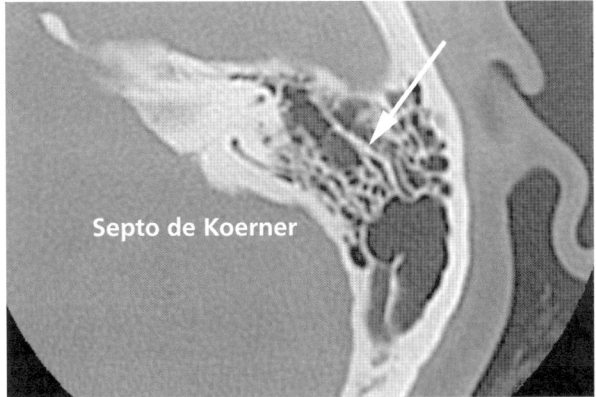

Septo de Koerner (setas), também chamado de lâmina petroescamosa, é uma placa óssea que divide as células das mastoides ao nível do antro. Esta estrutura localiza-se acima da orelha média

79 – Qual nervo craniano passa entre as artérias cerebral posterior e cerebelar superior?
a. Nervo óptico
b. Nervo oculomotor
c. Nervo trigêmeo
d. Nervo abducente
e. Nervo facial

Resposta: b

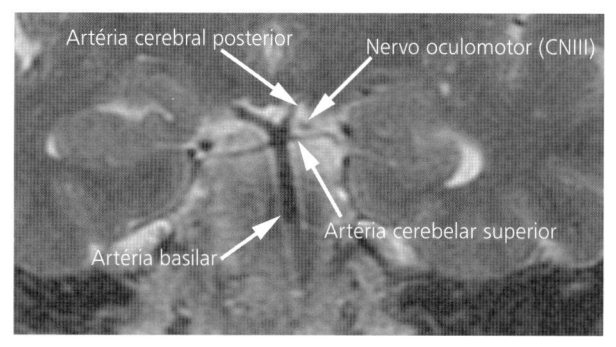

Relação entre o nervo oculomotor e as artérias cerebral posterior e cerebelar superior

80 – No adulto, o plexo coroide pode estar presente em todos os locais abaixo, exceto:
a. Corpo dos ventrículos laterais
b. Corno frontal dos ventrículos laterais
c. Terceiro ventrículo
d. Forame de Monro
e. Corno temporal dos ventrículos laterais

Resposta: b

- No adulto, o plexo coroide pode estar presente em todos os componentes do sistema ventricular, exceto no aqueduto cerebral e nos cornos frontais dos ventrículos laterais.

81 – Sobre o nervo facial, quais das alternativas abaixo são incorretas?
a. Divide a parótida em lobos superficial e profundo
b. Traz sensação gustativa dos dois terços anteriores da língua
c. Traz sensação gustativa dos dois terços posteriores da língua
d. Realce no segmento canalicular é um achado normal
e. Nos casos de paralisia de Bell (neurite facial), realce e espessamento do nervo e erosão no segmento timpânico do nervo são achados típicos

Resposta: d, e

Para maiores informações, ver as seguintes referências: [22-28].

Mallinckrodt

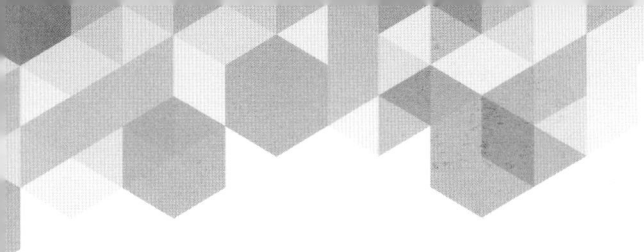

Optimark™
(Gadoversetamida)

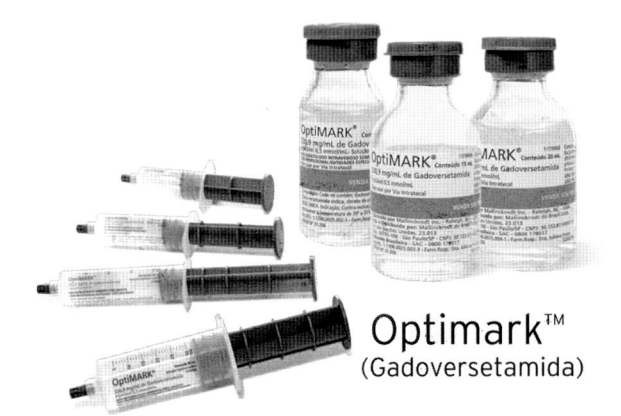

- Único meio de contraste aprovado pelo FDA para a utilização com injetoras.[3-6]
- Alto índice de relaxamento.[7]
- Não iônico.[1]
- Não é considerado um agente de alta osmolalidade.[1,2]

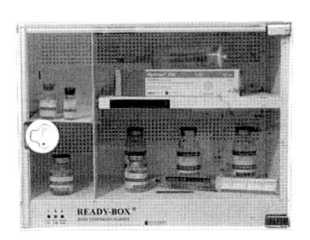

Ready-Box™

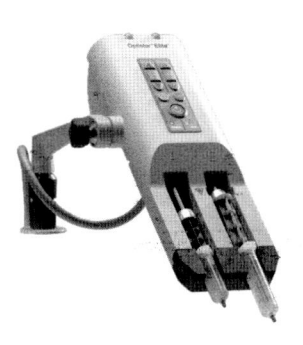

Optistar™ Elite™

Conheça nosso sistema

OptiSolution™

Segurança, Eficiência e Conveniência.

Referências: 1. Optimark™ (bula). St. Louis. MO: Covidien Inc, maio 2007. 2. Dawson, P. Textbook of Contrast Media, Chapters 22 and 23, 1999. 3. Omniscan™ (bula). Princeton, NJ: GE Healthcare AS; Junho 2007. 4. ProHance® (bula). Princeton, NJ: Bracco Diagnostics Inc.; maio 2007. 5. Magnevist® (bula). Wayne, NJ: Bayer HealthCare Pharmaceuticals, Inc.; junho 2007. 6. MultiHance® (bula). Princeton, NJ: Bracco Diagnostics Inc.; maio 2007. 7. Rohrer, M et al. Investigative Radiology, Volume 40, Number 11, November 2005.

Mallinckrodt, the Pharmaceutical business of Covidien
Rua Gomes de Carvalho, 1.069 - 16º Andar - Vila Olímpia
São Paulo - SP - CEP 04547 - 004
Tel. / Fax: +55 (11) 3044 1010 - www.mallinckrodt.com
atendimento.mkpg@covidien.com

Optimark™ Registro MS: 113980025. Uso profissional/Entidades Especializadas.
Bulas e outras informações disponíveis na página seguinte ou entre em contato com a Mallinckrodt.

COVIDIEN, COVIDIEN com logo, o logo da Covidien e *positive results for life* são marcas comerciais da Covidien AG registradas nos EUA e internacionalmente. Mallinckrodt é uma marca comercial de uma empresa Covidien. © 2013. Todos os direitos reservados.
BRZ_VRA+_ABRIL/2013_1

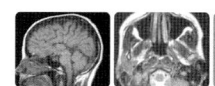

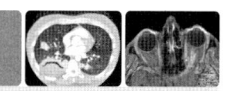

CAPÍTULO 2
Questões sobre Tumores

82 – Quanto aos microadenomas hipofisários, escolha as alternativas incorretas:
   a. Podem apresentar invasão dos seios cavernosos, desvio da haste hipofisária, erosão do assoalho da sela e compressão do quiasma óptico
   b. Prolactina sérica acima de 20 mg/dL é indicativo de prolactinoma
   c. Inferiores a 5 mm por definição
   d. Caracteristicamente, produtores de hormônio de crescimento (GH)
   e. Tipicamente, sofrem realce precoce pelo meio de contraste

   Resposta: Todas são incorretas

- Microadenomas tipicamente não invadem os seis cavernosos.
- Prolactina acima de 20 mg/dL não é indicativa de prolectinoma, uma vez que pode ocorrer em doenças hipotalâmicas, hipofisárias, neurogênicas, outras entidades endócrinas, uso de drogas (medicinais e ilícitas), gravidez e amamentação.
- Por definição microadenomas são aqueles menores que 10 mm.
- A maioria dos adenomas hipofisários são secretores de prolectina.
- Tipicamente sofrem realce tardio pelo meio de contraste.

83 – Todos os itens abaixo podem ser causadores de alargamento da fissura orbitária superior, exceto:
   a. Neurofibroma
   b. Adenoma hipofisário
   c. Aneurisma
   d. Pseudotumor
   e. Schwannoma

   Resposta: Todos os itens acima podem causar alargamento da fissura orbitária superior

84 – Segundo os critérios de adequação do *American College of Radiology*, quais das modalidades de imagem abaixo são adequadas para a avaliação dos casos de hiperprolactinemia?
  a. Tomografia computadorizada do crânio sem contraste
  b. Radiografia do crânio
  c. Radiografia da sela
  d. Dosagem da prolactina nos seios petrosos
  e. Politomografia da sela
  f. Angiorressonância magnética da sela
  g. Ressonância magnética do crânio sem contraste
  h. Ressonância magnética do crânio com contraste
  i. Tomografia computadorizada do crânio com contraste

Resposta: a, g, h, i

Para maiores informações, ver a seguinte referência: [29].

85 – O que é verdadeiro sobre os adenomas hipofisários produtores de ACTH:
  a. São facilmente identificados à tomografia
  b. Geralmente cursam com alargamento da sela túrcica
  c. São os adenomas hipofisários mais comuns
  d. São tipicamente cromofóbicos
  e. Na grande maioria têm menos de 10 mm

Resposta: e

- Adenomas da glândula hipofisária foram clássica e historicamente divididos em: cromófobos, acidófilos e basófilos [30, 31].
- Adenomas basofílicos são as lesões menos comuns (5%) e estão associadas à secreção aumentada de ACTH, LH e FSH, sendo, caracteristicamente, os menores adenomas hipofisários.
- Adenomas produtores de ACTH são, em geral, bem pequenos, tipicamente não resultam em uma sela alargada e menos comuns que os produtores de prolactina e hormônio de crescimento [32].

86 – A respeito dos meningiomas espinais, quais das afirmativas abaixo são verdadeiras?
   a. Compreendem 25% dos tumores espinais
   b. Mais comumente encontrados na coluna torácica (80%)
   c. Fora os da região dorsal, 15% dos meningiomas espinais ocorrem na coluna cervical, 3% na coluna lombar e 2% no forame Magno
   d. Mais comuns em mulheres
   e. Iso/hipointensos em T1 e iso/hiperintensos em T2

Resposta: Todas acima

Para maiores informações, ver as seguintes referências: [33-35].

87 – Síndrome de Kinsbourne (opsoclônus – mioclonia – ataxia) tipicamente ocorre em crianças com neuroblastoma.
   Falso ou verdadeiro?

Resposta: Verdadeiro

88 – Todas as estruturas abaixo podem conter calcificações fisiológicas, exceto:
   a. Pineal
   b. Hipófise
   c. Comissura da habênula
   d. Plexo coroide
   e. Dura-máter
   f. Granulações de Pacchioni
   g. Núcleos denteados
   h. Gânglios da base

Resposta: b

89 – Qual é o tumor intradural extramedular mais comum da coluna dorsal:
   a. Neurofibroma
   b. Meningioma
   c. Ependimoma
   d. Glioma
   e. Metástases

Resposta: b

90 – Quais das relações entre lesão e sintoma listadas abaixo são corretas?
   a. Glomo jugular – Reflexo de vômito deprimido
   b. Glomo vagal – Rouquidão
   c. Pineoblastoma – Síndrome de Parinaud
   d. Fratura temporal transversal – Perda auditiva neurossensorial
   e. Glomo timpânico – Zumbido pulsátil

   Resposta: Todas são corretas

91 – Qual é o diagnóstico mais provável no caso abaixo?

   Acentuado aumento volumétrico da sela túrcica às custas de massa intra e suprasselar com nível líquido, que mede aproximadamente o mesmo tamanho da ponte. Nas imagens ponderadas em T1, o líquido é levemente hiperintenso.
   a. Adenoma hipofisário hemorrágico
   b. Craniofaringioma
   c. Cisto dermoide
   d. Lipoma
   e. Aneurisma gigante da artéria carótida interna parcialmente trombosado

   Resposta: a

92 – Paciente com diagnóstico de carcinoma de pulmão de pequenas células apresenta-se com alteração do estado mental e convulsões há vários meses. Um exame de ressonância magnética demonstrou hipersinal em T2 bilateral e assimétrico nos lobos temporais, sem efeito de massa ou realce. Qual das opções seguintes é a etiologia mais provável dos achados de imagem?
   a. Encefalite por herpes
   b. Encefalite límbica
   c. Meningite carcinomatosa
   d. Metástase
   e. Meningoencefalite bacteriana

   Resposta: b

93 – Qual das seguintes afirmações é verdadeira em relação às lesões selares/suprasselares?
   a. Os cistos da fenda de Rathke comumente calcificam
   b. Microadenomas hipofisários realçam mais rapidamente do que o tecido hipofisário normal
   c. Nos homens, o câncer de próstata é o tumor primário que mais comumente metastatiza para o eixo hipotálamo-hipofisário
   d. Hamartomas do túber *cinereum* realçam mais avidamente do que o tecido hipofisário normal
   e. A maioria dos craniofaringiomas apresenta calcificações

   Resposta: e

94 – Qual é o diagnóstivo mais provável no caso abaixo?

Jovem com dor cervical que apresenta, à ressonância, massa cêntrica alargando a medula espinal com pequenos cistos polares e sinais de hemorragia.
a. Metástases
b. Astrocitoma
c. Abscesso
d. Hematoma
e. Ependimoma

Resposta: e

Ependimomas

- Ependimomas podem ocorrer em qualquer segmento da medula espinal, mais comumente no cone medular e filo terminal.
- São os tumores mais comuns da medula (60% dos gliomas medulares), sendo o tumor intramedular mais comum dos adultos.
- Tipicamente, as lesões apresentam sinais de hemorragia e cistos.
- Dor (cervical ou lombar) é a queixa mais comum em até 65% dos pacientes com ependimomas intramedulares [36-38].

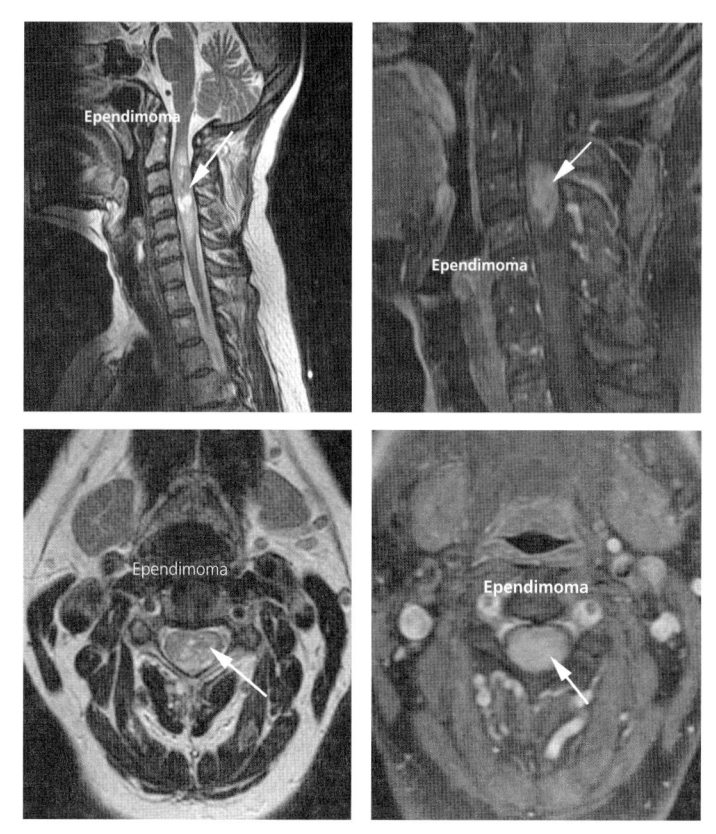

Ependimoma medular cervical

95 – **Lesão neoplásica que geralmente apresenta alta densidade aos exames de tomografia computadorizada do encéfalo sem contraste?**
a. Linfoma
b. Glioblastoma multiforme
c. Mestástase de CA de próstata
d. Cisto epidermoide
e. Glioma do tronco cerebral

Resposta: a

- Linfomas do SNC geralmente apresentam alta densidade à TC [39-41].

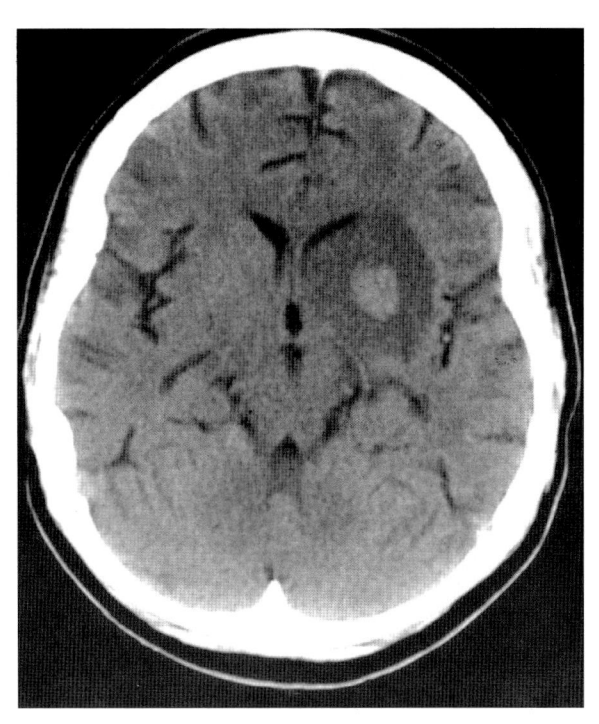

Linfoma do sistema nervoso central

96 – Qual o diagnóstico mais provável em um paciente de 28 anos com quadro de fraqueza nos membros inferiores e ressonância magnética demonstrando massa intradural cística e complexa ao nível da coluna lombar se insinuando ao redor das raízes nervosas para forames neurais.
a. Mielite transversa
b. Cisto epidermoide
c. Ependimoma mixopapilar
d. Linfoma

Resposta: c

Ependimomas mixopapilares
- São tumores de crescimento lento que têm uma predileção para ocorrer no cone medular e no filo terminal.
- Podem apresentar hemorragia e degeneração cística.
- As queixas clínicas mais comuns são: diminuição da força em membros inferiores, dor lombar ou sacral e disfunção esfincteriana [42, 43].

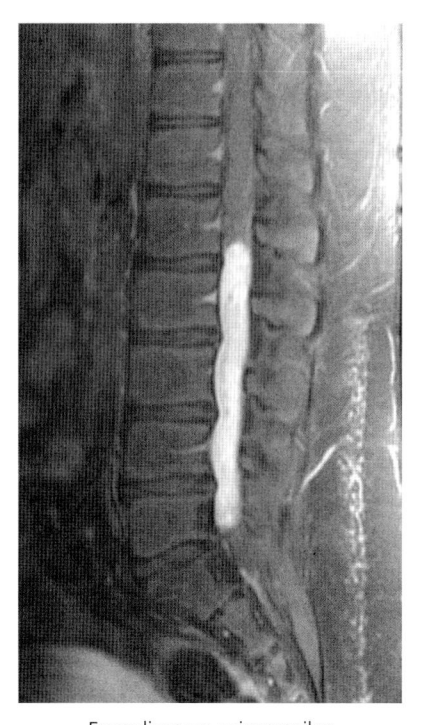

Ependimoma mixopapilar

97 – Qual o diagnóstico mais provável no caso de uma única lesão lucente com margem esclerótica nos ossos da calvária?
   a. Epidermoide
   b. Granuloma eosinofílico
   c. Doença metastática
   d. Hemangioma
   e. Tumor marrom

Resposta: a

Epidermoides (cistos de inclusão)
- São lesões que cursam com acúmulo de material epitelial descamado resultante da inclusão de tecido ectodérmico no momento do fechamento do tubo neural.
- Comumente encontrados na linha media e/ou envolvendo suturas [44, 45].

98 – Qual tumor do sistema nervoso central pode causar elevação do hematócrito?
   a. Hamartoma do túber *cinereum*
   b. Germinoma
   c. Meduloblastoma
   d. Hemangioblastoma
   e. Glioma do tronco

Resposta: d

Para maiores informações, ver as seguintes referências: [46, 47].

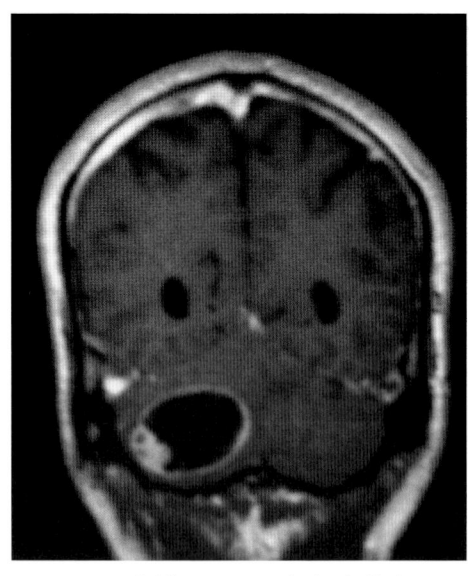

Hemangioblastoma cerebelar à direita

99 – Qual das seguintes alternativas é a causa mais provável de uma massa suprasselar captante de contraste em um criança de 4 anos de idade?
  a. Metástase de neuroblastoma
  b. Glioma
  c. Craniofaringioma
  d. Adenoma hipofisário
  e. Disgerminoma

Resposta: c

- Os craniofaringiomas representam 50% dos tumores suprasselares em crianças, sendo a massa suprasselar mais comum na infância [48, 49].

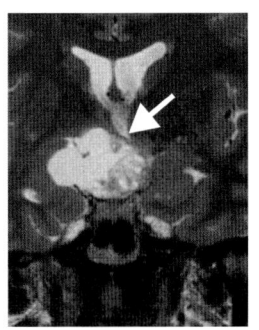

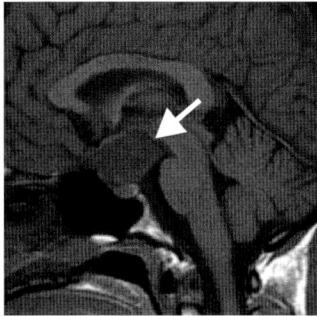

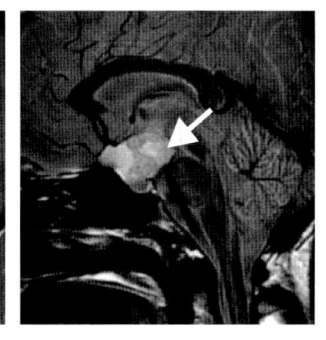

Craniofaringioma (seta)

100 – Qual dos seguintes é a causa mais comum de disseminação metastática intratecal *(drop metastasis)*?
  a. Epidermoide
  b. Meduloblastoma
  c. Disgerminoma
  d. Glioma do tronco cerebral
  e. Hemangioblastoma

Resposta: b

- Meduloblastomas podem disseminar por via liquórica em até 30% dos casos [50, 51].

101 – Qual o local mais comum de um meningioma intraventricular?
a. Cornos frontais
b. Átrios de ventrículos laterais
c. 3º ventrículo
d. 4º ventrículo
e. Forame de Luschka

Resposta: b

> - Meningiomas intraventriculares são extremamente raros, correspondendo a 2-5% de todos os meningiomas, 81,3% deles estão localizados no trígonos dos ventrículos laterais [52].

102 – Das alternativas abaixo, qual a causa mais comum de puberdade precoce em uma jovem?
a. Glioma hipotalâmico
b. Hamartoma
c. Prolactinoma
d. Cisto da fenda de Rathke
e. Craniofaringioma

Resposta: a

> - Gliomas hipotalâmicos correspondem entre 10 e 15% dos tumores supratentoriais em crianças e são causas conhecidas de precocidade sexual [53, 54].
> - Hamartomas do túber *cinereum* são lesões menos comuns e que podem ser causa de puberdade precoce, bem como de convulsões gelásticas (ou risos espasmódicos) [55].
> - Prolactinomas podem causar infertilidade, amenorreia, galactorreia e, ocasionalmente, puberdade precoce [56].
> - Cistos da fenda de Rathke podem causar distúrbios visuais, insuficiência hipofisária ou diabetes *insipidus*, mas raramente causam puberdade precoce [57].

103 – Qual das alternativas abaixo é a verdadeira sobre a doença metastática cerebral em adultos?
a. Incomum na fossa posterior
b. Metástases de carcinoma de células renais podem apresentar hemorragia
c. Metástases ocorrem em até 10% dos casos de pacientes com carcinoma de células escamosas do pulmão
d. Metástases de melanoma geralmente apresentam alto sinal em T2 e baixo sinal em T1
e. Disseminação leptomeníngea é rara no CA de mama

Resposta: b

- Metástases são os tumores mais comuns na fossa posterior de adultos e idosos [58, 59].
- Hemorragia é uma complicação que ocorre em 3-14% das metástase cerebrais [60].
- As metástases cerebrais mais comumente associadas à hemorragia são:
  - Melanoma
  - Coriocarcinoma
  - Carcinoma de células renais
  - Carcinoma broncogênico
  - Câncer da tireoide [61]
- Aproximadamente 10-25% dos pacientes com câncer de pulmão têm metástases cerebrais no momento do diagnóstico e outros 40-50% irão desenvolvê-las durante o curso de sua doença [62].
- Nos casos de metástases de melanoma, o padrão típico é de alto sinal em T1 e baixo sinal em T2 [63].
- Carcinomatose leptomeníngea ocorre, comumente, em pacientes com CA de mama, aparentemente como manifestação tardia da doença [62, 64].

104 – Quais das lesões abaixo fazem parte do diagnóstico diferencial das lesões do aspecto anterior do terceiro ventrículo:
   a. Cisto coloide
   b. Meningiomas
   c. Papilomas do plexo coroide
   d. Xantogranulomas do plexo coroide
   e. Metástases
   f. Astrocitoma pilocítico
   g. Astrocitoma hipotalâmico
   h. Craniofaringioma
   i. Pineoblastoma

   Resposta: Todas, exceto pineoblastoma

   Para maiores informações, ver as seguintes referências: [65, 66].

105 – Nos casos de retinoblastoma trilateral, além do envolvimento bilateral das órbitas, existe envolvimento do(a):
   a. Glândula pineal
   b. Lobo occipital
   c. Disseminação liquórica
   d. Quiasma óptico
   e. Habênula

   Resposta: a

106 – Qual é o diagnóstico mais provável para o caso abaixo?
Menino de 8 anos com história de convulsões atípicas e que apresentou, à ressonância magnética, uma pequena lesão arredondada localizada entre os corpos mamilares e o infundíbulo hipofisário, com sinal semelhante ao do parênquima cerebral e sem realce após a administração de contraste.
a. Hamartoma do túber *cinereum*
b. Cisto coloide
c. Craniofaringioma
d. Adenoma hipofisário
e. Metástase de neuroblastoma

Resposta: a

Para maiores informações, ver as seguintes referências: [55, 67-70].

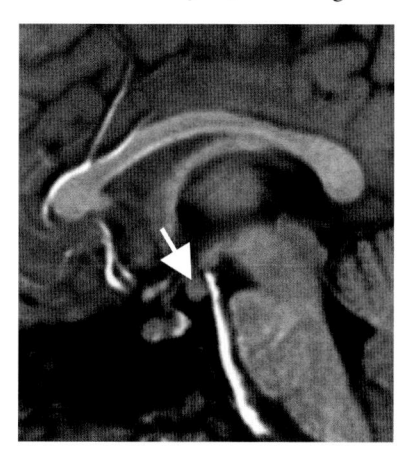

Hamartoma do túber *cinereum* (seta)

107 – Qual é o diagnóstico mais provável para um paciente jovem com uma ressonância magnética da coluna torácica mostrando uma lesão cística intradural e extramedular acompanhada de um defeito no corpo vertebral adjacente.
a. Meningocele intratecal
b. Cisto aracnoide
c. Schwannoma cístico
d. Cisto neuroentérico
e. Disco extruso

Resposta: d

Cistos neuroentéricos
- São anomalias raras congênitas que resultam do desenvolvimento anormal do canal neuroentérico primitivo, da notocorda, do tubo neural, do endoderma e da mesoderme adjacentes.
- Localizados mais comumente nas regiões cervical inferior e torácica superior, usualmente acompanhados de defeitos nos corpos vertebrais contíguos [71-73].

108 – Qual o diagnóstico mais provável no caso de uma massa na ponte com extensão exofítica para o quarto ventrículo e que não sofre realce significativo?
   a. Ependimoma
   b. Teratoma
   c. Cavernoma
   d. Hemangioblastoma
   e. Glioma

Resposta: e

- Gliomas do tronco cerebral representam 10 a 20% dos tumores pediátricos do SNC [74]. Com o seu crescimento podem causar massas exofíticas que causam deslocamento do quarto ventrículo e hidrocefalia, tipicamente com realce mínimo ou ausente [75].
- Ependimomas representam cerca de 15% dos tumores da fossa posterior em crianças. Estes tumores geralmente são localizados no assoalho do quarto ventrículo e realçam de forma moderada e heterogênea [76-78].
- Os teratomas são a segunda neoplasia mais comum na região da pineal em pacientes pediátricos. São lesões que têm aspecto heterogêneo decorrente do seu conteúdo gorduroso e calcificações, mas que não são comuns na fossa posterior [79].
- Os cavernomas do SNC são mais comumente encontrados no compartimento supratentorial e, em geral, cursam sem efeito de massa ou edema, mas que podem apresentar realce variável – de mínimo a ávido [80].
- Hemangioblastomas são lesões que apresentam realce variável (em geral ávido) e que representam 7-12% dos tumores da fossa posterior [81]. Mais de 90% dos hemangioblastomas localizam-se na fossa posterior [82]. Cerca de 10 a 20% dos hemangioblastomas cursam como parte da síndrome de von Hippel-Lindau (VHL), sendo que aproximadamente 40% dos pacientes com VHL desenvolverão eventualmente, um hemangioblastoma [83].

109 – Qual dos itens abaixo é a neoplasia supratentorial mais comum em crianças?
   a. Glioma
   b. PNET
   c. Teratoma
   d. Ependimoma
   e. Hemangioblastoma

   Resposta: a

   Para maiores informações, ver a seguinte referência: [84].

110 – Qual das seguintes é a neoplasia do sistema nervoso mais comum em crianças com menos de 3 anos de idade?
   a. Glioma
   b. PNET
   c. Teratoma
   d. Ependimoma
   e. Hemangioblastoma

   Resposta: b

   Para maiores informações, ver a seguinte referência: [85].

111 – Qual das seguintes alternativas abaixo é o tumor intracraniano mais comum em neonatos?
   a. Glioma
   b. PNET
   c. Teratoma
   d. Ependimoma
   e. Hemangioblastoma

   Resposta: c

   Para maiores informações, ver a seguinte referência: [86].

112 – Qual é o diagnóstico mais provável no caso de uma criança de 4 anos com massa sólida arredondada, localizada no interior do 4° ventrículo, com realce homogêneo sem planos de clivagem com o aspecto posterior do vérmis cerebelar?
a. Meduloblastoma
b. Hemangioblastoma
c. Metástase
d. Astrocitoma
e. Ependimoma
f. Glioma
g. Astrocitoma
h. Abscesso

Resposta: a

- O meduloblastoma é um PNET tipicamente proveniente do teto do 4° ventrículo, geralmente com intenso realce homogêneo.

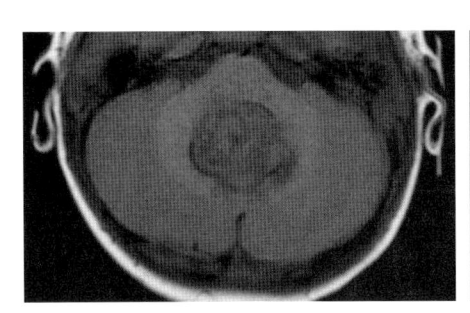

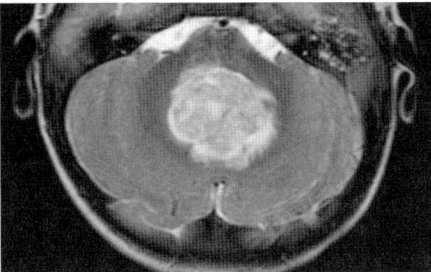

Meduloblastoma (PNET) no quarto ventrículo

113 – Quais das alternativas abaixo são verdadeiras sobre os glioblastomas multiformes (GBM)?
   a. Tipo histológico mais maligno dos gliomas
   b. Originam-se somente da progressão de gliomas preexistentes
   c. Tumor primário cerebral mais comum
   d. Se ocorrem na infância, são considerados PNET
   e. Mais comuns nos adultos jovens

Resposta: a, c

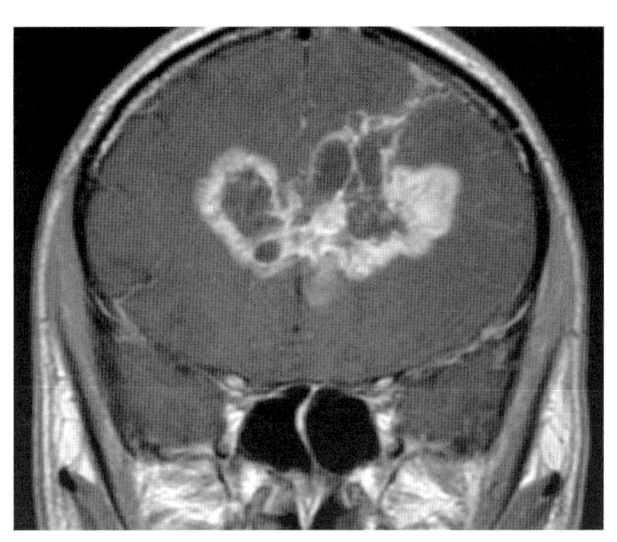

Glioblastoma multiforme

114 – Glioblastomas multiformes podem ocorrer em quais das síndromes abaixo?
   a. Turcot
   b. Von Hippel-Lindau
   c. Neurofibromatose tipo 1
   d. Li-Fraumeni
   e. Cowden

Resposta: Todas, exceto letra b

115 – **Ainda em relação aos glioblastomas multiformes, quais dos itens abaixo são verdadeiros?**
   a. Gene supressor p53 alterado
   b. Necrose tecidual
   c. Alta celularidade
   d. Mitoses proemintentes
   e. Astrócitos bizarros e pleomórficos
   f. Astócitos multipolares
   g. Cápsula tumoral irregular e mal definida
   h. Células em pseudopaliçadas
   i. Margens bem definidas
   j. Hemorragia

Resposta: Todos acima, exceto a letra i

Glioblastoma multiforme

- Glioblastoma multiforme é a neoplasia primária mais comum do adulto.
- Corresponde até 15% de todas as neoplasias intracranianas e 50% dos astrocitomas.
- Neoplasia primária de pior prognóstico (Grau IV - OMS).
- Comumente cruza a linha média e infiltra tratos de substância branca.
- Em 20% dos casos pode ser multifocal e raramente multicêntrico.
- Acomete indivíduos acima de 40 anos, com um pico de incidência entre 65 e 75 anos de idade.
- Clinicamente, os pacientes apresentam convulsões, déficit focal e aumento da pressão intracraniana.
- À TC e RM se apresentam como grandes massas com realce anelar, hipercelulares, necróticas, com marcado edema e efeito de massa.
- Ocasionalmente apresentam hemorragia.

116 – Qual o diagnóstico mais provável no caso de uma lesão única ao hemisfério cerebelar em uma criança de 4 anos, composta por um cisto com um nódulo mural que realça após a administração de contraste?
a. Hemangioblastoma
b. Astrocitoma
c. Ependimoma
d. Meduloblastoma
e. Hemangioblastoma

Resposta: b

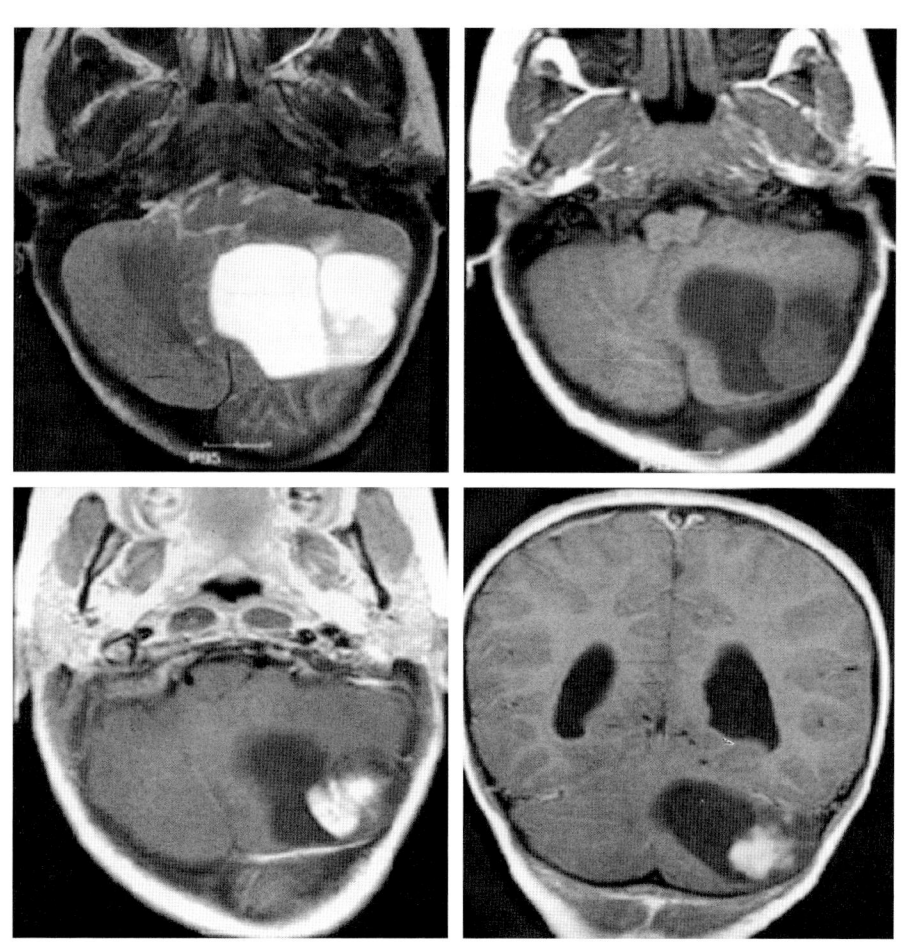

Astrocitoma pilocítico juvenil cerebelar

117 – São causas comuns de uma lesão lítica em um *flap* de craniectomia, exceto:
   a. Necrose por radiação
   b. Necrose avascular
   c. Infecção
   d. Tumor
   e. Granuloma eosinofílico

   Resposta: e

118 – Quais das entidades abaixo podem cursar com padrão de "sequestro em botão"?
   a. Metástases
   b. Tuberculose
   c. Osteomielite
   d. Epidermoide
   e. Osteomielite
   f. Granuloma eosinofílico

   Resposta: Todas acima

Para maiores informações, ver as seguintes referências: [87-89].

119 – São causas de redução volumétrica de um corpo vertebral, exceto:
   a. Doença de Paget
   b. Radiação
   c. Granuloma eosinofílico
   d. Doença de Gaucher
   e. Osteogênese imperfeita

   Resposta: a

▪ A doença de Paget causa, tipicamente, expansão óssea [90-94].

120 – São exemplos de lesões do sistema nervoso central que contêm gordura ou colesterol, exceto:
   a. Cisto de inclusão epidermoide
   b. Xantogranuloma do plexo coroide
   c. Craniofaringioma
   d. Liponeurocitoma cerebelar
   e. Meningioma (com transformação lipomatosa)
   f. Lipoma
   g. Dermoide
   h. Teratoma

   Resposta: Todas acima

Para maiores informações, ver as seguintes referências: [95, 96].

121 – Das lesões abaixo, qual não cursa, tipicamente, como massa cística com nódulo mural?
 a. Oligodendroglioma
 b. Astrocitoma pilocítico
 c. Ganglioglioma
 d. Xantoastrocitoma pleomórfico
 e. Glioblastoma multiforme
 f. Hemangioblastoma

Resposta: a

122 – Sobre o astrocitoma pilocítico juvenil, qual a única afirmativa verdadeira?
 a. São considerados grau I de acordo com a classificação da OMS
 b. Quando localizados no cererebelo, raramente sofrem realce
 c. Representam a maioria dos gliomas do tronco cerebral
 d. São tipicamente sólidos quando ocorrem no cerebelo
 e. Tendem a crescer para fora do quarto ventrículo

Resposta: a

Astrocitomas pilocíticos juvenis

- Os astrocitomas pilocíticos juvenis são tumores circunscritos classificados pela Organização Mundial da Saúde (OMS) como de grau I [97].
- Quatro padrões distintos de imagem são descritos:
  1. Massa cística não realçante com um nódulo que realça intensamente.
  2. Massa com paredes que realçam e um nódulo mural que realça intensamente.
  3. Massa necrótica com uma zona sem realce central.
  4. Massa predominantemente sólida com mínimo ou nenhum componente cístico [98].
- A maioria dos gliomas do tronco cerebral são de astrocitomas fibrilares não circunscritos que podem crescer de maneira exofítica [98].

123 – Em relação às massas localizadas na cisterna do ângulo pontocerebelar (APC), qual a associação incorreta?

1. Amplia o conduto auditivo interno	Schwannoma vestibular
2. Segunda lesão sem realce mais comum no APC	Cisto aracnoide
3. Lesão mais comum do APC	Schwannoma vestibular
4. Lesão que geralmente demonstra áreas de calcificação	Meningioma
5. Hipossinal nas imagens ponderadas em difusão	Cisto epidermoide

Resposta: 5

- Schwannomas vestibulares são pelo menos 8 vezes mais comuns do que qualquer outra massa na cisterna do APC [99].
- Schwannomas vestibulares são lesões que normalmente surgem no poro acústico e, à medida que crescem, alargam o conduto auditivo interno [100].
- Meningioma é a segunda lesão mais comum na cisterna APC.
- Meningiomas da cisterna do APC são lesões que podem calcificar, em geral apresentam ampla base dural e podem, eventualmente, causar hiperostose [101].
- Os cistos aracnoides e os epidermoides são lesões que não sofrem realce, sendo que os epidermoides são os mais comuns [102].
- Epidermoides e cistos aracnoides podem ser indistinguíveis à TC e RM convencional, mas podem ser diferenciados facilmente pelas imagens ponderadas em difusão [103].
- Cistos aracnoides têm difusão facilitada e os epidermoides demonstram restrição à difusão [103].

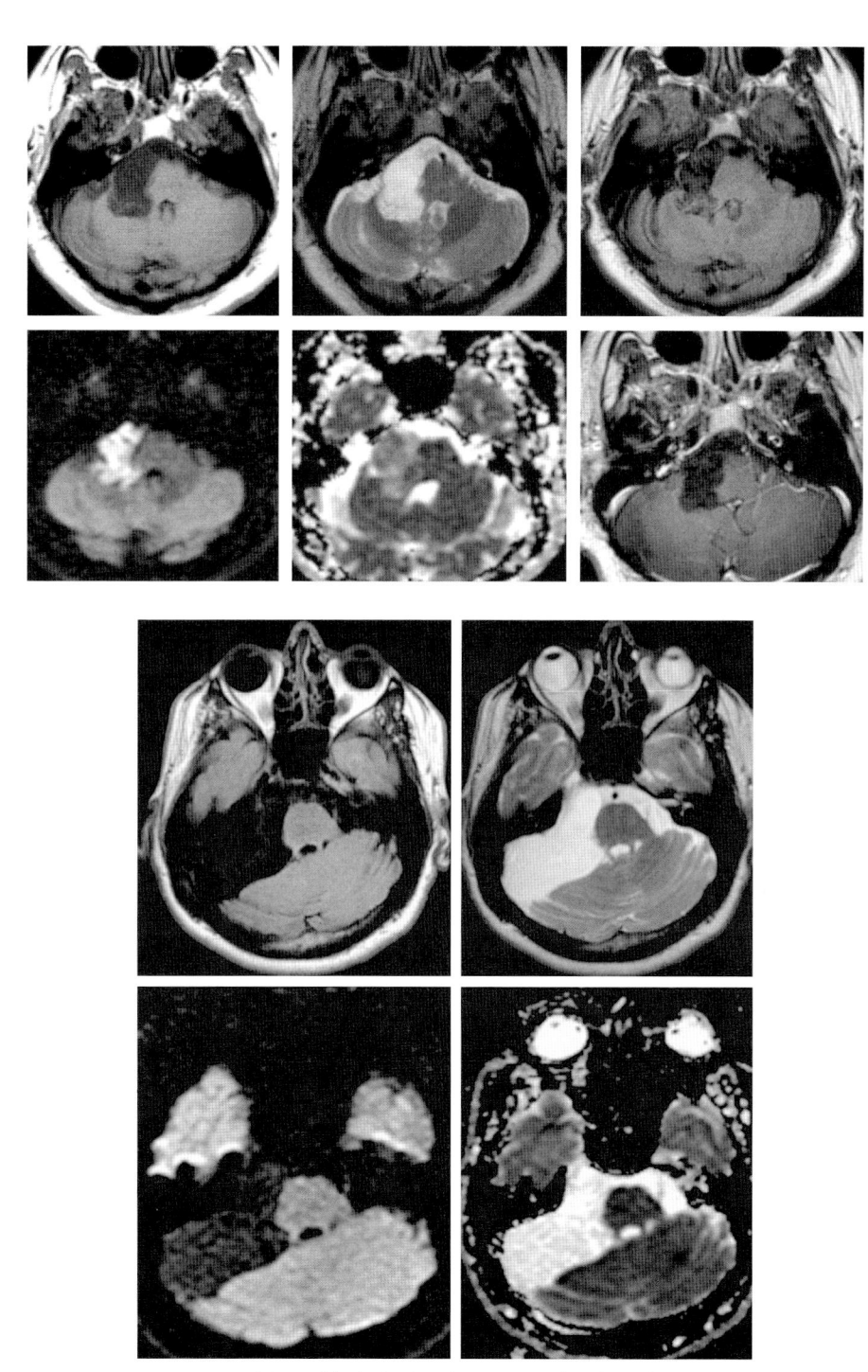

Epidermoide (acima) x cisto aracnoide (abaixo)

124 – **Em quais das situações abaixo pode-se observar realce leptomeníngeo?**
   a. Carcinomatose leptomeníngea
   b. Meningite
   c. Hipotensão intracraniana benigna
   d. Derivação ventriculoperitoneal
   e. Trombose venosa cerebral

   Resposta: Em todas acima

   Para maiores informações, ver a seguinte referência: [104].

125 – **Sobre tumores da região pineal, qual afirmação é a verdadeira?**
   a. Os tumores provenientes de células do parênquima pineal (pinealocitoma e pinealoblastoma) constituem a maioria dos tumores da região pineal
   b. Os níveis plasmáticos de substâncias específicas produzidas por alguns tumores de células germinativas podem ser usados para controle de recorrência
   c. Germinomas em geral ocorrem após os 30 anos de idade
   d. Os cistos da pineal devem ser acompanhados uma vez que 50% deles podem evoluir para germinomas
   e. Astrocitomas originados na região pineal devem ser considerados como surgidos em estruturas adjacentes à glândula, uma vez que astrócitos não são encontrados na pineal

   Resposta: b

- A maioria dos tumores da região pineal é de células germinativas e não tumores provenientes de células do parênquima pineal [105, 106].
- Os tumores de células germinativas produzem beta-HCG ou alfa-fetoproteína (classicamente associados a coriocarcinomas e tumores do saco vitelínico, respectivamente). Os níveis dessas proteínas podem ser usados para segmento e para detectar a recorrência de lesões [107, 108].
- Os germinomas têm um pico de incidência na adolescência, quase nunca ocorrendo após 30 anos de idade, com predomínio em homens 9:1 [109].
- Aproximadamente 2-4% dos indivíduos podem apresentar cistos da pineal, que são mais frequentes em pacientes jovens do sexo feminino.
- A maioria dos cistos da glândula pineal não apresenta alterações radiográficas ou sintomas clínicos. Mesmo aqueles cistos que crescem em geral permanecem assintomáticos.
- Cistos da pineal em geral não necessitam, rotineiramente, de acompanhamento por imagem.
- Cistos da glândula pineal, em alguns casos, são indistinguíveis de pineocitoma e podem comprimir o aqueduto cerebral e causar hidrocefalia e, em geral, não modificam suas características com o passar do tempo [102, 110, 111].
- Astrócitos podem ser de fato encontrados na pineal normal, e os astrocitomas podem, portanto, ocorrer nesta topografia [112, 113].

126 – **Qual das alternativas abaixo é a correta sobre os cordomas?**
a. O *clivus* é o local mais comumente acometido
b. Calcificações raramente estão presentes
c. São isointensos em T2 em relação à substância branca
d. Quando envolvem a base do crânio, a sincondrose esfenoccipital normalmente é poupada.
e. Originam-se de remanescentes da notocorda

Resposta: e

Cordomas

- Cordomas são lesões raras que normalmente ocorrem no esqueleto axial a partir de remanescentes da notocorda e, por este motivo, podem ocorrer em qualquer lugar entre o *clivus* e cóccix [114].
- São lesões de crescimento lento, observadas principalmente em homens (2M:1F) entre 30-70 anos que apresentam características de lesões malignas como invasão local, tendência à recorrência e com metástases ocasionais [115].
- Metástases de cordomas podem ocorrer em até 43% dos casos, com predileção para o fígado, pulmão e linfonodos regionais [116].
- A localização mais frequente dos cordomas é no sacro (50-60%), na região esfenoccipital da base do crânio (35%), e nas colunas cervical, dorsal e lombar (15%). Quando ocorrem na base do crânio, os cordomas geralmente envolvem a sincondrose esfenoccipital [117].
- Muito raramente cordomas são encontrados no interior da sela túrcica, nos seios paranasais, na nasofaringe ou no canal espinal.
- Clinicamente, os pacientes podem apresentar dor lombar, ciática, constipação ou incontinência fecal, frequência ou urgência urinária e disúria.
- À tomografia computadorizada, os cordomas se apresentam como lesões líticas centradas na linha média com componente de partes moles associado. Calcificações podem estar presentes em até 70% dos pacientes.
- À ressonância magnética, os cordomas, tipicamente, são iso ou levemente hipointensos em T1 e hiperintensos em T2 [118].
- São tumores minimamente sensíveis à radiação e quimioterapia, sendo que o tratamento cirúrgico é o de escolha na maioria dos casos. A sobrevida é diretamente ligada à capacidade de se obter amplas margens de ressecção cirúrgica [119].

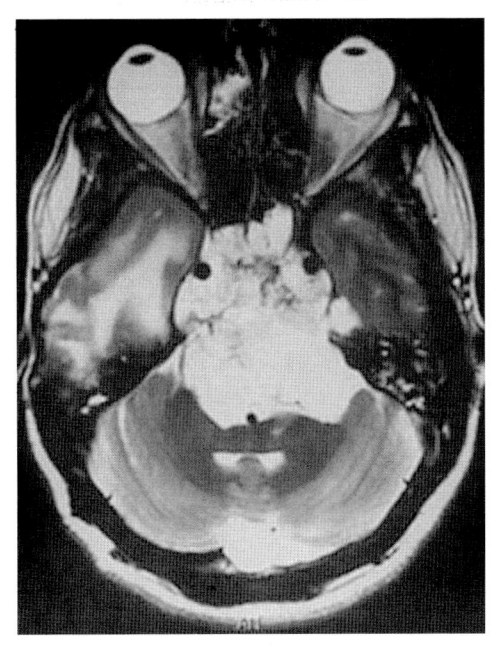

Cordoma da base do crânio

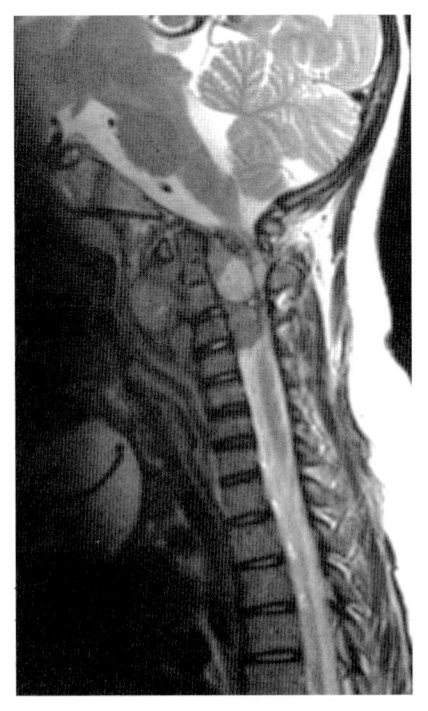

Cordoma cervical

127 – **Qual a aparência típica de um cavernoma cerebral (malformação cavernosa ou angioma cavernoso) pela ressonância magnética?**
a. Nódulo hipointenso com halo hiperintenso
b. Nódulo hiperintenso com halo hiperintenso
c. Nódulo de sinal heterogêneo
d. Nódulo com sinal heterogêneo e halo hipointenso
e. Nódulo homogêneo de alto sinal

Resposta: d

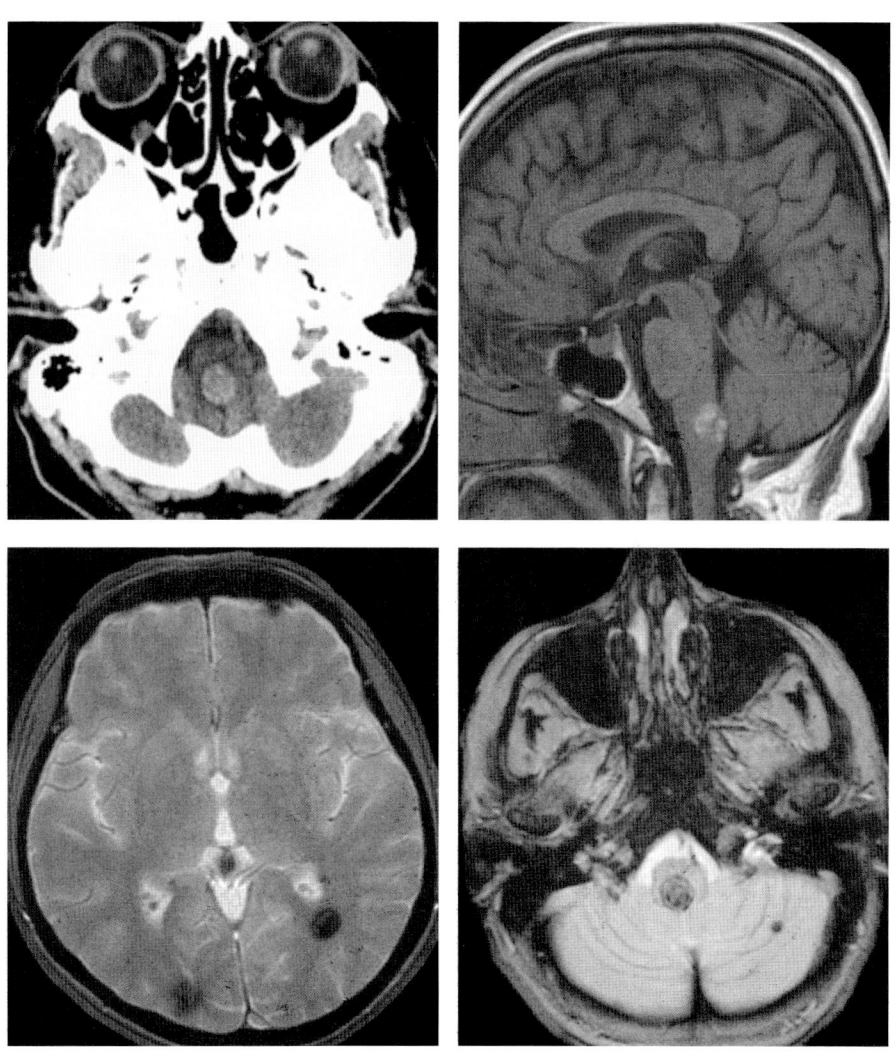

Múltiplos cavernomas

128 – Qual é o tumor cerebral de linha média mais comum do adulto?
   a. Meduloblastoma
   b. Hemangioblastoma
   c. Pineocitoma
   d. Glioma
   e. Ependimoma

Resposta: d

129 – Qual o tumor primário da fossa posterior mais comum do adulto?
   a. Ependimoma
   b. Medulobalstoma
   c. Pineocitoma
   d. Lipoma
   e. Hemagioblastoma

Resposta: e

130 – Dentre os itens abaixo, qual a causa mais comum de espessamento unilateral do nervo óptico?
   a. Meningioma do nervo óptico
   b. Aneurisma da artéria oftálmica
   c. Pseudotumor cerebral
   d. Glioma do nervo óptico
   e. Pseudotumor orbitário

Resposta: d

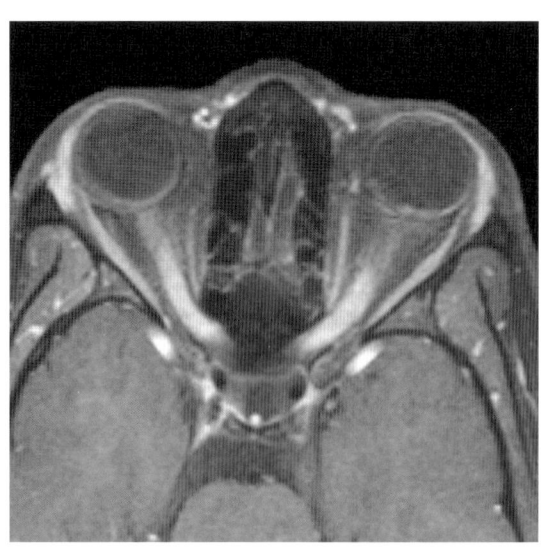

Gliomas em ambos os nervos ópticos em um paciente com neurofibromatose tipo I

131 – Qual a causa mais comum de ampliação e alargamento unilateral do canal óptico?
  a. Schwannoma do nervo oftámico
  b. Glioma do nervo óptico
  c. Meningioma da bainha do nervo óptico
  d. Metástases
  e. Aneurisma paroftálmico

Resposta: b

132 – Uma lesão suprasselar com alto sinal nas imagens ponderadas em T1 e T2 é, mais provavelmente, um?
  a. Meningioma
  b. Aneurisma
  c. Epidermoide
  d. Germinoma
  e. Craniofaringioma

Resposta: e

133 – Quais das afirmativas abaixo são verdadeiras acerca da doença de Paget?
  a. Também conhecida como osteíte deformante
  b. Distúrbio no remodelamento ósseo com aumento da atividade osteoblástica e osteoclástica
  c. Incidência em indivíduos com mais de 90 anos pode chegar a 10%
  d. A coluna vertebral é o segundo sítio mais comum
  e. É poliostótica na grande maioria dos casos

Resposta: Todas verdadeiras

134 – O que é verdadeiro acerca da doença de Paget?
  a. Quando na coluna, os níveis de L4 e L5 são os mais comumente acometidos
  b. Tipicamente envolve o corpo e os elementos posteriores dos corpos vertebrais
  c. Os diâmetros anteroposterior e lateral dos corpos vertebrais podem estar aumentados
  d. A altura do corpo da vértebra geralmente é mantida
  e. O aspecto de vértebra em moldura é decorrente do espessamento cortical das placas terminais

Resposta: Todas verdadeiras

135 – O que é verdadeiro acerca da doença de Paget?
   a. O aspecto de "vértebra em marfim" ocorre na fase esclerótica
   b. O aspecto de "vértebra fantasma" ocorre na fase lítica
   c. Complicações possíveis incluem dor lombar, estenose do canal espinal e compressão de estruturas nervosas
   d. Estenose do canal espinal pode ocorrer em um terço dos casos
   e. São observados três estágios clássicos: lítico, misto e esclerótico

   Resposta: Todas verdadeiras

136 – O que é verdadeiro acerca da doença de Paget?
   a. Os sítios mais comumente envolvidos são: pelve, coluna espinal, crânio e ossos longos
   b. Achado típico de aumento da distância interpedicular e espessamento pedicular
   c. Fratura compressiva é a complicação mais comum, que pode cursar com dor súbita
   d. Transformação maligna ocorre em menos de 1% dos casos
   e. Componente de partes moles paraspinhal pode indicar transformação sarcomatosa

   Resposta: Todas verdadeiras

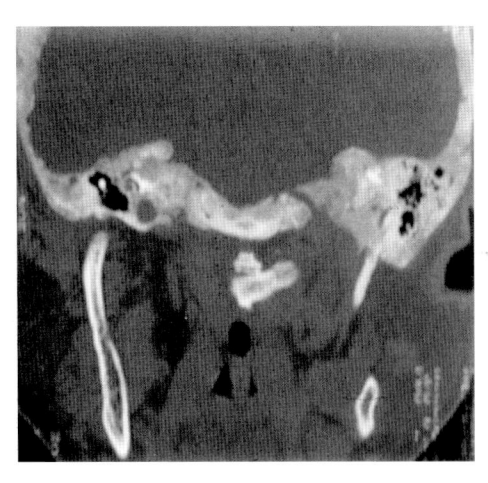

Doença de Paget acometendo a base do crânio e os ossos da calvária

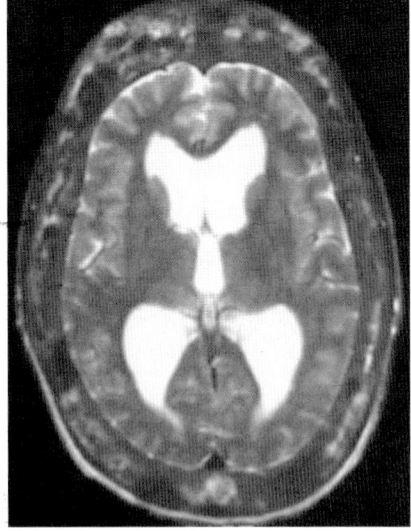

137 – Quais das seguintes lesões podem ser expontaneamente hiperdensas (hiperatenuantes) à tomografia computadorizada do encéfalo sem a utilização de contraste?
a. Infecções granulomatosas
b. Hemorragia subaguda
c. Linfomas do sistema nervoso central
d. Aneurismas
e. Malformações arteriovenosas
f. Meduloblastoma
g. Meningiomas
h. Metástases hemorrágicas
i. Metástases de adenocarcinomas produtores de mucina

Resposta: Todas acima

138 – Qual das seguintes afirmações é a verdadeira sobre um meningioma intraventricular?
a. Tipicamente cursa com hidrocefalia
b. Tumor intraventricular mais comum
c. Mais comumente envolve o átrio dos ventrículos laterais
d. Frequentemente metastatiza para o liquor
e. Suprimento sanguíneo pela artéria carótida externa

Resposta: c

139 – Sobre as massas intraventriculares, quais das afirmativas abaixo são corretas?
a. Correspondem a 10% de todas as neoplasias intracranianas
b. O tumor intraventricular mais comum é o ependimoma
c. O tumor intraventricular mais comum na infância é o papiloma do plexo coroide
d. A lesão mais comum no terceiro ventrículo é o cisto coloide
e. O meningioma intraventricular é mais comumente localizado nos átrios dos ventrículos

Resposta: Todas são corretas

Para maiores informações, ver as seguintes referências: [120-125].

140 – Quais das seguintes características de imagem podem ser utilizadas para se distinguir recorrência de glioblastoma multiforme da necrose induzida pela radiação?
   a. Efeito de massa à TC e RM
   b. Estudo anatomopatológico
   c. Tomografia por emissão de prótons-PET-TC
   d. Realce pelo contraste
   e. TC com contraste
   f. RM com contraste
   g. Espectroscopia
   h. Perfusão cerebral por ressonância magnética

   Resposta: b, c, g, h

141 – Dentre as alternativas abaixo, qual é a causa mais comum de calcificações suprasselares?
   a. Craniofaringioma
   b. Teratoma
   c. Macroadenoma hipofisário gigante
   d. Lipoma do corpo caloso
   e. Glioma hipotalâmico

   Resposta: a

142 – Dentre os itens abaixo, qual é a melhor opção diagnóstica para o caso de uma paciente com longa história de cefaleia?
   a. Esclerose múltipla
   b. Cisto coloide
   c. Aneurisma roto
   d. Hemorragia intraventricular
   e. Esclerose mesial temporal

   Resposta: b

143 – Uma lesão expansiva calcificada suprasselar pode representar:
   a. Meningioma
   b. Aneurisma
   c. Glioma do nervo óptico
   d. Cisto coloide do terceiro ventrículo
   e. Adenoma hipofisário

   Resposta: a, b

144 – Qual o diagnóstico mais provável no caso de massa cerebelar cística com nódulo excêntrico captante de contraste em um paciente de 30 anos?
   a. Hemangioblastoma
   b. Ependimoma
   c. Meduloblastoma
   d. Papiloma do plexo coroide
   e. Astrocitoma

Resposta: a

145 – Qual o diagnóstico mais provável no caso de uma criança com massa cerebelar com realce homogêneo localizada no vérmis cerebelar, se estendendo para o quarto ventrículo?
   a. Astrocitoma
   b. Hemangioblastoma
   c. Glioma do tronco cerebral
   d. Ependimoma
   e. Meduloblastoma

Resposta: e

146 – Qual o diagnóstico mais provável no caso de uma criança de um ano de idade, com história de estrabismo e uma massa selar captante de contraste?
   a. Sarcoidose
   b. Craniofaringioma
   c. Cisto da bolsa de Rathke
   d. Infundibuloma
   e. Hipofisite

Resposta: b

147 – Uma lesão na fossa temporal média direita com coeficiente de atenuação de 6 Unidades de Hounsfield é, mais provavelmente, um:
   a. Hemangioblastoma
   b. Cisto coloide
   c. Ependimoma
   d. Quarto ventrículo dilatado
   e. Cisto aracnoide

Resposta: e

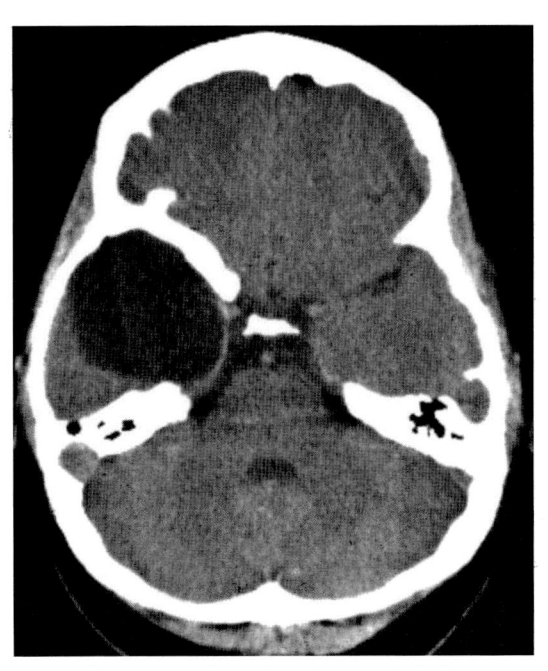

Cisto aracnoide na fossa temporal direita

148 – Neovascularização e proliferação microvascular são comumente vistas em casos de:
   a. Infarto
   b. Glioblastoma multiforme
   c. Metástase
   d. Meningioma
   e. LEMP

Resposta: b

Para maiores informações, ver as seguintes referências: [126-129].

149 – Quais das alternativas abaixo são verdadeiras sobre os hemangioblastomas:
   a. Tumores tipicamente de pacientes jovens (80% dos casos entre 20-50 anos)
   b. Localização em ordem decrescente de frequência: hemisférios cerebelares, medula, hemisférios cerebrais e tronco cerebral
   c. Lesões múltiplas em 5-20% dos casos
   d. Em 60% dos casos os hemangioblastomas são císticos e em 40% sólidos
   e. Em 15-20% dos casos associados à síndrome de von Hippel-Lindau

Resposta: Todas verdadeiras

Para maiores informações, ver as seguintes referências: [81, 82].

150 – Quais das alternativas abaixo são verdadeiras sobre os papilomas do plexo coroide?
   a. Representam 2-5% dos tumores cerebrais pediátricos
   b. Cerca de 86% ocorrem antes de 5 anos de idade e 75% antes de 2 anos de idade
   c. Podem cursar com aumento na produção de liquor e em 80% dos casos com hidrocefalia
   d. Mais comumente localizados nos trígonos dos ventrículos laterais
   e. Tipicamente se apresentam como grandes massas (comumente calcificadas) de contornos lobulados, englobando o *glomus* do plexo coroide

Resposta: Todas são verdadeiras

Para maiores informações, ver as seguintes referências: [130-134].

151 – Dos tumores abaixo, quais tipicamente cruzam o corpo caloso?
   a. Glioblastoma multiforme
   b. Hemangioblastoma
   c. Hemangiopiricitoma
   d. Linfoma
   e. Oligodendroglioma

Resposta: a, d

152 – Em relação às massas nas cisternas dos ângulos pontocerebelares (APC), indique V (verdadeiro) ou F (falso):
   a. São mais comuns na população pediátrica
   b. Alargamento dos espaços liquóricos na cisterna do APC pode indicar uma massa intra-axial
   c. Massas intra-axiais são mais comuns do que extra-axiais
   d. Meningiomas são as lesões mais comuns
   e. Calcificações do plexo coroide no forame de Luschka podem ser confundidas com uma massa no APC
   f. Pela sua localização, o lobo floculonodular do cerebelo nunca poderia simular uma pseudomassa no APC

Resposta: a. F, b. F, c. F, d. F, e. V, f. F

153 – Qual é a causa mais comum de massa na região pineal em um jovem de 15 anos?
   a. Teratoma
   b. Germinoma
   c. Pineocitoma
   d. Pineoblastoma
   e. Coriocarcinoma

Resposta: b

154 – Qual a causa mais comum de uma lesão suprasselar cística, com calcificações e focos de realce?
   a. Macroadenoma
   b. Cisto da bolsa de Rathke
   c. Craniofaringioma
   d. Aneurisma
   e. Meningioma

Resposta: c

155 – Pineoblastomas podem ocorrer em associação ao retinoblastoma.
Falso ou verdadeiro?

Resposta: Verdadeiro

156 – Linfoma primário ocular pode ser uma manifestação inicial do linfoma primário do sistema nervoso central.
Falso ou verdadeiro?

Resposta: Verdadeiro

157 – Em relação às características de imagem do linfoma primário do sistema nervoso central, qual das afirmativas abaixo é a mais adequada:
   a. Lesões periféricas, puntiformes, que não realçam
   b. Em geral as lesões são hipodensas à tomografia computadorizada
   c. Podem apresentar realce leptomeníngeo na metade dos casos
   d. Tipicamente lesões nodulares com realce em anel
   e. Lesões densas nas porções encefálicas centrais com realce sólido

   Resposta: e

158 – Dentre os itens abaixo, quais fazem parte do diagnóstico diferencial de massas localizadas no aspecto posterior o terceiro ventrículo?
   a. Meningioma
   b. Pineocitoma
   c. Metástases
   d. Glioma tectal
   e. Teratoma

   Resposta: Todos acima

159 – Quais dos sintomas abaixo podem ocorrer em casos de tumores da glândula pineal
   a. Obstrução do aqueduto cerebral ocasionando hidrocefalia
   b. Paralisia do olhar para cima (síndrome de Parinaud)
   c. Puberdade precoce
   d. Síndromes hipotalâmicas, talâmicas, cerebelares ou piramidais

   Resposta: Todos acima

160 – Quais das entidades abaixo são tumores que podem ocorrer na região da glândula pineal?
   a. Tumores do seio endodérmico (saco vitelínico)
   b. Coriocarcinoma
   c. Teratoma
   d. Germinoma
   e. PNET
   f. Metástases
   g. Pineocitoma
   h. Pineoblastoma

   Resposta: Todos acima

161 – O que é verdadeiro sobre as calcificações da glândula pineal?
   a. Podem ser visíveis às radiografias convencionais em 33-76% dos adultos
   b. Raras em crianças menores que 6 anos
   c. Usualmente irregulares e amorfas
   d. Tamanho entre 3-5 mm, usualmente
   e. Calcificações maiores que 10 mm são suspeitas

   Resposta: Todas acima

162 – Quais das afirmativas abaixo são corretas sobre os achados de imagem de um schwannoma do nervo trigêmeo?
   a. Podem obliterar o *cavum* de Meckel
   b. Segundo tipo mais comum dos schwannomas envolvendo os nervos cranianos
   c. Podem invadir o seio cavernoso
   d. São causas de neuralgia do trigêmio
   e. Podem ser associados a schwannomas do nervo vestibulococlear nos casos de neurofibromatose tipo II
   f. Compreendem cerca de um terço dos tumores no *cavum* de Meckel
   g. Isodensos ao cérebro à tomografia computadorizada
   h. Os tumores mais comuns do *cavum* de Meckel são schwannoma, meningioma, cisto epidermoide, lipoma e metástases
   i. Realce heterogêneo, na maioria dos casos, à ressonância magnética
   j. Aneurismas da artéria carótida interna podem simular schwannomas trigeminais

   Resposta: Todas acima

163 – Em relação a lesões intraventriculares, escolha a relação lesão x local menos provável e frequente:
   a. Meningioma do plexo coroide – Terceiro ventrículo
   b. Cisto coloide – Porção anterior do terceiro ventrículo
   c. Craniofaringioma – Porção inferior do terceiro ventrículo
   d. Subependimoma – Quarto ventrículo
   e. Ependimoma – Quarto ventrículo

   Resposta: a

164 – São lesões que se enquadram no diagnóstico diferencial de uma massa na cisterna do ângulo pontocerebelar em uma criança, exceto:
   a. Schwannoma do nervo facial
   b. Schwannoma do nervo vestibular
   c. PNET
   d. Epidermoide
   e. Astrocitoma cerebelar

   Resposta: a

165 – Acerca do linfoma do sistema nervoso central, quais das afirmativas abaixo são corretas?
   a. Linfoma primário intraocular é um subtipo do linfoma primário do sistema nervoso central
   b. Linfoma secundário do sistema nervoso central é menos comum que o primário
   c. Linfomas primários ou secundários são, tipicamente, não Hodgkin
   d. São lesões tipicamente hiperdensas à TC, iso/hipointensas em T2 e podem apresentar restrição à difusão
   e. Necrose pode ser mais comumente identificada em pacientes imunossuprimidos

   Resposta: Todas acima

Para maiores informações, ver as seguintes referências: [40, 135-139].

166 – Acerca das metástases da coluna vertebral, quais das afirmativas abaixo são verdadeiras?
   a. A coluna é o local de metástase óssea mais comum.
   b. A coluna torácica é o local mais frequentemente envolvido
   c. Metástases podem envolver o osso, o espaço epidural, as leptomeninges e a medula espinal
   d. A coluna vertebral é o terceiro local mais comum para a doença metastática, após o pulmão e o fígado
   e. Tumores primários que mais comumente metastatizam para a coluna são: mama, próstata, tireoide, pulmão, rins e pâncreas
   f. Radiografias somente detectam lesões maiores de 1 cm e com perda óssea superior a 50%
   g. RM tem sensibilidade e especificidade superiores para detectar metástases em relação à cintilografia óssea
   h. A metade posterior do corpo vertebral geralmente está infiltrada em primeiro lugar e o aspecto anterior do corpo, lâmina e pedículos mais tardiamente

   Resposta: Todas acima são corretas

Para maiores informações, ver as seguintes referências: [402-406].

167 – Uma lesão suprasselar com alto sinal nas imagens ponderadas em T1 e T2 é, mais provavelmente, um:
   a. Meningioma
   b. Aneurisma
   c. Epidermoide
   d. Germinoma
   e. Craniofaringioma

   Resposta: e

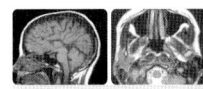

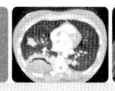

CAPÍTULO 3
Questões sobre Cabeça e Pescoço

168 – Sobre as doenças do osso temporal, selecione a afirmativa correta.
   a. A maioria dos colesteatomas congênitos se desenvolve no recesso epitimpânico lateral
   b. Os sítios mais comuns de metástases de otite externa maligna são para o pulmão e o cérebro
   c. Cistos de colesterol gigantes são hiperintensos nas imagens ponderadas em T1 e T2, sem produtos da degradação da hemoglobina na fase subaguda
   d. Clinicamente, o *glomo* timpânico pode ser facilmente distinguido da artéria carótida intratimpânica
   e. Otosclerose coclear pode resultar em desmineralização da cápsula ótica

Resposta: e

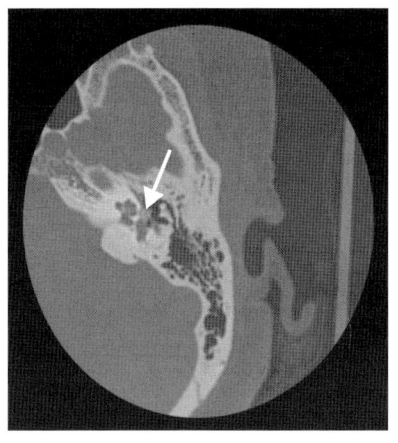

Otosclerose fenestral (otospongiose) (seta)

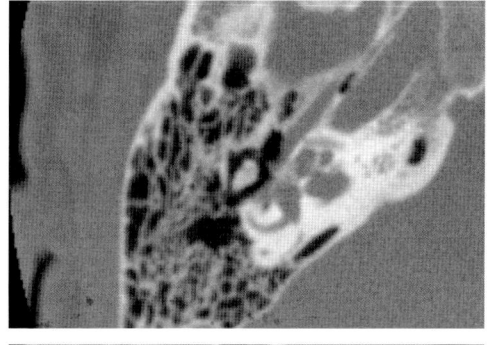

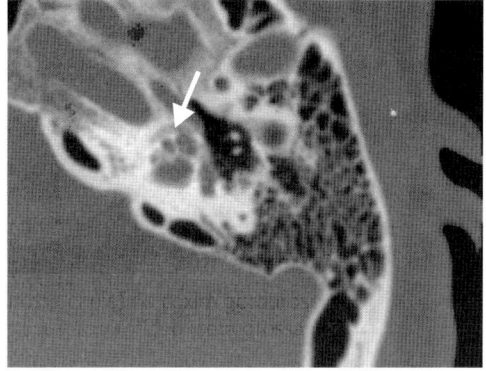

Otosclerose coclear (otospongiose) (seta)

169 – Em relação à fisiologia da deglutição, qual a alternativa correta?
   a. O movimento posterior da língua causa o fechamento do palato mole
   b. Contrações secundárias são estimuladas pela distensão esofágica
   c. O esfíncter esofágico superior é composto pelo músculo cricofaríngeo
   d. Músculos que elevam a laringe são o estilo-hióideo, milo-hióideo e digástrico
   e. Contrações terciárias pode ser o sinal precoce de esofagite

Resposta: a

170 – Sinal mais precoce da presença de um colesteatoma adquirido do osso temporal?
   a. Massa no epitímpano
   b. Erosão da porção horizontal do canal semicircular
   c. Destruição ossicular
   d. Erosão do teto do tímpano
   e. Retração da membrana timpânica

Resposta: a

171 – Causa mais comum de calcificações nas glândulas parótidas:
   a. Metástases
   b. Tumor de Warthin
   c. Parotidite
   d. HIV
   e. Hiperplasia linfoide

Resposta: c

172 – Sinônimo para a fratura do tipo II de Le Fort:
   a. Fratura piramidal
   b. Fratura em tripé
   c. Fratura do complexo zigomático maxilar
   d. Fratura do complexo nasoetmoidal
   e. Fratura em explosão

Resposta: a

Para maiores informações, ver as seguintes referências: [140, 141].

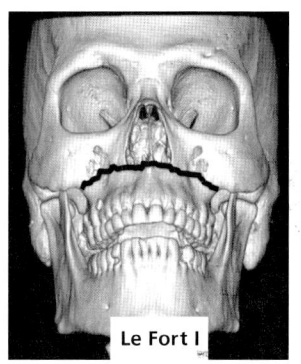

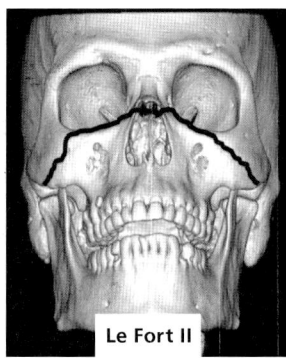

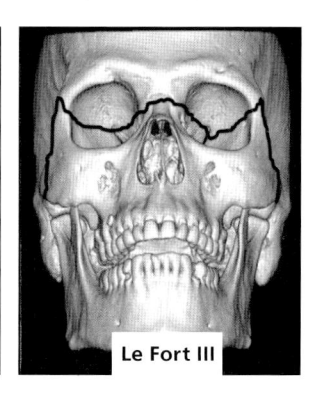

Le Fort I   Le Fort II   Le Fort III

Fraturas Le Fort

173 – Em relação à manifestação clínica das lesões do espaço mastigador, deve-se considerar:
   a. Trismo é um sintoma primário comum dos tumores e infecções deste espaço
   b. A neoplasia primária mais comum deste espaço é o sarcoma
   c. Quando uma massa é identificada neste espaço, deve-se avaliar a possibilidade de disseminação perineural pelo nervo mandibular
   d. Lesões neste espaço deslocam o espaço parafaríngeo posteriormente
   e. Todas as alternativas acima estão corretas

Resposta: e

- Todas as afirmativas acima são as considerações clinicorradiológicas mais relevantes acerca do espaço mastigador.
- Quando uma massa é identificada neste espaço, deve-se avaliar os forames mandibular e oval e o *cavum* de Meckel, para se excluir disseminação perineural.

174 – Hamartomas da retina podem ser encontrados em casos de esclerose tuberosa e neurofibromatose tipo I.
    Falso ou verdadeiro?

    Resposta: Verdadeiro

175 – Catarata pode ser encontrada em pacientes com neurofibromatose tipo II.
    Falso ou verdadeiro?

    Resposta: Verdadeiro

176 – Meningiomas da bainha do nervo óptico são comuns em pacientes com neurofibromatose tipo II.
    Falso ou verdadeiro?

    Resposta: Verdadeiro

177 – Aniridia pode ser encontrada em pacientes com síndrome WAGR.
    Falso ou verdadeiro?

    Resposta: Verdadeiro

178 – Nódulos de Lisch podem ocorrer em pacientes com neurofibromatose tipo I.
    Falso ou verdadeiro?

    Resposta: Verdadeiro

179 – Gliomas dos nervos ópticos são comuns em pacientes com neurofibromatose tipo I.
    Falso ou verdadeiro?

    Resposta: Verdadeiro

180 – Uma criança do sexo masculino de 7 anos com leucocoria foi submetida a um exame de tomografia computadorizada que revelou alta densidade do globo ocular com preservação do seu tamanho normal. Qual o diagnóstico mais provável?
    a. Doença de Coats
    b. Retinoblastoma
    c. Fibroplasia retrolental
    d. Persistência hiperplásica do vítreo primário (PHPV)
    e. Retinopatia da prematuridade

    Resposta: a

Para maiores informações, ver as seguintes referências: [142-147].

181 – Exame de ressonância magnética do pescoço demonstrando aumento bilateral das parótidas por lesões císticas em mulher com queixa de xerostomia. Qual o diagnóstico mais provável para o caso acima?
a. HIV
b. Síndrome de Sjögren(ss)
c. Adenomas pleomórficos bilaterais
d. Tumores de Warthin bilaterais
e. Linfoma

Resposta: b

Síndrome de Sjögren (SS)

- Mais comum no sexo feminino 9:1.
- Xerostomia (boca seca) está tipicamente presente nos casos de SS.
- Doença inflamatória autoimune crônica de origem desconhecida, caracterizada pela tríade de xerostomia, ceratoconjuntivite seca e um processo autoimune associado.
- Pode ser 1ª ou 2ª, acometendo mulheres na 3ª e 4ª décadas [148].
- O achado patológico principal da SS é uma infiltração linfocitária focal e destruição lenta das glândulas exócrinas, como as glândulas lacrimais e salivares.
- O estudo histológico (biópsia) das glândulas salivares menores labiais é considerado o método mais específico para diagnóstico de SS [149].
- A tomografia computadorizada e a ressonância magnética podem contribuir para o diagnóstico de SS, pois permitem a avalição da extensão do envolvimento das glândulas salivares, auxiliam na localização de regiões ideais para biópsia e na detecção de complicações, como por exemplo, o desenvolvimento de um linfoma, que pode ocorrer em até 5% dos casos [148].
- O padrão típico à ressonância magnética é o de "sal e pimenta", com focos hiperintensos em T2, representando dilatações do sistema ductal (sialectasias) e focos hipointensos em T2 decorrentes de agregados linfocitários no parênquima glandular [150].
- Cistos linfoepiteliais benignos (associados ao HIV) e adenomas pleomórficos em geral não causam xerostomia.
- Tumor de Warthin é um tumor mais comum em homens e é bilateral em menos de 25% dos casos [150].

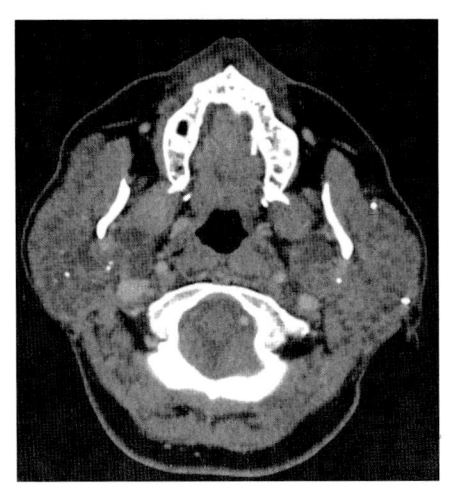

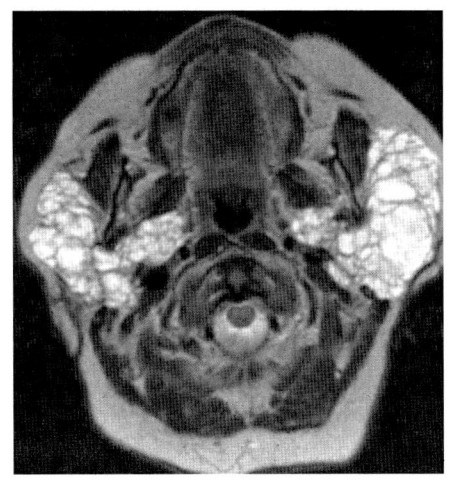

Síndrome de Sjögren

182 – Em relação ao nasoangiofibroma juvenil, qual das alternativas abaixo é a falsa?
a. Possivelmente se origina no canal pterigoide
b. Comumente envolve a fossa pterigopalatina
c. Comumente envolve o seio esfenoidal na apresentação
d. Comumente se calcifica
e. Mais comuns no sexo masculino

Resposta: d

Nasoangiofibroma juvenil

- Lesão que raramente apresenta calcificações.
- Surge tipicamente no canal pterigoide.
- Se estende através do forame esfenopalatino para o seio esfenoidal e para a fossa pterigopalatina (ampliando-a em cerca de 90% dos casos).
- Pode haver invasão do seio esfenoidal em 2/3 dos casos [151].
- Virtualmente exclusivos para o sexo masculino.

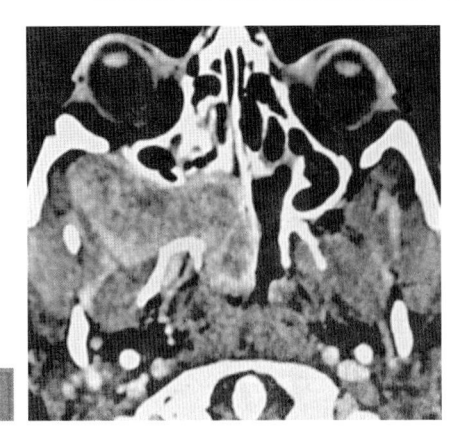

Caso típico de nasoangiofibroma juvenil ampliando a fossa pterigopalatina direita estendendo-se para a nasofaringe e espaço mastigatório

183 – O que é falso a respeito dos cistos de Thornwaldt?
   a. Acompanhados de defeito na linha média na base do crânio
   b. Remanescentes da notocorda
   c. Sinal à RM varia de acordo com o teor de proteína
   d. Localizados na nasofaringe posterior
   e. Geralmente assintomáticos

Resposta: a

> **Cisto Thornwaldt**
> - Remanescente cístico da notocorda localizado na linha média da nasofaringe.
> - Raramente pode ser infectado, neste caso uma fonte de halitose persistente [152, 153].
> - Suas características de sinal variam de acordo com o teor de proteína no interior do cisto [154].

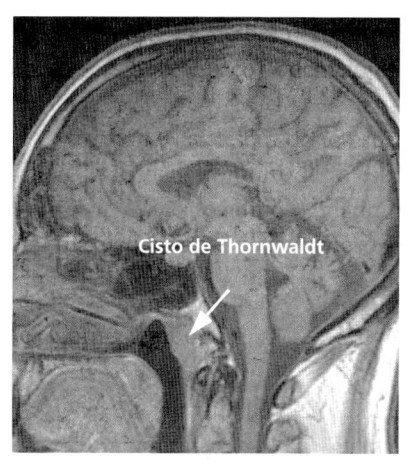

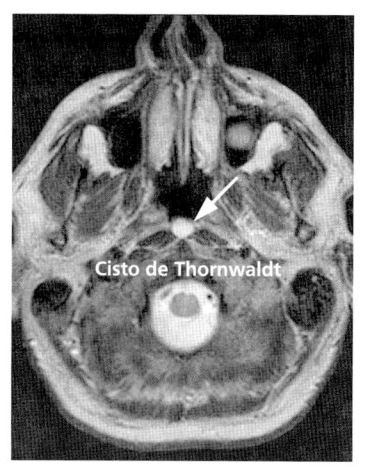

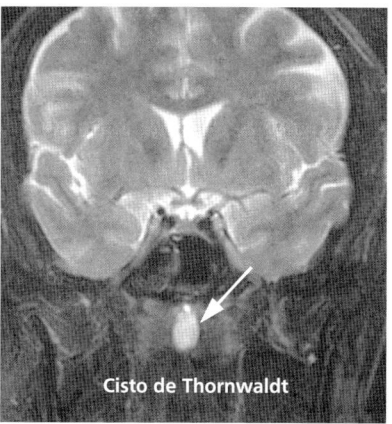

Cisto de Thornwaldt

184 – Qual das afirmativas abaixo é a verdadeira sobre os cistos do ducto tireoglosso?
  a. A maioria são supra-hióideos na localização
  b. Superficiais aos músculos infra-hióideos
  c. Carcinoma papilífero é o tipo mais comum de câncer originário de um cisto do ducto tireoglosso
  d. Na maioria das vezes são septados
  e. O tratamento é expectante, pois a maioria dos cistos regride com o tempo

Resposta: c

Cistos do ducto tireoglosso
- Em relação à localização, podem ser divididos em:
  - Infra-hióideos (65%).
  - Hióideos (15%).
  - Supra-hióideos (20%).
- A grande maioria ocorre na linha média (75%), ao longo da via de descida da glândula tireoide, que se estende desde o forame cego (lingual) até inferiormente na localização natural da glândula tireoide [155].
- Carcinomas em um cisto do ducto tireoglosso são raros, surgindo em cerca de 1% dos casos.
- Quando isso ocorre, o tipo histológico mais comum é o papilar [156].

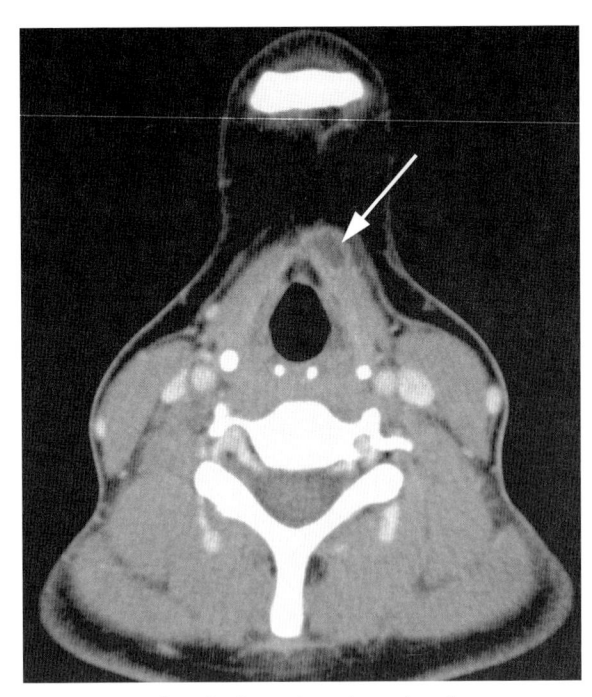

Cisto do ducto tireoglosso (seta)

185 – Qual das seguinets opções não é uma causa comum de zumbido pulsátil?
   a. Deiscência do bulbo da veia jugular
   b. Paraganglioma
   c. Colesteatoma
   d. Artéria carótida interna aberrante
   e. Persistência da artéria estapedial

Resposta: c

> As principais causas de zumbido pulsátil são:
> - Artéria carótida interna aberrante.
> - Deiscência da veia jugular para a caixa timpânica.
> - Posição alta do bulbo da veia jugular.
> - Paragangliomas.
> - Malformações arteriovenosas.

186 – Das lesões abaixo, qual não se manifesta com uma lesão lítica no corpo da mandíbula?
   a. Histiocitose
   b. Lesão de Stafne
   c. *Torus* mandibular
   d. Hemangioma;
   e. Granuloma de células reparativas

Resposta: c

187 – Qual o diagnóstico mais provável para o caso abaixo?

Mulher de 35 anos com quadro de cefaleia e papiledema bilateral cujo exame de tomografia computadorizada do encéfalo demonstrou pequenos focos hiperdensos intraoculares de 1 mm (um de cada lado) na topografia das papilas dos nervos ópticos.
- a. Retinoblastoma
- b. Melanomas das coroides bilaterais
- c. Rabdomiossarcoma
- d. Drusa
- e. Osteoma da coroide

Resposta: d

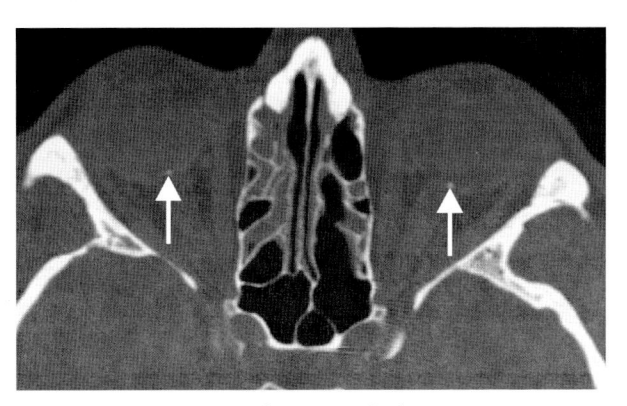

Drusas dos nervos ópticos

188 – O que é uma rânula?
- a. Subtipo de cisto da fenda branquial em localização submandibular
- b. Abscesso na glândula submandibular
- c. Obstrução cística do ducto da glândula sublingual
- d. Obstrução do ducto de Stenson
- e. Nenhuma das anteriores

Resposta: c

Rânulas
- São cistos de retenção de uma glândula sublingual (uma mucocele do assoalho da boca) secundária à obstrução do ducto da glândula, que pode ser secundária à infecção, cálculos ou trauma.
- Classicamente divididas em simples e mergulhante (*plunging ranulas*).
- Rânulas simples permanecem confinadas ao espaço sublingual, enquanto as mergulhantes podem se estender além deste espaço [157].

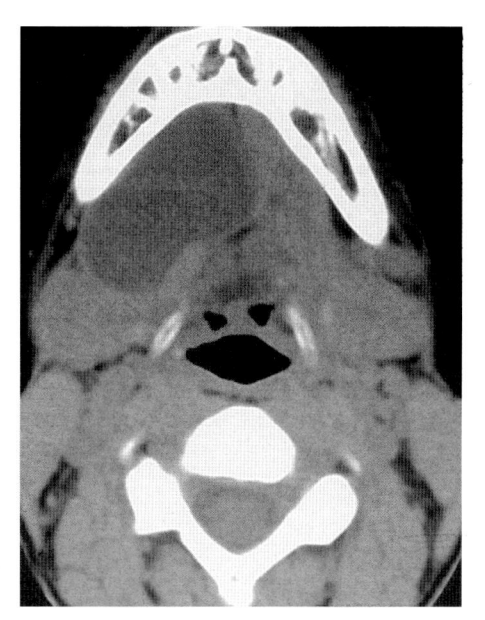

Rânula

189 – Qual é o padrão de fratura facial em um paciente com fraturas bilaterais através das suturas nasofrontais, das paredes laterais das órbitas, dos arcos zigomáticos e das placas pterigoides?
a. Fratura do complexo zigomaticomaxilar (fratura em tripé)
b. Le Fort I
c. Le Fort II
d. Le Fort III
e. Fratura do complexo nasoetmoidal

Resposta: d

Características básicas das fraturas Le Fort III:
- Separação dos ossos da face com disjunção craniofacial.
- Dentes maxilares, nariz e ossos zigomáticos estão móveis em relação ao resto do crânio.
- Locais de fraturas:
  - Placas pterigoides (como em todos os tipos de fratura Le Fort).
  - Margens superiores e posteriores dos seios maxilares.
  - Arcos zigomáticos.
  - Paredes laterais e médias das órbitas.
  - Bordas orbitais laterais.
  - Junção do osso frontal com a asa maior do esfenoide (aspecto posterior da órbita).
  - Sutura nasofrontal [158].

190 – **O que é falso ou verdadeiro sobre as fraturas dos ossos temporais?**
   a. Fraturas longitudinais são mais comuns que as transversais
   b. Lesões dos nervos faciais são mais comuns nos casos de fraturas longitudinais
   c. O ossículo mais comumente deslocado é o martelo
   d. A articulação mais comumente luxada é a incudomaleolar (bigorna-martelo)
   e. Fraturas das cruras dos estribos ocorrem na maioria dos casos
   f. O segmento do nervo facial mais comumente afetado é o timpânico

Respostas: a. V, b. F, c. F, d. F, e. F, f. F

- a. Verdadeiro.
  Fraturas longitudinais correspondem a cerca de 80% das fraturas dos ossos temporais [159, 160].

- b. Falso.
  Cerca de 40 a 50% das fraturas transversais complicam com lesões dos nervos faciais, enquanto que isso ocorre somente em 25% das fraturas longitudinais [159-161].

- c. Falso.
  O ossículo mais comumente deslocado é a bigorna [162].

- d. Falso.
  A dissociação mais frequente é da incudoestapedial (bigorna-estribo) [162, 163].

- e. Falso.
  Fraturas das cruras do estribo ocorrem em um terço dos casos quando ocorre envolvimento ossicular [164].

- f. Falso.
  O segmento do nervo facial mais afetado é o do gânglio geniculado [165].

191 – Um paciente com carcinoma de cabeça e pescoço apresenta um linfonodo submentual aumentado de volume e com centro necrótico. Em qual nível está localizado este linfonodo?
a. I
b. II
c. III
d. V
e. VI

Resposta: a

Os grupos linfonodais (níveis) são:
- I: Submentual e submandibular.
- II: Linfonodos jugulares superiores, localizados acima do osso hioide incluindo os linfonodos jugulodigástricos.
- III: Linfonodos jugulares médios localizados entre o osso hioide e a cartilagem cricoide.
- IV: Linfonodos jugulares inferiores localizados abaixo da cartilagem cricoide.
- V: Linfonodos do triângulo posterior.
- VI: Linfonodos do compartimento anterior [166].
- VII: linfonodos no introito torácico (sulco traqueoesofágico)

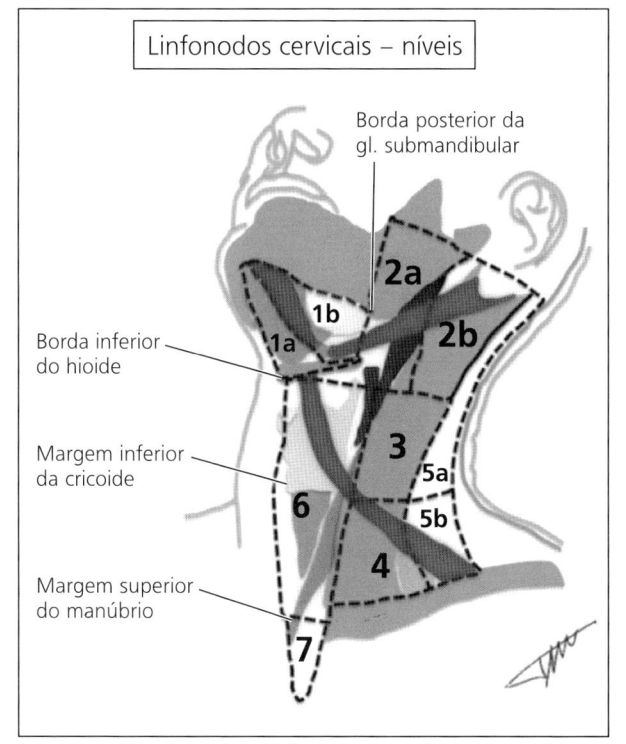

Linfonodos cervicais – níveis

Adaptada de Som PM, HD Curtin and Mancuso AA, *Imaging-based nodal classification for evaluation of neck metastatic adenopathy*. AJR Am J Roentgenol, 2000; 174(3):837-44. [166, 167]

192 – **Qual das afirmações abaixo é a verdadeira em relação aos tumores da parótida?**
   a. Tumores de Warthin comumente apresentam disseminação perineural
   b. Tumores de Warthin são os tumores parotídeos mais comuns
   c. Adenomas pleomórficos são tipicamente mediais ao nervo facial
   d. Adenomas pleomórficos são os tumores parotídeos mais comuns em mulheres
   e. Adenomas pleomórficos são tipicamente hipointensos em T1 e T2

Resposta: d

- Os tumores de Warthin (cistadenoma papilar linfomatoso) são lesões tipicamente bilaterais e múltiplas, que em geral não cursam com disseminação perineural, uma complicação típica do carcinoma adenoide cístico [168, 169].
- Adenomas pleomórficos são os tumores benignos mais comuns da parótida.
- São lesões identificadas mais comumente em mulheres de meia-idade e 80% se localizam no lobo superficial (laterais ao nervo facial) [170, 171].

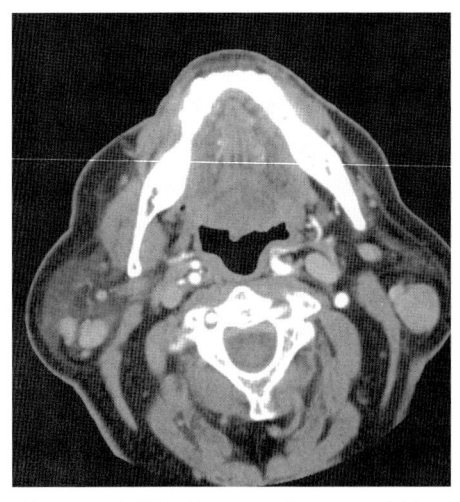

Tumores de Warthin em ambas as parótidas em um paciente do sexo masculino e fumante

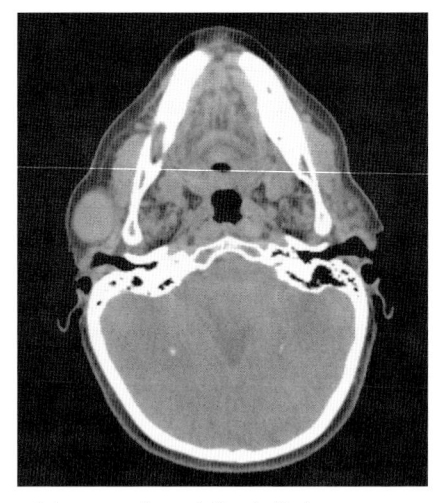

Adenoma pleomórfico à direita em uma paciente de 64 anos

193 – Quais as características mais importantes no momento do estadiamento dos linfonodos nos casos de câncer de cabeça e pescoço?
a. Tamanho
b. Número
c. Lateralidade
d. Tamanho e número
e. Configuração

Resposta: Todas acima

194 – Qual dos tumores da tireoide abaixo é o menos sensível à terapia com I^{131}?
a. Papilífero
b. Folicular
c. Misto
d. Medular
e. Células de Hürthle

Resposta: d

195 – Quais das alternativas abaixo são verdadeiras sobre os cistos das fendas branquiais (FB)?
a. Cistos da primeira FB correspondem a menos 8% das anomalias das fendas branquiais
b. Cistos da primeira FB tipo I, localizam-se medialmente ao pavilhão auricular, paralelamente ao conduto auditivo externo e contêm somente queratina
c. Cistos da primeira FB tipo II, localizam-se ao redor da glândula parótida, desde o conduto auditivo externo até o ângulo da mandíbula e podem conter, além de queratina, folículos pilosos, glândulas sudoríparas e sebáceas
d. Cistos da segunda FB são as anomalias branquiais mais comuns (90%). São classificados em 4 tipos, sendo que o mais comum (tipo II) é tipicamente localizado ao longo da superfície anterior do músculo esternocleidomastóideo
e. Cistos da terceira FB são raros (< 2%), tipicamente localizados posteriormente à artéria carótida comum
f. Cistos da quarta FB são raríssimos e se localizam mais comumente superior e lateralmente ao lobo esquerdo da tireoide e se manifestam, clinicamente, como abscessos cervicais recorrentes e tireoidite supurativa recorrente

Resposta: Todas estão corretas

Para maiores informações, ver as seguintes referências: [172-176].

196 – Tipicamente, um processo inflamatório sinusal com padrão de obstrução ostiomeatal envolve os seios:
   a. Somente frontal
   b. Apenas etmoidal
   c. Somente maxilar
   d. Frontal, etmoidal e maxilar
   e. Esfenoidal apenas

Resposta: d

197 – Qual o diagnóstico mais provável para um paciente de 14 meses de idade com reflexo pupilar anormal (leucocoria), apresentando massa calcificada ao exame de tomografia?
   a. Retinoblastoma
   b. Displasia retrolental
   c. Toxocaríase
   d. Persistência do vítreo hiperplásico primário
   e. Doença de Coats

Resposta: a

> **Retinoblastoma**
> - É o tumor intraocular (altamente maligno) mais comum em crianças.
> - O aspecto característico de imagem é o de uma lesão nodular focal ou multifocal com densidade de partes moles com focos de calcificação de permeio (95% dos casos com calficicações).
> - O diagnóstico pode ser feito com base em achados clínicos e de ultrassonografia ocular.
> - A tomografia é o método que mais bem identifica os focos de calcificações.
> - A ressonância é o melhor método de imagem para o diagnóstico diferencial entre retinoblastoma e lesões pseudoneoplásicas.
> - Além disso, a ressonância tem um papel fundamental no estadiamento local das lesões e para identificar extensão retro-ocular tumoral [177].

198 – Quais das patologias abaixo podem cursar com o sinal do trilho de trem no complexo bainha/nervo do óptico?
a. Meningioma
b. Leucemia
c. Linfoma
d. Metástases
e. Sarcoidose
f. Pseudotumor orbitário

Resposta: Todas as acima

Para maiores informações, ver as seguintes referências: [178-181].

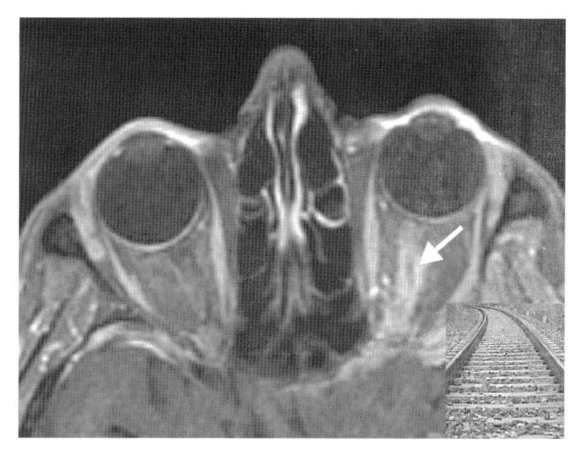

Sinal do trilho de trem no caso de um meningioma da bainha do nervo óptico à esquerda (seta)

199 – Todas as patologias abaixo podem-se manifestar clinicamente com leucocoria, exceto:
a. Retinoblastoma
b. Doença de Coats
c. Persistência do vítreo hiperplásico primário
d. Glioma do nervo óptico
e. Catarata congênita

Resposta: d

Leucocoria
- É o reflexo pupilar anormal, geralmente decorrente de anormalidades intraoculares, mais frequentemente encontrada em crianças.
- Metade dos casos de leucocoria são causados por retinoblastoma.
- Outras causas de leucororia são: persistência do vítreo hiperplásico primário, retinopatia da prematuridade, doença de Coats, endoftalmite por *Toxocara* e, menos frequentemente, astrocitoma da retina [143].

200 – Em relação ao nasoangiofibromas juvenis, todas as seguintes afirmações são verdadeiras, exceto:
   a. Frequentemente invadem as órbitas
   b. Originam-se na fossa pterigopalatina
   c. A embolização pré-operatória pode reduzir morbidade cirúrgica
   d. São tumores hipervasculares
   e. São lesões benignas

Resposta: b

Nasoangiofibroma juvenil (NAJ)
- São lesões raras, benignas, altamente vasculares, localmente agressivas e que afetam, principalmente, adolescentes do sexo masculino [182].
- Podem invadir as órbitas em cerca de 32% [183].
- Se originam na nasofaringe [184].
- A embolização pré-operatória pode ser recomendada para melhores resultados e menos morbidade durante o ato cirúrgico [185-188].

201 – Dentre as entidades abaixo, qual é o tumor maligno mais comum da parótida?
   a. Carcinoma adenoide cístico
   b. Carcinoma mucoepidermoide
   c. Tumor de Warthin
   d. Adenoma pleomórfico
   e. Linfoma MALT

Resposta: b

- Carcinoma mucoepidermoide é o tumor maligno mais comum da glândula parótida, responsável por 30% das neoplasias malignas de parótida [189, 190].

202 – Qual é o sítio mais comum de metástases de melanoma ocular?
   a. Vesícula biliar
   b. Cérebro
   c. Fígado
   d. Pulmão
   e. Ossos

Resposta: c

- Melanoma ocular é a malignidade ocular primária mais comum.
- Metastatizam mais comumente para o fígado e mais de 40% dos pacientes têm metástases hepáticas presentes no momento do diagnóstico inicial.
- O fígado está envolvido em até 95% dos indivíduos que desenvolvem doença metastática [191].

203 – Qual teste da secreção nasal é o mais sensível para a detecção de rinorreia liquórica?
a. Glicose
b. Azul de metileno
c. Proteínas totais
d. Transferrina B2
e. Alfa-fetoproteína

Resposta: d

Para maiores informações, ver as seguintes referências: [192, 193].

204 – Quais das seguintes afirmativas abaixo são incorretas em relação aos hemangiomas cavernosos orbitários?
a. Massas sintomáticas, na grande maioria dos casos
b. Podem aumentar de tamanho na vigência de uma infecção de vias aéreas altas
c. Predominantemente pós-septais e extraconais
d. Tipicamente apresentam realce precoce e homogêneo
e. Tipicamente têm hipossinal em T2

Resposta: Todas são incorretas

- Hemangiomas cavernosos intraorbitários são lesões tipicamente retrobulbares, na maioria dos casos assintomáticas e que não sofrem aumento de tamanho na vigência de infecções de vias aéreas altas (verdade no casos de malformação linfático-venosa).
- Tipicamente são lesões que demostram alto sinal em T2 e que sofrem realce gradual e progressivo ao meio de contraste [194, 195].

205 – O carcinoma de nasofaringe mais frequentemente se inicia...
   a. no recesso faríngeo lateral
   b. na parede posterior da nasofaringe
   c. no teto da nasofaringe
   d. no *torus* tubário
   e. na parede anterior da nasofaringe

Resposta: a

> **Recesso faríngeo lateral**
> - Também conhecido como fossa (fosseta) de Rosenmüller.
> - Sítio mais comum dos carcinomas da nasofaringe.

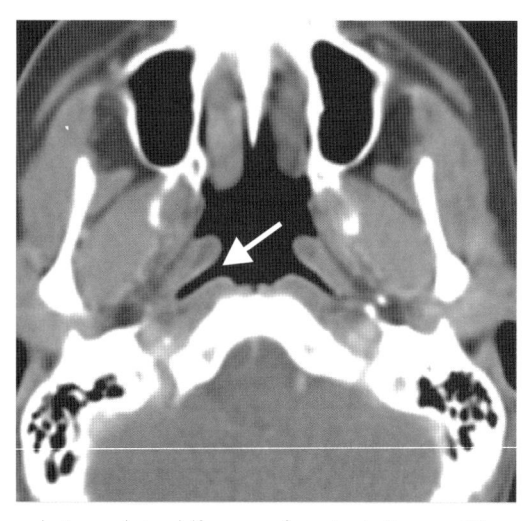

Recesso laríngeo lateral (fossa ou fosseta de Rosenmüller – seta)

206 – Qual é a causa mais provável de perda auditiva condutiva e paralisia do nervo facial em um paciente com história de trauma?
   a. Hematoma epidural
   b. Avulsão do nervo facial
   c. Fratura longitudinal do osso temporal
   d. Contusão nos gânglios da base
   e. Schwannoma do acústico

Resposta: c

> - Fraturas horizontais ou longitudinais são frequentemente associadas à dissociação ossicular acompanhadas ou não de hemotímpano, podendo cursar com lesão do nervo facial em 10-20% dos casos e perda auditiva condutiva em 60% dos casos [196].

207 – Para uma avaliação completa do pescoço no caso de um paciente com paralisia de prega vocal, as imagens de tomografia computadorizada ou ressonância magnética devem ser adquiridas desde a base do crânio até o nível do(a):
   a. Janela aortopulmonar
   b. Tireoide
   c. Introito torácico
   d. Subclávia direita
   e. Diafragma

   Resposta: a

208 – Acerca dos adenomas pleomórficos, o que é incorreto afirmar?
   a. Conhecidos como tumores mistos benignos
   b. Massas indolores
   c. Representam 50% dos tumores das glândulas salivares
   d. A localização intraoral mais comum é no assoalho da boca
   e. Mais comuns em mulheres

   Resposta: c

   Para maiores informações, ver as seguintes referências: [197, 198].

209 – Tumores monomórficos das glândulas salivares são, exceto:
   a. Tumores malignos
   b. Compostos de apenas um tipo de celular
   c. Mais comuns no lábio superior
   d. Indolores
   e. Podem simular tumores adenoides císticos

   Resposta: a

   Para maiores informações, ver as seguintes referências: [199, 200].

210 – Quais dos tumores das glândulas salivares abaixo são mais comuns nos homens?
   a. Tumor de Warthin
   b. Tumor monomórfico
   c. Adenoma pleomórfico
   d. Tumor adenoide cístico
   e. Carcinoma mucoepidermoide

   Resposta: a

   Para maiores informações, ver as seguintes referências: [201, 202].

   - Apesar de os tumores de Warthin serem mais comuns em homens, a incidência em mulheres vem aumentado e uma das explicações para esta tendência pode ser explicada pelo hábito de fumar [203, 204].
   - Tumores de Warthin têm relação com o tabagismo, sendo mais frequentes neste grupo populacional [205, 206].

211 – Em relação ao músculo cricofaríngeo indique V (verdadeiro) ou F (falso).
a. Localizado ao nível de C2
b. Divertículos de Zenker ocorrem em sua margem superior
c. Marca o ponto inferior do esôfago cervical
d. Desempenha um papel vital na fonação

Resposta: a. F, b. V, c. F, d. F

- O músculo cricofaríngeo está localizado ao nível de C5-C6 [207].
- Divertículos de Zenker ocorrem acima do músculo cricofaríngeo, com predileção por um reparo anatômico conhecido como deiscência de Killian ou triângulo Lannier [208, 209].
- A zona juncional entre a hipofaringe e o esôfago é demarcada pelo músculo cricofaríngeo, que tem cerca de um centímetro de largura localizado posteriormente à cartilagem cricoide, constituindo o principal elemento do esfíncter superior do esôfago [210].
- As pregas vocais verdadeiras e falsas desempenham um papel vital na fonação, mas não o músculo cricofaríngeo. O músculo faz parte da faringe distal (e não da laringe) que, por sua vez, está envolvida na deglutição [210].

212 – Em relação ao nasoangiofibroma juvenil, indique V para (verdadeiro) ou F (falso).
a. Envolvimento da fossa pterigopalatina é comum
b. Comumente surge na cavidade nasal
c. Tipicamente envolve o seio esfenoidal no momento do diagnóstico
d. Ocorre em mulheres mais do que nos homens
e. Comumente metastatiza para os pulmões

Resposta: a. V, b. V, c. V, d. F, e. F

Nasoangiofibromas
- Os nasoangiofibromas são tumores benignos, quase exclusivos do sexo masculino e que cursam com alargamento da fossa pterigopalatina.
- São os tumores benignos mais comuns da nasofaringe, que podem apresentar-se como massas volumosas e localmente invasivas.
- Tipicamente são lesões da nasofaringe ou cavidade nasal posterior, que acometem indivíduos jovens com quadro de fala anasalada e epistaxe.
- Por serem lesões muito vascularizadas, biópsias geralmente são contraindicadas.
- Metástase são raras.

213 – Qual o diagnóstico mais provável no caso de papiledema unilateral com uma calcificação intraocular puntiforme vista à tomografia computadorizada próxima à inserção do nervo óptico?
a. Retinoblastoma
b. Granuloma
c. Hemangioma com um flebólito
d. Drusa

Resposta: d

> **Drusas do nervo óptico**
> - Drusas do nervo óptico são também conhecidos como corpos hialinos.
> - Entidade relativamente comum, encontrada incidentalmente em exames de tomografia computadorizada.
> - Podem ser encontradas em 0,3-3,7% da população, frequentemente bilaterais.
> - Na maioria dos casos são assintomáticas.
> - À fundoscopia podem-se apresentar como pseudopapiledema.
> - Podem estar associadas à retinite pigmentosa e pseudoxantoma elástico.
> - Na grande maioria dos casos, não é necessário terapia.
> - Outras causas de calcificação intraoculares são: retinoblastoma, hamartoma astrocítico, coriorretinite e osteoma de coroide [211].

214 – Em relação ao pseudotumor orbitário, indique V (verdadeiro) ou F (falso).
a. Pode envolver a glândula lacrimal
b. Tipicamente cursa com proptose dolorosa
c. O tratamento geralmente é com radioterapia
d. Pode envolver os tendões e músculos extraoculares
e. Apresenta início insidioso

Resposta: a. V, b. V, c. F, d. V, e. F

> - Pseudotumor orbitário é um processo inflamatório que acomete a órbita tipicamente em mulheres jovens.
> - Inicialmente os pacientes podem apresentar um quadro agudo de dor palpebral, edema conjuntival, fraqueza muscular extraocular e rápido desenvolvimento de proptose.
> - O processo inflamatório pode envolver todos os componentes da órbita, principalmente os músculos extraoculares, a gordura orbitária, o tecido conectivo, bem como as glândulas lacrimais.
> - O tratamento padrão do pseudotumor orbitário é clínico, através de corticoides, reservando a radioterapia ou mesmo cirurgia, caso não haja melhora após o tratamento clínico [212-214].

215 – O que é verdadeiro sobre o procedimento de Sistrunk?
   a. Técnica cirúrgica para tratamento de cisto da fenda branquial tipo I
   b. Envolve a remoção parcial do osso hioide
   c. Manobra para coleta de amostra de sangue no seio petroso
   d. Uma das técnicas de craniectomia da fossa posterior

Resposta: b

- O procedimento de Sistrunk é uma técnica cirúrgica para tratamento de cistos dos ductos tireoglossos, que envolve a remoção do cisto propriamente dito e, concomitantemente, da porção mediana do osso hioide para evitar recorrências [215].

216 – Qual o diagnóstico mais provável no caso de um paciente de 12 anos de idade com massa cística na linha média abaixo do nível do osso hioide com borda fina de realce?
   a. Higroma cístico
   b. Cisto da fenda branquial
   c. Cisto do ducto tireoglosso
   d. Abscesso
   e. Metástase cística de tumor folicular da tireoide

Resposta: c

- Cistos do ducto tireoglosso tipicamente se apresentam como uma massa cervical na linha média com distribuição bimodal, 30% antes dos 10 primeiros anos, e 70% após 30 anos [216-218].
- A localização mais comum é infra-hióidea em 65%, 20% supra-hióidea, e 15% hióidea [219, 220].

217 – Associe corretamente os itens da primeira coluna (condições) com os da segunda coluna (manifestações clínicas):

1. Dissociação da cadeia ossicular	a. Reflexo de vômito ausente
2. *Glomus* jugular	b. Anormalidade de condução
3. *Glomus* timpânico	c. Rouquidão
4. Fratura transversal do osso petroso	d. Perda auditiva neurossensorial
	e. Zumbido pulsátil

Resposta: 1.b, 2.a, 3.e, 4.d

218 – Quais dos grupos linfonodais a seguir não estão incluídos no sistema simplificado de classificação linfonodal (Níveis 1 a 7) desenvolvido no *Memorial Sloan Kettering Cancer Center* – Nova Iorque – EUA?
a. Jugulodigástricos
b. Retrofaríngeos laterais
c. Espinais acessórios
d. Submentuais
e. Traqueoesofágicos

Resposta: b

> O sistema de classificação clássica de Rouvier foi simplificado em sete níveis que descrevem a maioria dos grupos linfonodais importantes.
> - Linfonodos submandibulares e submentuais – Nível 1.
> - Cadeia jugular interna é dividida em níveis 2, 3 e 4.
> - Os linfonodos jugulodigástricos – Nível 2.
> - Linfonodos jugulares internos médios – Nível 3.
> - Linfonodos jugulares internos médios – Nível 4.
> - Linfonodos da cadeia espinal acessória – Nível 5.
> - Linfonodos relacionados com a glândula tireoide – Nível 6.
> - Linfonodos no sulco traqueoesofágico – Nível 7.
> - Outros linfonodos (incluindo os retrofaríngeos laterais e os de Rouvier) não estão incluídos neste sistema de classificação.

219 – Em relação às estruturas dos espaços do pescoço, qual a associação correta?
a. Espaço sublingual – Nervo facial
b. Espaço submandibular – Ducto de Stenson
c. Espaço carotídeo – Ducto de Wharton
d. Espaço parotídeo – Veia retromandibular
e. Espaço mastigador – Ducto de Warthin

Resposta: d

220 – Em relação ao pseudotumor orbitário, qual das seguintes afirmativas abaixo é a correta?
   a. Normalmente ocorre em mulheres obesas tipicamente com cefaleia
   b. É a segunda causa mais comum de proptose indolor nos adultos
   c. A falta de resposta aos esteroides exclui o diagnóstico
   d. Envolve comumente múltiplos compartimentos da órbita
   e. O principal diagnóstico diferencial é o pseudotumor cerebral

Resposta: d

- Pseudotumor orbitário é, de fato, a segunda causa mais comum de proptose em adultos, que é tipicamente dolorosa.
- A causa mais comum de proptose em adultos é a tireoidopatia de Graves que pode ser uni ou bilateral [221].
- Pseudotumor orbitário (síndrome inflamatória orbitária idiopática) tem excelente resposta aos corticoides, mas a falta de resposta não exclui o diagnóstico.
- Pseudotumor cerebral, não é sinônimo de pseudotumor orbitário. Esta condição normalmente é identificada em mulheres obesas tipicamente com cefaleia.
- O pseudotumor orbitário pode envolver os vários compartimentos orbitários, incluindo a gordura retrobulbar (76% dos casos), os músculos extraoculares (57% dos casos), o nervo óptico (38% dos casos), o complexo úvea-esclera (em 33% dos casos) e a glândula lacrimal (em 5% dos casos) [222].

221 – Sobre as doenças do osso temporal, selecione as respostas corretas.
   a. A maioria dos colesteatomas congênitos se desenvolve no recesso epitimpânico lateral
   b. Os sítios mais comuns de metástases de otite externa maligna são para o pulmão e o cérebro
   c. Granulomas de colesterol gigantes são, tipicamente, hiperintensos nas imagens ponderadas em T1 e T2, decorrentes de produtos da degradação da hemoglobina na fase subaguda
   d. Clinicamente o glomo timpânico pode ser facilmente distinguido da artéria carótida intratimpânica
   e. Otosclerose coclear pode resultar em desmineralização da cápsula ótica

Resposta: c, e

222 – Sobre lesões cervicais císticas, escolha a sentença correta.
a. A lesão cística congênita mais comum do pescoço que se apresenta comumente durante a vida adulta é o cisto da primeira fenda branquial
b. A lesão cística mais comum contida sob os músculos infra-hióideos é um cisto epidermoide
c. Cerca de 1/3 dos higromas císticos se apresentam após a primeira década
d. Rânulas são cistos de retenção originados no espaço sublingual
e. Linfonodos metastáticos com aparência cística raramente são identificados em pacientes com carcinoma papilífero da tireoide

Resposta: d

- A lesão cística congênita mais comum do pescoço é o cisto da segunda fenda branquial [223].
- Rânula é um cisto de retenção localizado no espaço sublingual. Quando grande o suficiente, pode "mergulhar" posteriormente aos músculos milo-hióideos para o espaço submandibular ou submentual [224].
- Higromas císticos são classicamente descritos como lesões do triângulo posterior, 75% estão presentes ao nascimento e 90% são diagnosticados antes dos 2 anos de idade [176].
- Carcinoma papilífero da tireoide é notório por produzir linfonodos metastáticos com aspecto cístico [225-227].

223 – Sobre o estadiamento (TNM-AJCC *tumor staging system*) do carcinoma de células escamosas da nasofaringe, quais relações são corretas em relação ao componente "T"?
a. T1 – Tumor confinado à nasofaringe
b. T2 – Tumor se estende aos tecidos moles
c. T2a – Tumor se estende até a orofaringe e/ou cavidade nasal, sem extensão o espaço parafaríngeo
d. T2b – Tumor se estende para o espaço parafaríngeo
e. T3 – Tumor envolve estruturas ósseas e/ou seios paranasais
f. T4 – Extensão intracraniana e/ou nervos cranianos, fossa infratemporal, hipofaringe, órbita ou espaço mastigatório

Resposta: Todas estão corretas

Para maiores informações, ver a seguinte referência [228].

224 – Sobre os tumores das glândulas salivares, todas as seguintes afirmativas são verdadeiras, exceto:
   a. Os tumores parotídeos podem-se manifestar como massa no espaço parafaríngeo
   b. A disseminação perineural através do nervo facial pode ser vista na maioria dos casos de carcinoma adenoide cístico da parótida
   c. Tumores das glândulas salivares são semelhantes aos das glândulas lacrimais
   d. A maioria dos tumores das glândulas sublinguais é benigna
   e. Os tumores de Warthin contêm elementos linfoides neoplásicos

Resposta: d

- 20% dos tumores das glândulas parótidas, 60% dos tumores das glândulas submandibulares e 70% dos tumores das glândulas sublinguais são malignos [229-232].
- Um tumor da parótida pode ser manifestado por uma massa no espaço parafaríngeo quando ele surge a partir do lobo profundo [233-235].
- O envolvimento perineural do nervo facial é bastante comum nos casos de tumores adenoide císticos da parótida, podendo ser visto em mais da metade dos casos [236].
- Os tipos histológicos de tumores das glândulas lacrimais são essencialmente idênticos aos dos tumores das glândulas salivares.
- O tumor de Warthin, também conhecido como cistadenoma papilar linfomatoso, contém elementos linfoides.
- As glândulas parótidas se desenvolvem, embriologicamente, sem separação com o tecido linfoide.

225 – Qual das seguintes estruturas não é uma cartilagem da laringe?
   a. Aritenoide
   b. Hioide
   c. Tireoide
   d. Epiglote
   e. Corniculada

Resposta: b

- A laringe é compreendida pela glote, infraglote e supraglote.
- A epiglote é uma cartilagem laríngea da supraglote.
- Todas as estruturas acima são cartilagens da laringe, exceto o hioide, que é um osso.

226 – Qual a complicação mais comum da sinusite na infância
   a. Meninigite
   b. Abscesso cerebral
   c. Trombose de seio cavernoso
   d. Osteomielite frontal
   e. Celulite periorbitária

Resposta: e

227 – Qual é a massa intraconal mais comum?
   a. Hemangioma cavernoso
   b. Dermoide
   c. Pseudotumor
   d. Glioma do nervo óptico
   e. Meningioma da bainha do nervo óptico

Resposta: a

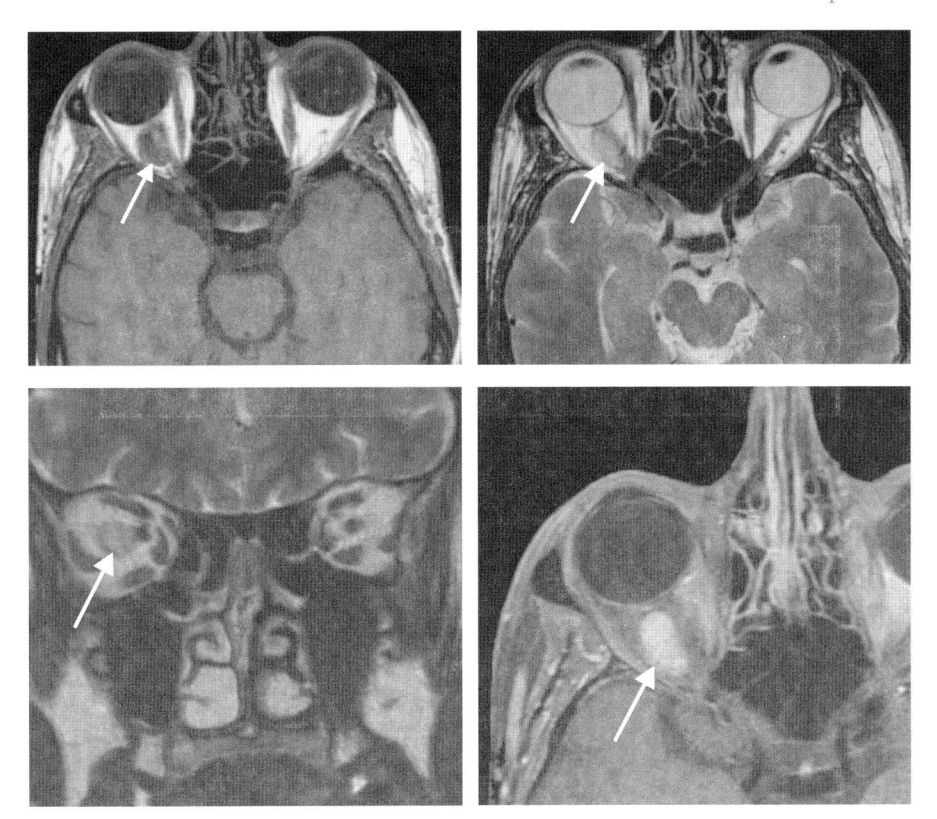

Hemangioma cavernoso intracional à direita (setas).

228 – Qual é o melhor exame de imagem para avaliação de disseminação perineural nos casos de tumores malignos parotídeos?
   a. Tomografia computadorizada
   b. Ultrassonografia
   c. Tomografia com emissão de prótons
   d. Sialografia
   e. Ressonância magnética

Resposta: e

229 – Qual é a massa sublingual da linha média mais comum em um recém-nascido?
   a. Teratoma
   b. Tireoide ectópica
   c. Higroma
   d. Neuroblastoma
   e. Cisto branquial

Resposta: c

230 – Sinal mais precoce da presença de um colesteatoma adquirido do osso temporal?
   a. Massa no epitímpano
   b. Erosão da porção horizontal do canal semicircular
   c. Destruição ossicular
   d. Erosão do teto do tímpano
   e. Retração da membrana timpânica

Resposta: a

231 – Sobre as condições que podem causar desmineralização da cápsula ótica, assinale V para verdadeiro e F para falso:
   a. Doença de Paget
   b. Displasia fibrosa
   c. Otosclerose
   d. Vestibulite
   e. Osteogênese imperfeita
   f. Osteopetrose

Resposta: Todas, exceto b, f

232 – Causa mais comum de calcificações nas glândulas parótidas:
   a. Metástases
   b. Tumor de Warthin
   c. Parotidite
   d. HIV
   e. Hiperplasia linfoide

   Resposta: c

233 – Qual é a massa do espaço retrofaríngeo mais comum da criança?
   a. Lipoma
   b. Hemangioma
   c. Metástases
   d. Abscesso
   e. Higroma

   Resposta: d

234 – Qual é a massa do espaço retrofaríngeo mais comum do recém-nascido?
   a. Abscesso
   b. Tireoide ectópica
   c. Higroma
   d. Teratoma
   e. Metástase

   Resposta: c

235 – Todos os itens abaixo podem ser causa de alargamento da fissura orbitária superior, exceto:
   a. Pseudotumor orbitário
   b. Adenoma hipofisário
   c. Aneurisma
   d. Pseudotumor horbitário
   e. Schwannoma

   Resposta: d

236 – Quais dos itens abaixo são causas de zumbido pulsátil?
  a. Deiscência do bulbo da veia jugular
  b. Posição alta do bulbo da veia jugular
  c. Estenose carotídea
  d. Dissecção carotídea
  e. Displasia fibromuscular
  f. Persistência da artéria estapedial
  g. Artéria carótida interna aberrante
  h. Pseudotumor cerebral
  i. Estenose jugular
  j. Divertículo da veia jugular
  k. Paragangliomas (timpânico, jugulotimpânico)
  l. Fístula arteriovenosa
  m. Fístula carotidocavernosa

Resposta: Todas acima

Para maiores informações, ver as seguintes referências: [237-243].

237 – Em relação à fisiologia da deglutição, qual a alternativa correta?
  a. Movimento posterior da língua permite o fechamento do palato mole
  b. Contrações secundárias são estimuladas pela distensão esofágica
  c. O esfíncter esofágico superior é composto pelo músculo cricofaríngeo
  d. Músculos que elevam a laringe são: oestilo-hióideo, milo-hióideo e digástrico
  e. Contrações terciárias podem ser o sinal precoce de esofagite

Resposta: a

238 – Quais das lesões abaixo acometem o espaço visceral?
  a. Cisto do ducto tireoglosso
  b. Neoplasias da tireoide
  c. Linfoma
  d. Cisto branquial
  e. Cisto tímico

Resposta: Todas acima

239 – Massa no espaço carotídeo que afasta a artéria carótida da veia jugular interna mais provavelmente representa:
  a. Paraganglioma
  b. Schwannoma do nervo vago
  c. Cisto do ducto tireoglosso
  d. Cisto branquial
  e. Mestástase

Resposta: a

240 – Quais das lesões abaixo acometem o espaço parotídeo?
   a. Adenoma pleomórfico
   b. Tumor de Warthin
   c. Carcinoma adenoide cístico
   d. Carcinoma mucoepidermoide
   e. Linfoma
   f. Cisto linfoepitelial

   Resposta: Todas acima

241 – De acordo com os critérios de adequação do *American College of Radiology*, quais os métodos mais adequados para se avaliar um paciente com surdez neurossensorial com ou sem vertigem?
   a. TC do encéfalo sem contraste
   b. TC do osso temporal sem contraste
   c. Pneumoencefalografia
   d. TC do encéfalo com contraste
   e. RM do encéfalo e CAI sem contraste
   f. Angiografia da fossa posterior
   g. Cisternotomografia
   h. RM do encéfalo e CAI com contraste

   Resposta: e, h

Para maiores informações, ver a seguinte referência: [244].

242 – Quais das artérias abaixo comumente suprem os glomos jugulares?
   a. Artéria faríngea ascendente (ramo timpânico)
   b. Ramos arteriais durais
   c. Artéria auricular posterior
   d. Ramos meníngeos da artéria occipital (ramo da artéria carótida externa)
   e. Artéria meníngea média

   Resposta: a, c, d

243 – Ordene os segmentos do nervo facial de proximal para distal, desde o córtex cerebral:
   1. Supranuclear (córtex cerebral)
   2. Tronco cerebral (núcleo motor e núcleo salivatório superior)
   3. Cisternal (cisterna do ângulo pontocerebelar)
   4. Canalicular (conduto auditivo interno)
   5. Labiríntico (fundo do conduto auditivo interno até o hiato facial)
   6. Timpânico (gânglio geniculado até a eminência piramidal)
   7. Mastóideo (eminência piramidal até o forame estilomastóideo)
   8. Extratemporal (forame estilomastóideo até o plexo parotídeo)

   Resposta: Segmentos já corretamente ordenados

244 – Quais das lesões abaixo tipicamente acometem o espaço mastigatório?
   a. Abscesso odontogênico
   b. Sarcoma
   c. Linfoma
   d. Adenoma pleomórfico
   e. Disseminação perineural

   Resposta: Todas exceto letra d

245 – Todas as alternativas abaixo são porções do nervo facial no seu trajeto através do osso petroso, exceto:
   a. Intracanalicular
   b. Labiríntico
   c. Timpânico
   d. Mastóideo

   Resposta: a

> ■ O nervo facial tem três componentes no osso petroso: labiríntico, timpânico e mastóideo.

246 – Quais das lesões abaixo acometem o espaço parafaríngeo?
   a. Abscesso amigdaliano
   b. Metástases
   c. Cisto branquial
   d. Adenoma pleomórfico

   Resposta: Todas acima

247 – Quais das lesões abaixo acometem o espaço carotídeo?
   a. Paraganglioma
   b. Schwannoma
   c. Lifoma
   d. Metástases
   e. Pseudoaneurisma

   Resposta: Todas acima

248 – Qual o tumor parotídeo primário multicêntrico mais comum?
   a. Adenoma pleomórfico
   b. Tumor de Warthin
   c. Carcinoma adenoide cístico
   d. Doença metastática
   e. Tumor monomórfico da parótida

Resposta: b

Para maiores informações, ver as seguintes referências: [204, 245-247].

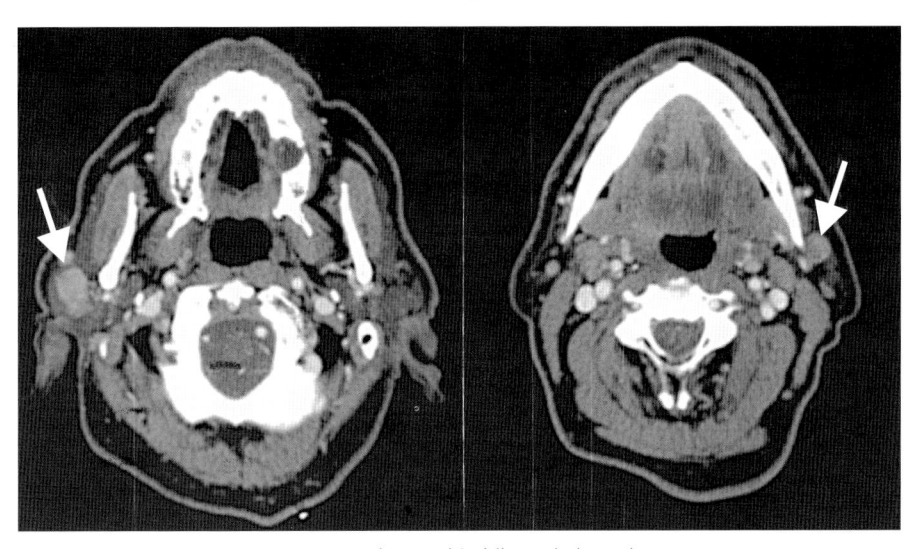

Tumores de Warthin bilaterais (setas)

249 – A manobra de valsalva causa abdução das pregas vocais.
   Falso ou verdadeiro?

Resposta: Falso

250 – A manobra de Mueller é o oposto da manobra de Valsalva (Valsalva invertida) e consiste em uma tentativa de inspiração forçada com a boca e nariz fechados após uma expiração forçada.
   Falso ou verdadeiro?

Resposta: Verdadeiro

251 – Dentre as entidades abaixo, qual a mais provável de causar zumbido pulsátil em um paciente com exame otoscópico normal?
a. Divertículo da veia jugular
b. Artéria carótida aberrante
c. Malformação cavernomatosa
d. Bulbo da veia jugular deiscente
e. Paraganglioma jugular

Resposta: e

252 – Qual é a localização mais típica de um glomo timpânico?
a. Espaço de Prussak
b. Recesso do nervo facial
c. Promontório coclear
d. Janela redonda
e. Ápice petroso
f. Forame jugular

Resposta: c

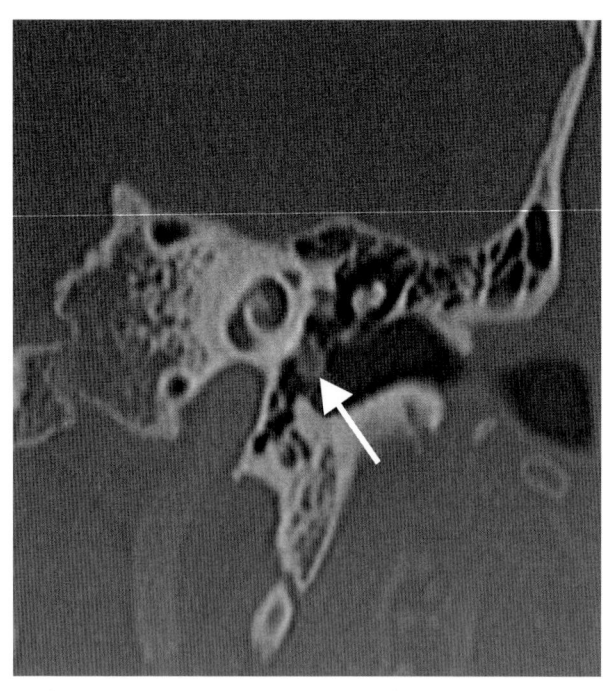

Glomo timpânico no promontório coclear esquerdo (seta)

253 – Qual é a lesão óssea benigna mais comum dos seios paranasais?
   a. Osteoma
   b. Displasia fibrosa
   c. Hemangioma
   d. Epidermoide
   e. Dermoide

Resposta: a

Para maiores informações, ver as seguintes referências: [248-250].

254 – Quais das alternativas abaixo são complicações intracranianas possíveis de infecções sinusais
   a. Meningite
   b. Abscesso cerebral
   c. Trombose de seios venosos
   d. Empiema subural
   e. Empiema epidural
   f. Ventriculite

Resposta: Todas acima

Para maiores informações, ver as seguintes referências: [251-255].

255 – Quais das complicações abaixo são identificadas nos casos de colesteatomas?
   a. Erosão do teto do tímpano
   b. Erosão das paredes do labirinto
   c. Fístula perlinfática
   d. Extensão para o ápice petroso
   e. Erosão do canal do nervo facial

Resposta: Todas acima

256 – Qual a complicação mais comum de um colesteatoma?

Resposta: Perda auditiva condutiva por erosão da cadeia ossicular

257 – São lesões que causam desmineralização da cápsula ótica, verdadeiro (V) ou falso (F):
   a. Doença de Paget
   b. Displasia fibrosa
   c. Otosclerose
   d. Vestibulite
   e. Osteogênese imperfeita
   f. Osteopetrose
   g. Sífilis

   Resposta: a. V, b. F, c. V, d. F, e. V, f. F, g. V

   Para maiores informações, ver as seguintes referências: [256-260].

258 – Em relação à tomografia computadorizada da laringe, qual das alternativas abaixo é a correta?
   a. Paralisia das pregas vocais pode ser facilmente diferenciada de infiltração neoplásica
   b. Foco segmentar de mineralização das cartilagens da laringe indica envolvimento neoplásico
   c. Assimetria das pregas vocais na inspiração é um indicativo de comprometimento neoplásico
   d. Espessura superior a 3 mm da comissura anterior pode indicar a presença de edema, neoplasia ou hemorragia

   Resposta: d

   Para maiores informações, ver as seguintes referências: [261, 262].

259 – Qual é a característica ultrassonográfica isolada mais preocupante em um nódulo tireoideano?
   a. Centro hiperecoico
   b. Halo hipoecoico
   c. Calcificações finas
   d. Fluxo periférico
   e. Nódulo heterogêneo

   Resposta: c

   Para maiores informações, ver as seguintes referências: [263-268].

260 – O deslocamento do coxim gorduroso do espaço parafaríngeo auxilia na deteção do espaço cervical de origem de uma determinada lesão. Qual destes padrões de deslocamento é incorreto?
   a. Massa no espaço carotídeo desloca o espaço parafaríngeo anteriormente
   b. Massa no espaço parotídeo desloca o espaço parafaríngeo medialmente
   c. Massa no espaço mastigador desloca o espaço parafaríngeo medialmente
   d. Massa no espaço mucosofaríngeo desloca o espaço parafaríngeo lateralmente
   e. Massa no espaço retrofaríngeo lateral desloca o espaço parafaríngeo anterolateralmente

Resposta: c

- Massas no espaço mastigatório deslocam o espaço parafaríngeo posteriormente.

261 – Quanto ao espaço parafaríngeo, assinale a afirmativa incorreta:
   a. A maioria das lesões deste espaço são sintomáticas
   b. Lesões neste espaço podem apresentar-se como massa no ângulo da mandíbula
   c. A maioria das lesões deste espaço é benigna
   d. A lesão mais comum deste espaço é o adenoma pleomórfico
   e. Contém tecido adiposo, glândulas salivares menores (ectópicas), a artéria maxilar interna, plexo venoso pterigoide e a artéria faríngea ascendente

Resposta: a

Para maiores informações, ver as seguintes referências: [269, 270].

262 – Quanto ao espaço mucosofaríngeo, assinale a afirmativa incorreta:
   a. Espaço cervical não envolto completamente por fáscia
   b. O recesso nasofaríngeo lateral é usualmente assimétrico e pode conter líquido
   c. A lesão mais comum é o carcinoma de células escamosas
   d. Massas do tecido linfoide geralmente estão relacionadas com o linfoma não Hodgkin
   e. Tumores das glândulas salivares menores deste espaço são mais comumente benignos

Resposta: e

Para maiores informações, ver a seguinte referência: [271].

263 – O espaço mucosofaríngeo contém todas as seguintes estruturas, exceto:
   a. *Torus* tubário
   b. Ramo mandibular do nervo trigêmio
   c. Glândulas salivares menores
   d. Mucosa da faringe
   e. Tonsilas lingual e palatina

Resposta: b

264 – São músculos do espaço mastigador, exceto:
   a. Pterigoide medial
   b. Pterigoide lateral
   c. Masseter
   d. Temporal
   e. Esternocleidomastóideo

Resposta: e

> ■ O músculo esternocleidomastóideo não pertence ao espaço mastigador.

265 – As seguintes considerações sobre os componentes do espaço parotídeo são corretas, exceto:
   a. O nervo facial intraparotídeo não é visibilizado por técnicas rotineiras de TC ou RM
   b. Aproximadamente 20 linfonodos podem ser encontrados em cada parótida
   c. O lobo superficial da parótida representa cerca de 2/3 deste espaço
   d. Tumor de Warthin representa 75% das neoplasias parotídeas
   e. Tumores deste espaço deslocam medialmente o espaço parafaríngeo

Resposta: d

> Em relação à frequência, os tumores parotídeos se dividem da seguinte forma:
> ■ Tumores mistos benignos (adenomas pleomórficos) (75%).
> ■ Tumor de Warthin (5%).
> ■ Carcinoma adenoide cístico (5%).
> ■ Carcinoma mucoepidermoide (5%).
> ■ Outros (10%).

266 – Causa mais comum de alargamento do forame jugular sem erosão óssea evidente à TC:
a. Meningioma
b. Linfoma
c. Metástases
d. Paraganglioma
e. Schwannoma

Resposta: e

267 – Síndrome de Terson pode ocorrer em casos de hemorragia subaracnoide.
Falso ou verdadeiro?

Resposta: Verdadeiro

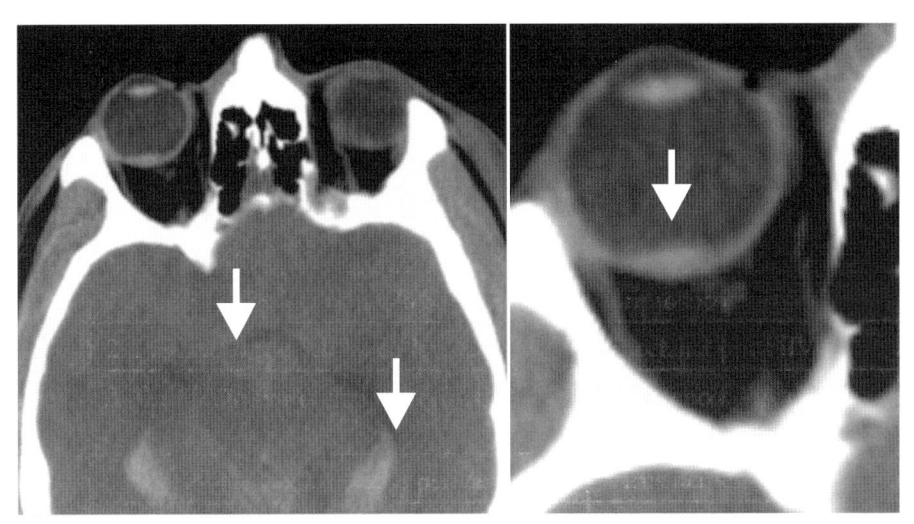

Síndrome de Terson em um paciente com hemorragia subaracnoide e ventricular (setas) por ruptura aneurismática

268 – Pacientes com neurite do nervo óptico têm risco aumentado de apresentar esclerose múltipla.
Falso ou verdadeiro?

Resposta: Verdadeiro

269 – Buftalmia pode ser encontrada em pacientes com neurofibromatose tipo I.
Falso ou verdadeiro?

Resposta: Verdadeiro

270 – **Qual o diagnóstico diferencial de massas primárias da nasofaringe?**
- Carcinoma de células escamosas
- Linfoma
- Adenocarcinoma
- Carcinoma adenoide cístico
- Rabdomiossarcoma
- Carcinossarcoma
- Fibrossarcoma
- Melanoma [272]

271 – **Quais das afirmativas abaixo são verdadeiras sobre os tumores do saco endolinfático?**
   a. Massa localmente invasiva no saco endolinfático
   b. Presentes em 15% dos pacientes com a doença de von Hippel-Lindau
   c. Clinicamente se apresentam com perda auditiva, zumbido pulsátil, vertigem e paralisia facial
   d. Massa heterogênea que destrói o osso temporal à TC
   e. Lesão heterogênea com alto sinal em T1 e T2 por hemorragia intratumoral

Resposta: Todas acima são verdadeiras

Para maiores informações, ver as seguintes referências: [273-275].

272 – **Mucormicose dos seios paranasais é mais comumente associada a:**
   a. Diabetes
   b. Carcinoma de células escamosas
   c. Granuloma eosinofílico
   d. Leucemia
   e. Linfoma

Resposta: a

273 – Uma criança com opacificação difusa das células das mastoides e da caixa timpânica com uma área de destruição óssea da placa do seio sigmoide, tem, provavelmente:
   a. Otosclerose
   b. Deiscência da veia jugular
   c. Timpanosclerose
   d. Tromboflebite da veia jugular
   e. Mastoidite coalescente

Resposta: e

Mastoidite coalescente

- Nos casos de mastoidite coalescente, o processo infeccioso não só opacifica as células aéreas do mastoide, mas também destrói os septos das células da mastoide criando uma cavidade.
- Um detalhe importante é o de excluir o envolvimento da placa do seio sigmoide, o que é de particular importância em razão do risco associado de trombose do seio e infarto venoso [276].

274 – O sinal do "pneu furado" indica:
   a. Pneumo-órbita
   b. Luxação do cristalino
   c. Descolamento da retina
   d. Hifema
   e. Ruptura do globo ocular

Resposta: e

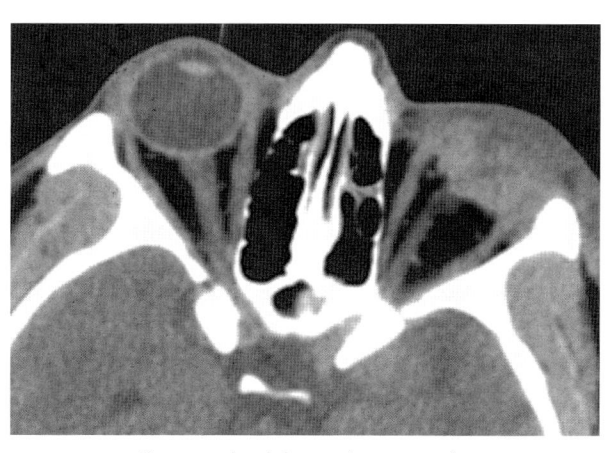

Ruptura do globo ocular esquerdo

275 – Paragangliomas vagais são, tipicamente, lesões de qual espaço?
   a. Parafaríngeo
   b. Carotídeo
   c. Mastigatório
   d. Parotídeo
   e. Mucoso faríngeo

Resposta: b

276 – Quais das lesões abaixo acometem o ápice petroso?
   a. Granuloma de colesterol
   b. Colesteatoma congênito
   c. Mucocele
   d. Abscessos
   e. Metástases
   f. Osteomielite
   g. Condrossarcoma
   h. Cordoma

Resposta: Todas acima

277 – Quais das afirmativas abaixo são verdadeiras sobre os hemangiomas cavernosos orbitários?
   a. São as lesões vasculares orbitárias mais comuns em adultos
   b. São lesões circunscritas, bem delimitadas, com uma pseudocápsula fibrosa
   c. A grande maioria é intraconal, poupando, geralmente, o ápice orbitário
   d. Constituem lesões ocultas à angiografia e que sofrem realce lento e progressivo após a injeção do meio de contraste
   e. Podem aumentar de tamanho com o tempo

Resposta: Todas acima

Para maiores informações, ver as seguintes referências: [194, 277-280].

278 – Sinal mais precoce da presença de um colesteatoma adquirido do osso temporal?
   a. Massa no epitímpano
   b. Erosão da porção horizontal do canal semicircular
   c. Destruição ossicular
   d. Erosão do teto do tímpano
   e. Retração da membrana timpânica

Resposta: a

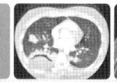

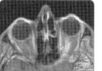

CAPÍTULO 4
QUESTÕES SOBRE INFLAMAÇÃO E INFECÇÃO

279 – Qual o diagnóstico mais provável para o caso abaixo?

Paciente de 30 anos do sexo masculino com história de confusão mental e convulsões de início recente. Foi submetido a um exame de ressonância magnética que demonstrou áreas de aumento de sinal em T2 com efeito de massa discreto localizadas nos lobos temporais e no giro do cíngulo, sem realce pelo meio de contraste?

a. Encefalite herpética
b. LEMP
c. Lesão axonal difusa
d. Astrocitoma anaplásico
e. Esclerose múltipla

Resposta: a

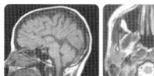

Encefalite herpética
- Trata-se de uma infecção grave do sistema nervoso central.
- Causada pelo vírus herpes *simplex* tipo 1 ou 2.
- Pode cursar com febre, convulsões e alterações da consciência, e muitas vezes acompanhada de alucinação e distúrbios cognitivos [281].

280 – São causas de calcificações periventriculares em uma criança exceto:
a. Esclerose tuberosa
b. Neurofibromatose do tipo 1
c. Citomegalovírus
d. Toxoplasmose
e. Rubéola

Resposta: b

> A lista de diagnósticos diferenciais nos casos de calcificações periventriculares é extensa e inclui:
> - Síndrome de Cockayne.
> - Deficiência de hormônio de crescimento.
> - Síndrome de Aicardi-Goutieres.
> - Toxoplasmose.
> - CMV.
> - Rubéola.
> - Herpes.
> - Esclerose tuberosa.

281 – Sobre a encefalite herpértica (causada pelos vírus HSV-1 ou HSV-2), quais das alternativas são verdadeiras?
a. O HSV-1 é mais comum em adultos
b. O HSV-2 é mais comum em recém-nascidos
c. Em adultos, o vírus usualmente afeta o sistema límbico (lobos temporais, giro do cíngulo e córtex da ínsula
d. O padrão de envolvimento das encefalites herpéticas é predominantemente unilateral, podendo ser bilateral com tendência à hemorragia
e. A tomografia computadorizada pode ser normal na fase inicial
f. Infecção frequentemente fatal

Resposta: Todas são verdadeiras

Para maiores informações, ver as seguintes referências: [282-284].

282 – Sobre a encefalite herpética, qual das afirmativas é a incorreta?
a. Pode ser complicada com hemorragia
b. Entidade frequentemente fatal
c. A tomografia computadorizada do encéfalo é frequentemente normal na fase inicial
d. Predileção por lobo temporal
e. Infecção causada pelo herpes-zóster

Resposta: e

283 – Qual o diagnóstico mais provável para o caso abaixo?

Mulher de 56 anos com quadro de cefaleia e queda no estado geral que foi submetida a um estudo de ressonância magnética do encéfalo que demonstrou uma lesão arredondada de paredes finas, com contornos regulares e bem definidos, localizada na substância branca peritrigonal.

Após injeção do meio de contraste, a lesão apresentou fino realce anelar completo, mais espesso na porção voltada para o córtex cerebral.
a. Melanoma metastático
b. Esclerose múltipla
c. Hematoma
d. Glioblastoma multiforme
e. Abscesso

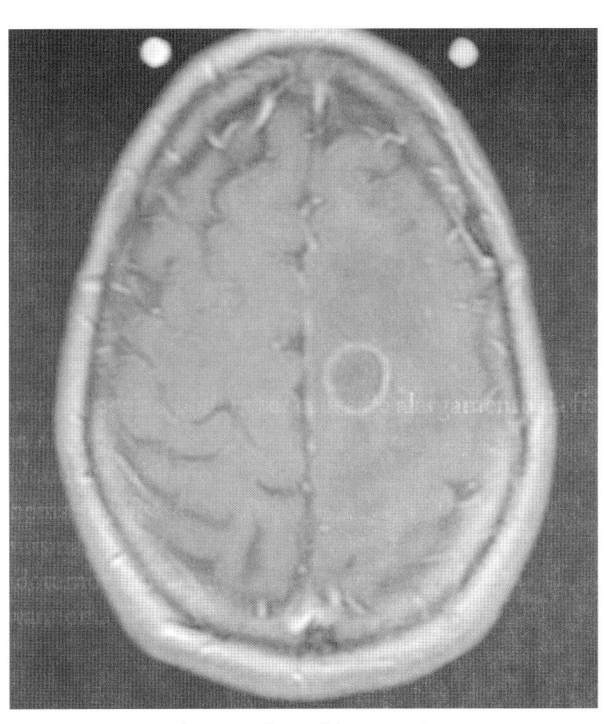

Resposta: e

Abscesso frontal à esquerda

284 – Focos de hipodensidades periventriculares podem ser vistos em:
   a. Esclerose múltipla
   b. Adrenoleucodistrofia
   c. Hidrocefalia
   d. Doença de Binswanger
   e. Ventriculite

   Resposta: Todas acima

285 – Sobre a esclerose múltipla, qual das afirmações é a correta?
   a. A maioria das lesões que apresentam realce é sintomática
   b. Existe uma pobre correlação entre as lesões captantes de contraste e as lesões ativas ao estudo histológico
   c. Em pacientes idosos, o achado de lesões na medula espinal é mais sensível do que as lesões cerebrais
   d. Paradoxalmente, lesões se tornam menos visíveis com dose dupla de contraste
   e. No tronco cerebral, as placas desmielinizantes raramente se estendem até a superfície cisternal

   Resposta: c

> - As placas desmielinizantes da esclerose múltipla envolvem, caracteristicamente, a substância branca cerebral e são tipicamente ovoides, orientadas perpendicularmente em relação à superfície ventricular e frequentemente localizadas no corpo caloso e na interface calososseptal.
> - Mais de 90% das lesões realçam durante as primeiras 4 a 8 semanas de existência.
> - Realce (ruptura da barreira hematoencefálica) tem uma baixa correlação com os sintomas, em parte por ocorrerem em locais clinicamente silenciosos do parênquima encefálico.
> - Realce se correlaciona bem com a atividade da doença.
> - Altas doses de gadolínio possibilitam a identificação de mais lesões, aumentando a sensibilidade do exame.
> - Em até dois terços dos indivíduos saudáveis com mais de 60 anos podem-se encontrar lesões incidentais na substância branca. Lesões medulares incidentais são incomuns em todas as faixas etárias, portanto, a identificação de lesões medulares aumenta a suspeita de doença desmielinizante.

286 – Acerca da neurossarcoidose, quais das afirmativas abaixo são corretas?
   a. Doença caracterizada pela formação de granulomas não caseosos
   b. Mais comum em indivíduos afrodescendetes
   c. Causa comum de neuropatia dos nervos cranianos
   d. Pode se apresentar como uma meningite asséptica
   e. Pode causar disfunção hipotalâmica

   Resposta: Todas são corretas

287 – Dos itens abaixo, quais são achados de imagem relacionados com a neurossarcoidose?
   a. Realce meníngeo
   b. Envolvimento com realce dos nervos cranianos (facial, vestibulococlear e trigêmio, principalmente)
   c. Realce difuso dural (foice e tentório)
   d. Hiperdensidade à tomografia computadorizada
   e. Pode cursar com hidrocefalia comunicante ou não comunicante

   Resposta: Todos acima

288 – Ainda sobre neurossarcoidose, o que é falso?
   a. Pode-se manisfestar com diabetes *insipidus*
   b. As lesões podem estar localizadas na dura-máter, leptomeninges, espaço subaracnóideo, parênquima cerebral e sistema ventricular
   c. Mais frequentemente acomete nervos cranianos do que o parênquima
   d. Invasão do parênquima cerebral raramente ocorre através dos espaços perivasculares
   e. Usualmente não responde ao tratamento com corticoides

   Resposta: d, e

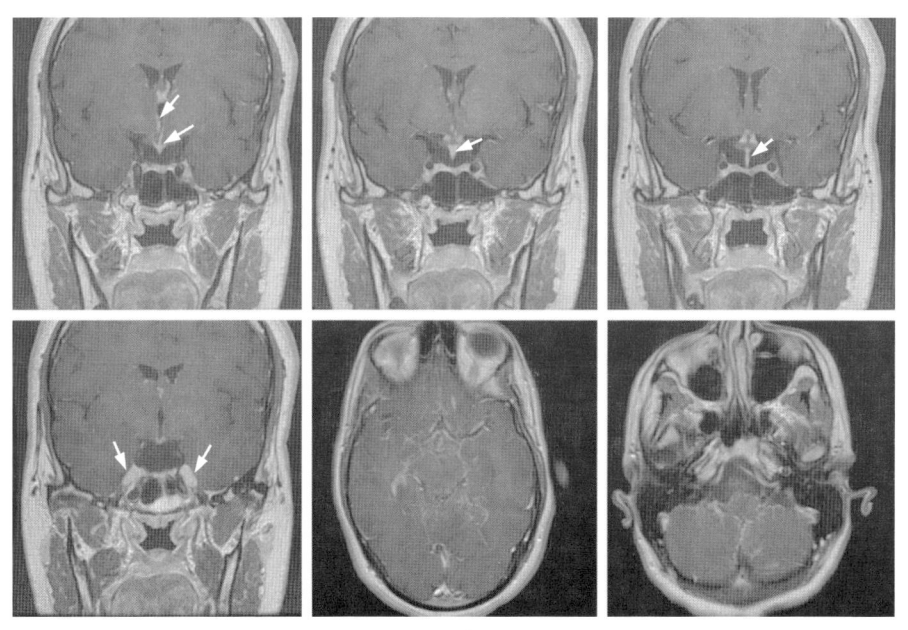

Sarcoidose

289 – Qual infecção perinatal menos provavelmente causa calcificações cerebrais?
   a. HIV
   b. Herpes
   c. Rubéola
   d. CMV
   e. Toxoplasmose

Resposta: a

- Infecção neonatal pelo HIV raramente causa calcificações.

Para maiores informações, ver as seguintes referências: [285, 286].

290 – Qual dos seguintes patógenos é o principal agente causador de infecção intracraniana em pacientes com o vírus da imunodeficiência humana?
   a. Toxoplasmose
   b. Criptococose
   c. CMV
   d. Herpes
   e. HIV

Resposta: e

- Encefalopatia pelo HIV ocorre em 40-70% dos pacientes HIV+, cursando com um quadro de demência subcortical subaguda progressiva.
- Toxoplasmose é a infecção oportunística mais comum em pacientes com AIDS [287, 288].

291 – Do ponto de vista de imagem, qual dos itens abaixo mais se assemelha à esclerose múltipla?
a. Doença de Lyme
b. Doença de Behçet
c. Neurossífilis
d. Sarcoidose
e. Neurite óptica

Resposta: a

Doença de Lyme

- Infecção causada por uma espiroqueta (*Borrelia burgdorferi*) transmitida por um carrapato comumente encontrado em veados.
- Pacientes têm, na maioria dos casos, exames de ressonância magnética do encéfalo normais.
- Pode produzir sintomas semelhantes aos da esclerose múltipla.
- Os achados de imagem típicos são de lesões multifocais hiperintensas em T2 (incluindo DP e DWI) com predileção pela substância branca dos lobos frontais e parietais e que podem, também, realçar [289].
- A doença é mais comum no hemisfério norte, com alguns casos confirmados em nosso país nas regiões Sul e Sudeste.

Esclerose multipla

- Doença desmielinizante mais comum na prática clínica.
- Acomete, geralmente, pacientes entre a segunda e quinta décadas de vida, predominantemente em mulheres.
- As lesões da EM têm predileção por certas regiões do cérebro, incluindo a substância branca periventricular, corpo caloso, vias ópticas, fossa posterior (incluindo tronco cerebral e pedúnculos cerebelares) e medula espinal cervical.
- Lesões ovoides, periventriculares, também são sugestivas (dedos de Dawson).
- Embora muitas doenças possam ser incluídas no diagnóstico diferencial no padrão de múltiplos focos de alto sinal em T2 na substância branca, a história clínica em geral pode auxiliar a limitar a lista de diagnósticos e se aproximar do diagnóstico definitivo [289-291].

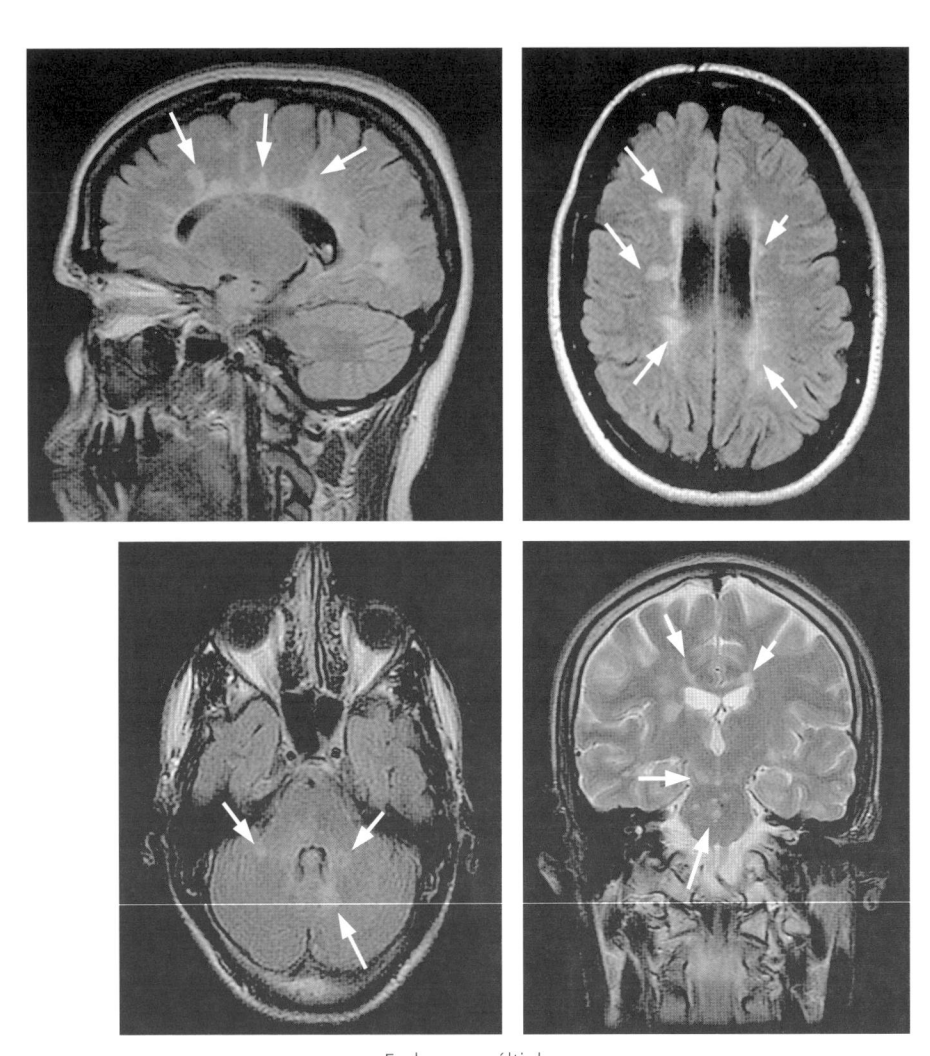

Esclerose múltipla

292 – Quais das entidades abaixo apresentam componente imunológico e podem ser mediadas por infecção viral?
 a. Mielinólise extrapontina
 b. Doença de Guillain-Barré
 c. Leucodistrofia metacromática
 d. ADEM
 e. PRES

Resposta: b, d

293 – Qual das afirmativas abaixo é a verdadeira a respeito da encefalite herpética?
   a. Mais comumente vista em crianças do que em adultos
   b. Pacientes são mais frequentemente imunocomprometidos
   c. Mais comumente causada pelo herpes-zóster
   d. Envolve, tipicamente, os lobos temporais
   e. Na maioria dos casos uma doença autolimitada

Resposta: d

Encefalite por herpes *simplex*

- A encefalite herpética é uma doença rara e grave, cuja mortalidade pode chegar a 70%, se não tratada [292].
- Dois terços dos casos de encefalite herpética ocorrem em adultos usualmente imunocompetentes [293].
- Em adultos, é mais comumente causada pelo vírus HSV1 e, em neonatos, usualmente causada pelo HSV2 [294-296].
- Casos de encefalite por vírus herpes-zóster são incomuns [297].
- O HSV-1 tem predileção pelo sistema límbico, hipocampo, córtex temporal medial, ínsula e giro do cíngulo [298].

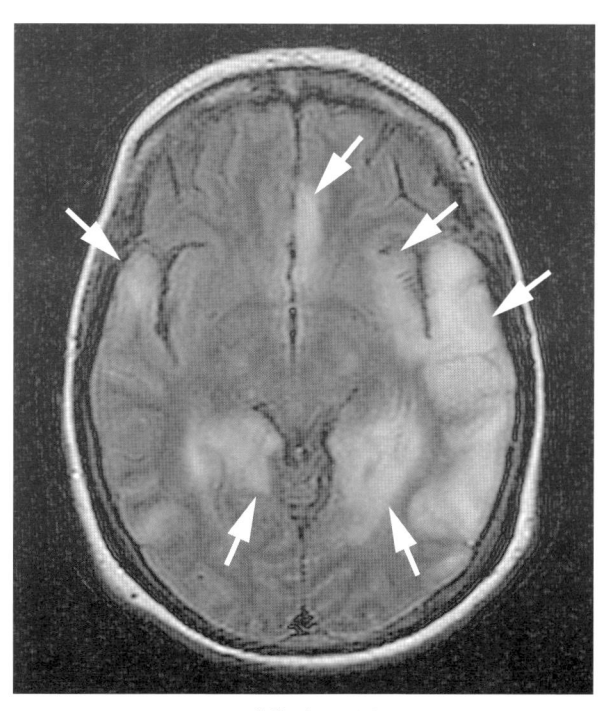

Encefalite herpética

294 – Qual o diagnóstico mais provável no caso de um paciente com nódulos pulmonares (alguns deles cavitados) acompanhados de material com densidade de partes moles no interior dos seios paranasais e células etmoidais, destruição do septo nasal e material com densidade de partes moles invadindo as órbitas
   a. Granulomatose de Wegener
   b. Leishmaniose
   c. Síndrome de Kartagener
   d. Mucormicose
   e. Rinoscleroma

Resposta: a

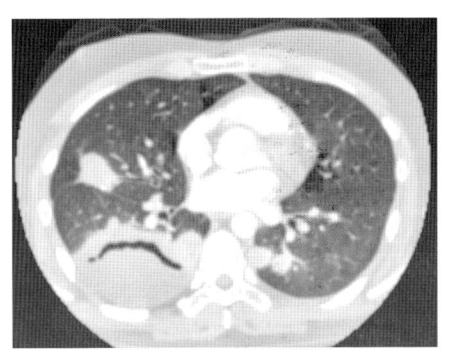

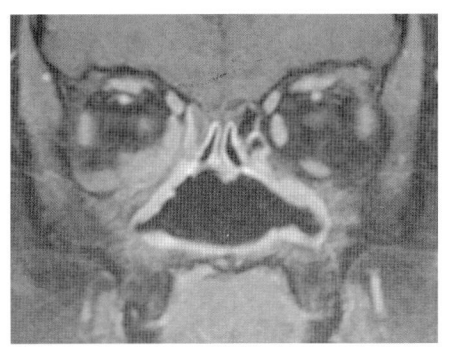

Achados típicos da granulomatose de Wegener nos pulmões e nos seios e fossas nasais

295 – **Qual dos itens seguintes mais bem caracteriza a neurocriptococose?**
 a. Lesões intra-axiais geralmente com realce anelar
 b. Realce meníngeo
 c. Áreas subcorticais como manifestação inicial
 d. Calcificações periventriculares como achados típicos
 e. Dilatação dos espaços perivasculares

Resposta: e

> **Neurocriptococose**
> - Infecção do sistema nervoso pelo *Cryptococcus neoformans que* geralmente cursa com dilatação cística dos espaços de Virchow-Robin.
> - Podem haver dilatações císticas dos espaços perivasculares se as lesões forem maiores, ou aspecto de "nuvem" de hiperintensidade em T2 quando as lesões forem menores.
> - Nos espaços perivasculares, podem haver macrófagos espumosos em torno de aglomerados de fungos, formando pseudocistos gelatinosos, que tipicamente não realçam.
> - Meningite criptocócosa não é uma apresentação incomum, mas, ao contrário dos casos típicos de meningite piogênica ou tuberculosa, a leptomeninge tipicamente não realça.
> - Os sítios mais comumente afetados pelo criptococo são as meninges, os gânglios da base e o mesencéfalo [299-301].

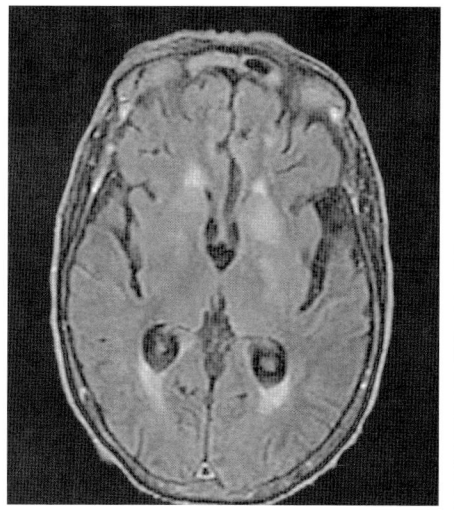

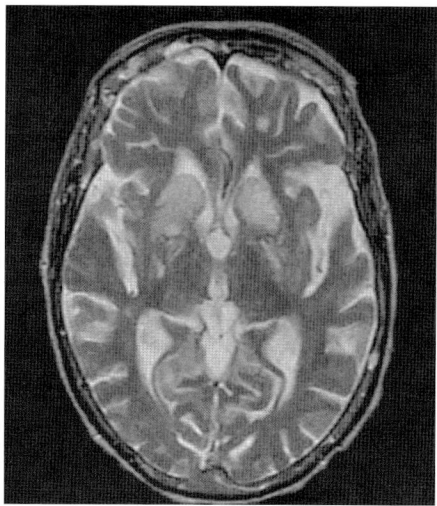

Paciente com AIDS complicada por neurocriptococose acomentendo gânglios da base em ambos lados

296 – Sobre lesões cerebrais, qual a correspondência mais correta entre as colunas?

1. ADEM	a. Pode ser vista após radioterapia
2. Mielinólise pontina central	b. Associada a distúrbio eletrolítico e desnutrição
3. Leucoencefalite necrosante	c. Imunodepressão
4. LEMP	d. Associada à infecção viral ou vacinação

Resposta: 1. d, 2. b, 3. a, 4. c

ADEM
- Reação autoimune contra a substância branca tipicamente após infecção por sarampo, caxumba, varicela, coqueluche, rubéola ou vacinação.
- Pacientes podem apresentar convulsões associadas a sinais neurológicos focais, tipicamente 7-14 dias após o início clínico da infecção ou vacinação.
- As lesões localizam-se na substância branca subcortical de ambos os hemisférios, com padrão tipicamente assimétrico [302].

Mielinólise pontina central
- Tipicamente ocorre em pacientes com hiponatremia grave que são tratados rapidamente ou está relacionada com o alcoolismo.
- As lesões localizam-se, tipicamente, na ponte, mas podem ocorrer em localização extrapontina (gânglios da base e tálamos mais comumente) [303].

Leucoencefalite necrosante
- Desmielinização difusa e confluente acompanhada de deterioração clínica rápida. É descrita em crianças submetidas à quimioterapia ou radioterapia [304].

LEMP
- Doença desmielinizante com etiologia viral conhecida (JCV, um papovavírus), comumente associada à imunossupressão [305].

297 – Em relação à neurite óptica, qual é a afirmação correta?
a. Manifestação inicial incomum da esclerose múltipla
b. O uso de corticoides ou de interferon não altera a progressão para esclerose múltipla
c. Na fase aguda, o nervo óptico realça em geral sem espessamento
d. Ao contrário do meningioma, não se observa o aspecto de "trilho de trem"
e. O risco de desenvolver eventualmente esclerose múltipla é alto, independente da visualização de lesões cerebrais concomitantes na ressonância magnética

Resposta: Todas incorretas

- Neurite óptica (NO) é uma manifestação inicial comum na esclerose múltipla [306, 307].
- Na fase aguda, o nervo óptico em geral apresenta realce e edema [308].
- Como nos casos de meningioma, pseudotumor orbital e sarcoidose, neurite aguda pode apresentar-se com o aspecto de "trilho de trem" [181].
- Uso de interteron e corticoides pode reduzir o risco de evolucão para esclerose múpltipla [309].
- Pacientes com lesões cerebrais têm maior risco de desenvolver esclerose múltipla [310-312].

298 – Das associações abaixo, qual a correta?

1. A infecção mais comum do SNC na AIDS	Criptococose
2. Predileção por células endoteliais	Encefalite por HIV
3. Predileção por oligodendrócitos	Leucoencefalopatia multifocal progressiva
4. Envolvimento de espaços perivasculares	Vírus herpes *simplex*
5. Lesões sem realce	Toxoplasmose

Resposta: 3

- A encefalite pelo HIV é a infecção mais comum do sistema nervoso central em pacientes com AIDS [287, 288].
- Na leucoencefalopatia multifocal progressiva, o vírus JC (John Cunningham) tem predileção por infectar oligodendrócitos [313].
- Vírus da herpes tem predileção por células endoteliais, resultando em trombose e hemorragia.
- Criptococose tipicamente provoca alargamento de espaços perivasculares e pode criar "pseudocistos gelatinosos" nos gânglios da base sem realce [314, 315].
- Os casos de toxoplasmose do SNC geralmente realçam [316].

299 – Qual dos itens abaixo é a lesão sem realce pelo meio de contraste mais comum no paciente com AIDS:
   a. Criptococose
   b. Infecção piogênica
   c. Toxoplasmose
   d. LEMP
   e. Linfoma

   Resposta: d

300 – Qual a lesão cerebral que realça mais comumente no paciente com AIDS?
   a. Linfoma
   b. LEMP
   c. Sarcoma de Kaposi
   d. Toxoplasmose
   e. Abscesso bacteriano

   Resposta: d

301 – Em relação à neurocisticercose, quais das afirmativas abaixo são as corretas?
   a. Causada pela *Taenia solium*
   b. Lesões frequentemente localizadas no espaço subaracnoide
   b. Quando as larvas morrem incitam uma reação inflamatória
   d. As calcificações são vistas no início de curso da doença
   e. Os suínos são os hospedeiros definitivos

   Resposta: Todas exceto letra d

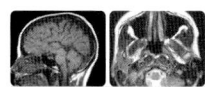

CAPÍTULO 5

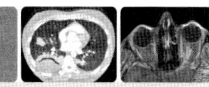

QUESTÕES SOBRE ANOMALIAS CONGÊNITAS

302 – Cistos do plexo coroide, embora possam ser achados normais, são mais comumente associados a:
   a. Trissomia 13
   b. Trissomia 18
   c. Trissomia 21
   d. Dandy-Walker
   e. Chiari II

Resposta: b

Cistos do plexo coroide
- Frequentemente associados à trissomia do 18.
- Cistos do plexo coroide são relatados em menos de 1% da população geral de fetos no segundo trimestre.
- O achado de cistos em um exame de ultrassonografia do segundo trimestre deve sugerir uma avaliação mais aprofundada, incluindo a análise cromossômica [317, 318].

303 – São causas de alargamento de suturas, exceto:
   a. Osteogênese imperfeita
   b. Hipofosfatasia
   c. Raquitismo
   d. Síndrome de Apert
   e. Hipotireoidismo
   f. Picnodisostose
   g. Displasia cleidocraniana

Resposta: d

304 – Pacientes com doença de Sturge-Weber podem apresentar glaucoma em cerca de 30% dos casos e também malformações vasculares da conjuntiva, esclera, coroide e retina.

Falso ou verdadeiro?

Resposta: Verdadeiro

305 – Na doença de von Hippel-Lindau, podem ocorrer hemangioblastomas do nervo óptico.

Falso ou verdadeiro?

Resposta: Verdadeiro

306 – Qual o diagnóstico mais provável para o caso de uma mulher de 45 anos e história de enucleação do olho direito, nefrectomia à esquerda e massa cerebelar hemisférica cística?
   a. Metástases de carcinoma de células renais
   b. Doença de von Hippel-Lindau
   c. Esclerose tuberosa
   d. Doença de Sturge-Weber
   e. Neurofibromatose tipo 2

Resposta: b

307 – Qual a hipótese diagnóstica mais provável para o caso de um homem de 32 anos com múltiplos cistos renais, massa suprarrenal sólida, um aglomerado de múltiplas lesões císticas pancreáticas e uma grande massa no osso temporal direito, localizada posteriormente ao rochedo?
   a. Paragangliomas múltiplos
   b. Esclerose tuberosa
   c. Doença de von Hippel-Lindau
   d. Síndrome da neoplasia endócrina múltipla tipo 1
   e. Neurofibromatose tipo 2

Resposta: c

308 – Sobre a anencefalia, quais das afirmativas abaixo são verdadeiras?
   a. Alfa-fetoproteína aumentada (maternal e amniótica)
   b. Mais comum em fetos do sexo feminino
   c. Ausência dos hemisférios cerebrais e dos ossos da calvária
   d. Olhos de sapo *frog like* no exame ultrassonográfico obstétrico
   e. Estroma angiomatoso acima das órbitas
   f. A maioria dos casos acompanhada de oligoidrâmnio
   g. Estruturas do tronco cerebral e rombencefálicas podem estar presentes
   h. Defeito de fechamento do tubo neural mais severo e incompatível com a vida

Resposta: Todas estão corretas

Para maiores informações, ver as seguintes referências: [319, 320]

309 – Malformação de Chiari I é mais comumente associada a:
   a. Mielomeningocele
   b. Hidrocefalia
   c. Bico tectal
   d. Cerebelo em torre
   e. Siringomielia

Resposta: e

310 – São achados típicos de neurofibromatose tipo 2, exceto:
   a. Meningiomas
   b. Ependimomas
   c. Schwannomas
   d. Gliomas do nervso óptico
   e. Neurofibromas

Resposta: d, e

311 – Um paciente de 12 anos de idade, com espessamento do quiasma óptico e focos hiperintensos em T2 nos gânglios da base e no cerebelo, tem, provavelmente:
   a. Neurofibromatose 1
   b. Neurofibromatose 2
   c. Esclerose tuberosa
   d. Sturge-Weber
   e. Von Hippel-Lindau

Resposta: a

312 – São manifestações da síndrome de Sturge-Weber, exceto:
   a. Angiomas venosos leptomeníngeos
   b. Hemiatrofia cortical
   c. Hipertrofia do plexo coroide ipsolateral
   d. Hemangioma coroidal
   e. Angiomiolipomas renais

   Resposta: e

313 – Os principais tipos de defeito de fechamento do tubo neural são espinha bífida e anencefalia.

   Falso ou verdadeiro?

   Resposta: Verdadeiro

   Para maiores informações, ver a seguinte referência: [321].

314 – Dos itens abaixo, quais são exemplos de disrafismo espinal?
   a. Espinha bífida
   b. Lipomielocele
   c. Craniorraquisquise
   d. Meningomielocele
   e. Lipomeningocele

   Resposta: Todos acima

   Para maiores informações, ver as seguintes referências: [322-326]

315 – O que se deve pesquisar em um feto diagnosticado com meningomielocele à ultrassonografia?
   a. Onfalocele
   b. Hidrocefalia
   c. Atresia renal
   d. Atresia duodenal
   e. Veia umbilical única

   Resposta: b

316 – Quais dos itens abaixo são complicações do diabetes gestacional?
   a. Sirenomielia
   b. Anencefalia
   c. Espinha bífida
   d. Agenesia sacral
   e. Holoprosencefalia
   f. Síndrome da regressão caudal
   g. Encefalocele

   Resposta: Todas acima

317 – Calcificações periventriculares são vistas em:
   a. Doença de Sturge-Weber
   b. Esclerose tuberosa
   c. CMV
   d. Toxoplasmose
   e. Neurofibromatose

Resposta: b, c, d

Para maiores informações, ver a seguinte referência: [286].

318 – Quais das entidades abaixo podem cursar com higroma cístico?
   a. Trissomia do 13
   b. Trissomia do 18
   c. Trissomia do 21
   d. Síndrome de Turner
   e. Triploidia

Resposta: b, d

Para maiores informações, ver as seguintes referências: [327-329].

319 – Das lesões abaixo, qual não é tipicamente vista em um paciente sindrômico com lesões cutâneas "café com leite", nódulos subcutâneos e sardas axilares?
   a. Aumento da pressão intracraniana
   b. Glioma do nervo óptico
   c. Astrocitoma pilocítico juvenil
   d. Hemangioma facial
   e. Buftalmia

Resposta: d

320 – Qual é a causa mais comum de exoftalmia pulsátil em um paciente com neurofibromatose?
a. Buftalmia
b. Displasia da asa do esfenoide
c. Alargamento do canal óptico
d. Fístula cavernosa carotídea
e. Hamartomas da coroide

Resposta: b

- Displasia da asa do esfenoide é uma manifestação óssea típica da neurofibromatose do tipo I.
- Pode cursar com herniação de porções do lobo temporal e do espaço aracnoide para o interior da órbita, levando à exoftalmia pulsátil [330, 331].

321 – Feto com sinais de hidrocefalia, redução das dimensões da fossa posterior, da cisterna magna e dos hemisférios cerebelares à ultrassonografia gestacional tem, provavelmente:
a. Síndrome de Joubert
b. Dandy Walker
c. Chiari I
d. Chiari II
e. Estenose do aqueduto de Sylvius

Resposta: d

- A malformação de Chiari II é decorrente de uma neurulação anormal, que leva à formação de uma fossa posterior de dimensões reduzidas [332].
- Pacientes com Chiari I têm, em geral, uma fossa posterior de dimensões normais ou levemente reduzidas.
- Nos casos de Dandy Walker, a fossa posterior é alargada.
- Síndrome de Joubert em geral não cursa com alterações nas dimensões da fossa posterior [332].

322 – Qual das seguintes patologias abaixo não está associada a cistos renais?
a. Esclerose tuberosa
b. Diálise renal crônica
c. Von Hippel-Lindau
d. Neurofibromatose I
e. Aneurismas cerebrais

Resposta: d

- Doença cística renal pode estar presente em pacientes com doença de von Hippel-Lindau e esclerose tuberosa [333, 334].
- Pacientes em hemodiálise também podem desenvolver cistos renais [335, 336].
- Pacientes com doença renal policística têm alto risco de desenvolver aneurismas intracranianos [337].
- A maioria dos cistos renais é simples e pode ser vista em mais de 50% da população acima de 50 anos de idade [338].

323 – Qual o diagnóstico mais provável em uma criança cujo exame de ressonância magnética demonstrou focos de alto sinal em T2 anormais nos gânglios da base e núcleos denteados e espessamento do quiasma e nervos ópticos?
a. Neurofibromatose tipo 2
b. Esclerose tuberosa
c. Neurofibromatose tipo 1
d. Displasia septo-óptica
e. Von Hippel-Lindau

Resposta: c

- Pacientes com neurofibromatose tipo 1 podem apresentar focos de alteração de sinal (hiperintensidade em T2) nos gânglios da base, tronco cerebral e cerebelo que representam, na maioria dos casos, focos de vacuolização da mielina.
- Gliomas das vias ópticas são lesões comuns em pacientes com NF1 e que podem ocorrer em 30-60% dos pacientes [339].

324 – Qual o diagnóstico mais provável em um feto que vem apresentando aumento progressivo da largura dos átrios dos ventrículos laterais em exames seriados de ultrassonografia, com espessura normal do manto cortical e perímetro cefálico normal?
a. Estenose do aqueduto
b. Holoprosencefalia
c. Anencefalia
d. Chiari II
e. Agenesia do corpo caloso

Resposta: e

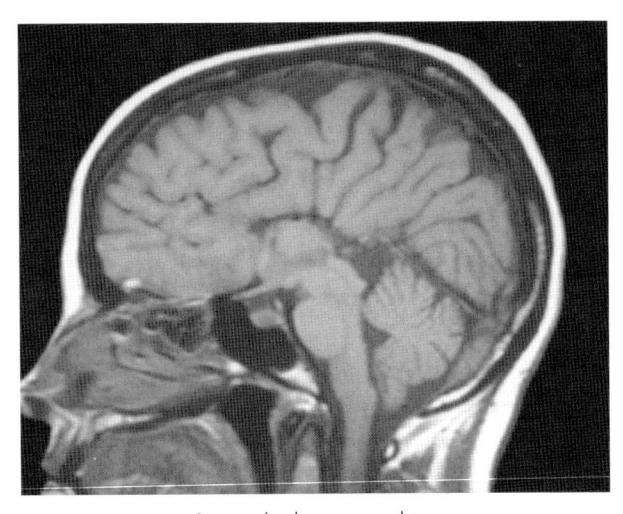

Agenesia do corpo caloso

325 – Qual dos itens seguintes pode estar associado à malformação de Chiari tipo I?
a. Mielomeningocele
b. Lückenschädel (crânio lacunar)
c. Hidrossiringomielia
d. Agenesia do corpo caloso
e. Bico tectal

Resposta: c

- 30 a 50% dos pacientes com Chiari I podem apresentar hidrossirongomielia [340].
- Os itens a, b, d, e são comumente vistos em pacientes com malformação de Chiari tipo II.

326 – Dos itens abaixo, qual menos comumente acompanha a síndrome de Dyke-Davidoff-Mason?
   a. Atrofia cerebral unilateral
   b. Espessamento unilateral da calvária
   c. Hiperpneumatização das mastoides ipsolaterais
   d. Alargamento do ventrículo ipsolateral
   e. Hipodesenvolvimento dos seios paranasais ipsolaterais

Resposta: e

- A síndrome de Dyke-Davidoff-Mason consiste em hemiatrofia cerebral com hipertrofia homolateral do crânio e dos seios paranasais, incluindo alargamento do espaço diploico [341, 342].

327 – A que grupo de desordens congênitas pertence à esquizencefalia?
   a. Distúrbio da migração neuronal
   b. Distúrbio de fechamento do tubo neural
   c. Distúrbio da diverticulação e clivagem do prosencéfalo
   d. Distúrbio de sulcação neuronal
   e. Distúrbio da neurulação

Resposta: a

- Esquizencefalia é uma anomalia de migração neuronal que ocorre precocemente no primeiro trimestre de gestação.
- Neste caso, observa-se uma fenda que comunica o sistema ventricular com a superfície pial, por defeito de formação da matriz germinal [343, 344].

328 – O que é falso sobre a malformação de Chiari 2?
   a. Fossa posterior grande
   b. Grande massa intermédia
   c. Mielomeningocele
   d. Crânio lacunar
   e. *Beaking tectal* (bico tectal)

Resposta: a

- As dimensões da fossa posterior em pacientes com malformação de Chiari 2 são significativamente menores que em indivíduos normais [345, 346].

329 – Qual dos itens abaixo é um achado comum nos casos de malformação de Chiari I?
   a. Remodelamento do osso temporal (arqueamento)
   b. Alargamento do forame magno
   c. Crânio lacunar (Lückenshädl)
   d. Pé torto
   e. Diastematomielia

   Resposta: Nenhum dos acima

Para maiores informações, ver a seguinte referência: [347].

330 – Das condições abaixo, quais estão associadas ao crânio lacunar (Lückenschädel)?
   a. Meningocele
   b. Mielomeningocele
   c. Encefalocele
   d. Espinha bífida
   e. Fenda palatina
   f. Chiari II

   Resposta: Todas acima

- O crânio lacunar está tipicamente associado à malformação de Chiari II.

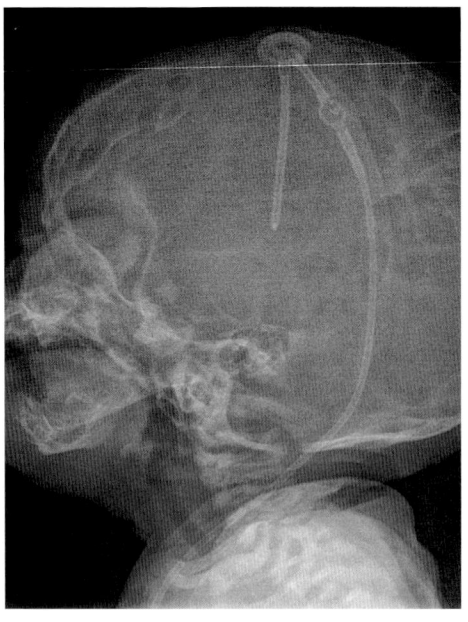

Paciente com hidrocefalia e Chiari 2, com achados típicos de crânio lacunar à radiografia simples do crânio

331 – Sobre a síndrome de von Hippel-Lindau, qual das seguintes afirmações é a verdadeira?
   a. Herança esporádica
   b. Raramente associada a angiomas da retina
   c. Tipicamente as lesões cerebelares demonstram um nódulo mural calcificado em razão da formação de flebólitos nas estruturas vasculares
   d. Hemangioblastomas supratentoriais são mais comumente císticos do que sólidos, uma característica que os distingue das demais massas supratentoriais
   e. Lesões cerebelares típicas podem simular astrocitomas pilocíticos à ressonância magnética

Resposta: e

Von Hippel-Lindau (VHL)

- VHL é uma doença autossômica dominante multissistêmica, cujo diagnóstico é feito pela presença de múltiplos hemangioblastomas no SNC e outras lesões em órgãos viscerais [348, 349].
- Pacientes com VHL podem apresentar feocromocitomas, hemangioblastomas (cerebelares ou medulares), angiomas retinianos, papilomas do plexo coroide, tumores do saco endolinfático, cistos e tumores renais e pancreáticos e tumores do epidídimo.
- Hemangioblastomas cerebelares são lesões císticas com um nódulo mural (não calcificado) em cerca de dois terços dos casos. Os nódulos murais tipicamente apresentam intenso realce [348, 350].
- Tumor cístico com um nódulo mural é a apresentação típica tanto para os hemangioblastomas quanto para os astrocitomas pilocíticos juvenis. No caso dos hemangioblastomas, podem-se notar *flow voids* proeminentes associados às lesões [333, 351].

332 – Quais os principais sintomas da síndrome da cauda equina?

Resposta:
- Dor lombar
- Ciática
- Hipoestesia lombossacra
- Atrofia e fraqueza musculares
- Diminuição do reflexo Aquileu
- Impotência
- Distúrbios da função esfincteriana [352].

333 – Em relação ao fechamento prematuro das suturas, associe as colunas:

Tipos de cranisotenose	Sutura
1. Escafocefalia – Dolicocefalia	Metópica
2. Braquicefalia	Múltiplas ou todas
3. Acrocefalia (Turricefalia – Oxicefalia)	Coronal ou lambdoide unilateral
4. Plagiocefalia	Todas ou coronal mais uma outra
5. Trigonocefalia	Sagital
6. Kleeblattschädel – Crânio em trevo	Coronal e/ou lambdoide

Resposta:

1. Escafocefalia – Dolicocefalia	Sagital
2. Braquicefalia	Coronal e/ou lambdoide
3. Acrocefalia (Turricefalia – Oxicefalia)	Todas ou coronal mais uma outra
4. Plagiocefalia	Coronal ou lambdoide unilateral
5. Trigonocefalia	Sutura metópica
6. Kleeblattschädel – Crânio em trevo	Múltiplas ou todas

Para maiores informações, ver a seguinte referência: [353].

334 – Dentre as condições abaixo, quais estão associadas ao osso wormiano?
   a. Picnodisostose
   b. Raquitismo
   c. Osteogênese imperfeita
   d. Hipotireoidismo
   e. Disostose cleidocraniana
   f. Hipofosfatasia
   g. Acrosteólise
   h. Síndrome de Down
   i. Raquitismo
   j. Síndrome otopalatodigital
   k. Paquidermoperiostose

Resposta: Todas acima

Para maiores informações, ver as seguintes referências: [354-356].

335 – São exemplos de distúrbios de migração neuronal, V (verdadeiro) ou F (Falso)?
1. Esquizencefalia
2. Heterotopia em banda
3. Holoprosencefalia alobar
4. Hemiatrofia cerebral
5. Chiari II

Resposta: 1. V, 2. V, 3. F, 4. F, 5. F

- Anormalidades de migração são um grupo de doenças que resultam da migração anormal dos neuroblastos desde a matriz germinativa subependimária até sua localização cortical.
- Os distúrbios de migração mais comuns são: lisencefalia, esquizencefalia, polimicrogiria, heterotopia cortical.

336 – Sobre achados de malformação de Chiari II, indique V (verdadeiro) ou F (Falso):
1. Forame magno pequeno
2. Fossa posterior pequena
3. 50% com disrafismo espinal
4. *Kinking* cervicomedular

Resposta: 1. F, 2. V, 3. F, 4. V

Achados de imagem na malformação de Chiari II:

Infratentoriais:
- Tonsilas e bulbo abaixo do forame magno.
- Teto mesencefálico em forma de bico.
- Cerebelo em forma de torre.
- Cerebelo envolvido em torno do tronco cerebral.
- *Scalloping* (remodelamento) do osso petroso.
- Mielomeningocele.
- Quarto ventrículo comprimido, baixo e alongado.
- Forame magno alargado.
- Transição cervicomedular "dobrada" (*kinking*).
- Fossa posterior pequena.
- Tórcula baixa.

Supratentoriais:
- Hipoplasia da foice.
- Hidrocefalia.
- Disgenesia do corpo caloso.
- Massa intermédia (adesão intertalâmica) espessada.
- Colpocefalia.
- Giros cerebrais com padrão anormal.
- Hipertrofia do caudado.
- Interdigitação dos giros.
- Luckenschädel (crânio lacunar).

Para maiores informações, ver as seguintes referências: [357-363].

337 – Associe corretamente os itens da primeira coluna (achados de imagem) com os da segunda coluna (patologias):

1. Proeminência da massa intermédia	a. Chiari II
2. Tálamos fundidos	b. Holoprosencefalia alobar
3. Terceiro ventrículo elevado	c. Dandy-Walker
4. Inversão torcular lambdoide	d. Agenesia do corpo caloso

Resposta: 1. a, 2. b, 3. d, 4. c

338 – Com relação à síndrome de Sturge-Weber, qual das afirmativas é falsa?
   a. Realce é comumente identificado no angioma leptomeníngeo pela ressonância magnética
   b. Calcificações são comumente identificadas nos angiomas leptomeníngeos à tomografia computadorizada, tipicamente bilaterais
   c. Aumento volumétrico do plexo coroide é uma característica comum
   d. Angiomas da coroide podem ser encontrados
   e. Pode estar associada a aumento do tamanho dos seios paranasais ipsolaterais

Resposta: b

Síndrome de Sturge-Weber (SSW)

- A SSW é um distúrbio neurovascular que, tipicamente, cursa com malformações capilares da face (mancha do tipo "vinho do porto"), malformações venosas capilares oculares e malformações venosas capilares cerebrais (angiomas leptomeníngeos).
- As malformações leptomeníngeas tipicamente se calcificam e são, na grande maioria dos casos, unilaterais.
- Aproximadamente 15% das lesões são bilaterais, o que é considerado um fator prognóstico desfavorável [364].
- Pacientes com SWS também podem apresentar glaucoma congênito, buftalmia, espessamento da calvária, aumento volumétrico do plexo coroide, angiomas da coroide e aumento dos seios paranasais ipsolaterais às malformações vasculares da face [365-370].

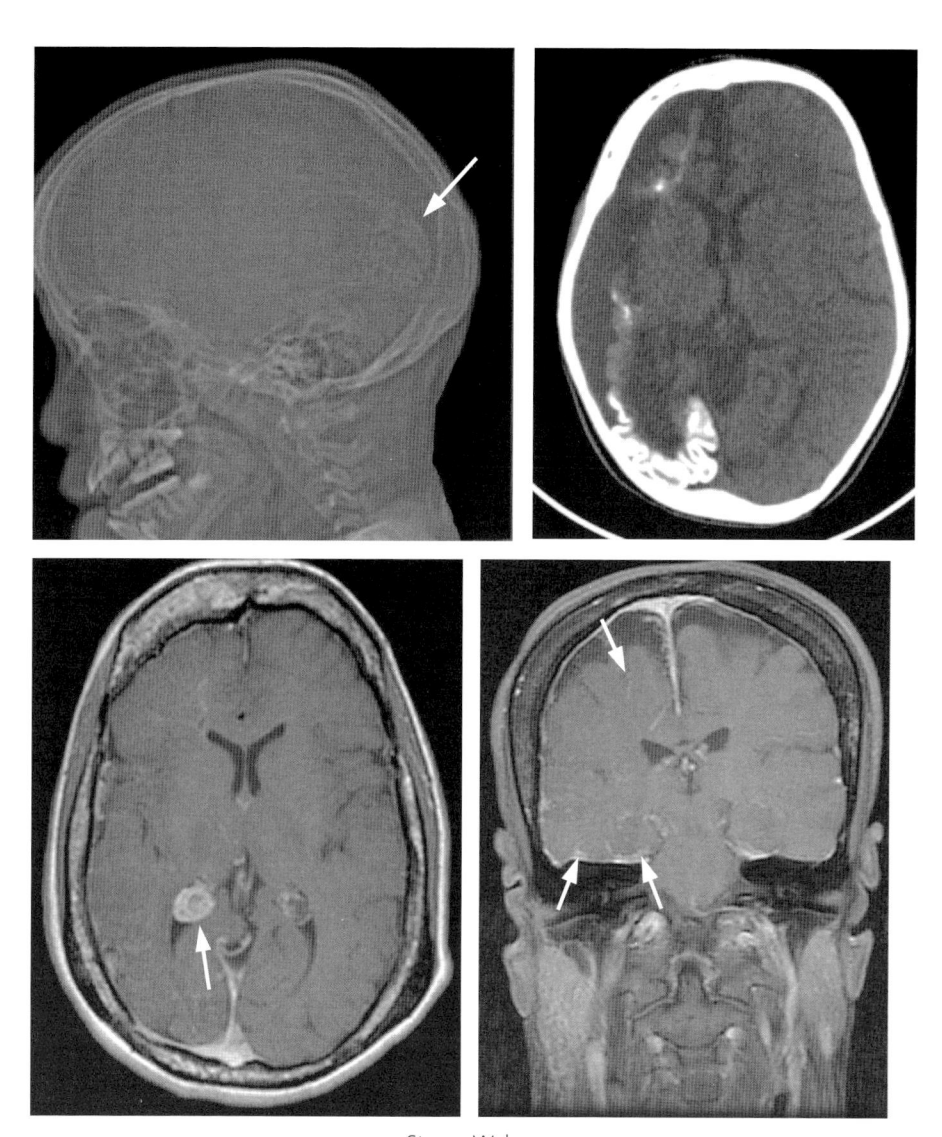

Sturge-Weber

339 – Para cada anormalidade cerebral pediátrica, encontrar a condição mais estreitamente associada:
a. Dandy-Walker – Agenesia da foice e interdigitação de giros
b. Ulegiria – Lipoma espinal
c. Esquizencefalia – Distúrbios de migração
d. Porencefalia – Mielomeningocele
e. Chiari II – Elevação da tórcula de Herófilo

Resposta: c

Malformação de Dandy-Walker (MDW)

- A MDW é uma doença congênita rara, que envolve o cerebelo e o quarto ventrículo.
- A doença é caracterizada por disgenesia cerebelar (hipoplasia e rotação superior do vérmis cerebelar), dilatação cística do quarto ventrículo, hidrocefalia, alargamento da fossa posterior que cursa com elevação de seios durais e do tentório.
- Clinicamente, os pacientes acometidos pela MDW podem apresentar desenvolvimento motor lento, abaulamento da fontanela anterior e aumento progressivo das dimensões do crânio.
- Existem várias opções de tratamento disponíveis para crianças com MDW: derivação ventriculoperitoneal, cistoperitoneal ou combinação de ambas as técnicas [371].
- Metade dos pacientes têm função cognitiva normal, enquanto a outra metade não terá desenvolvimento intelectual esperado, mesmo após tratamento da hidrocefalia [372, 373].

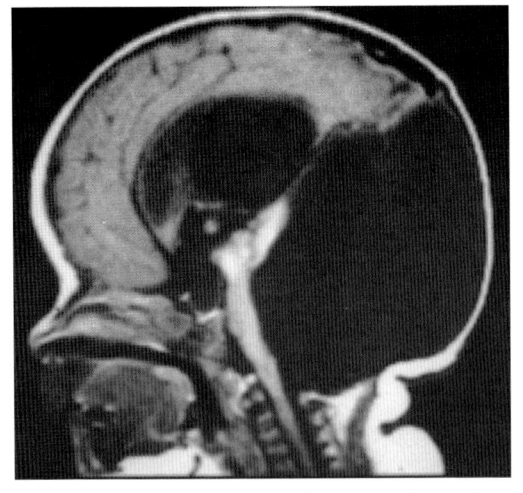

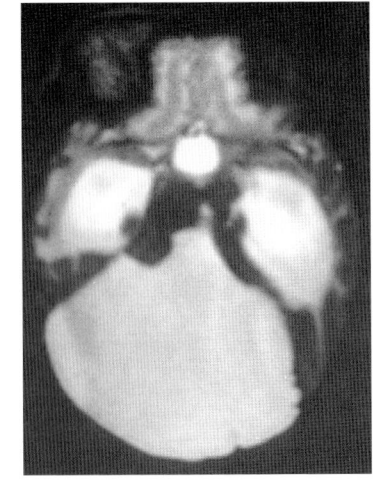

Malformação de Dandy-Walker (MDW)

Ulegiria

- Ulegiria é um termo descritivo diagnóstico de uma aparência particular do córtex cerebral caracterizada por distorção e afilamento de giros com preservação variável de seu córtex e gliose da substância branca, tipicamente hipoglicemia neonatal [374].

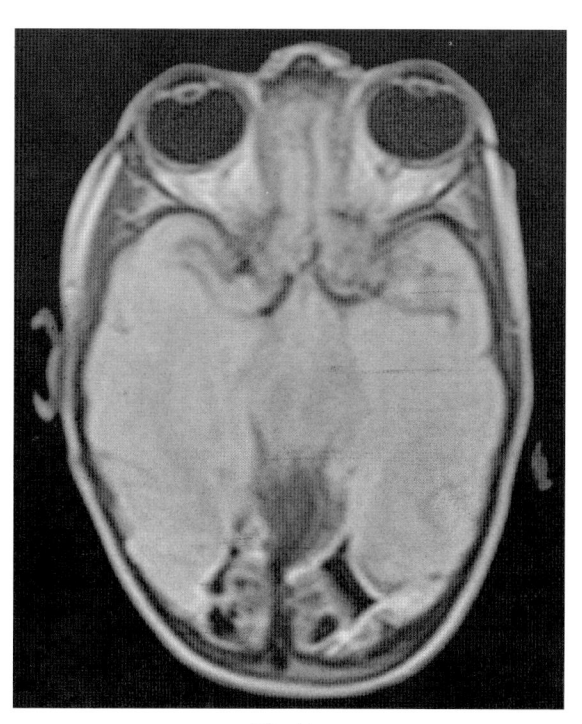

Ulegiria

Esquizencefalia

- Esquizencefalia é um distúrbio raro do desenvolvimento do SNC, que faz parte do grupo das anomalias da migração neuronal, caracterizada pelo desenvolvimento anormal de fendas ou fissuras nos hemisférios cerebrais (cobertas por substância cinzenta) e que se estendem da superfície ependimal dos ventrículos laterais até o revestimento pial cortical [375].
- As fendas podem ser uni ou bilaterais e são classicamente dividas em lábios abertos ou fechados [376].
- Lopes *et al.*, após um estudo com 44 pacientes com esquizencefalia, verificaram que a incapacidade motora é mais grave nos pacientes com fendas bilaterais e nos casos de lábios abertos. Neste mesmo estudo, os autores não identificaram diferença significativa entre os tipos de esquizencefalia convulsiva à frequência de anormalidades no EEG ou no controle das crises [377].
- O desenvolvimento cognitivo aparentemente varia na dependência do tamanho das fendas e do grau de déficit neurológico. Pacientes com fendas unilaterais e de lábio fechado têm, tipicamente, um desenvolvimento melhor [376, 378].
- As possíveis causas incluem: fatores genéticos, infecciosos, medicamentos usados na gestação, exposição a toxinas ou um insulto vascular tipicamente entre os 3° e 4° meses de gestação [378, 379].

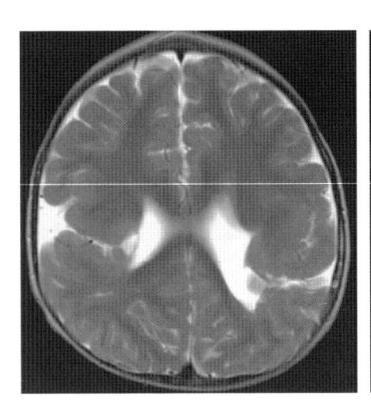

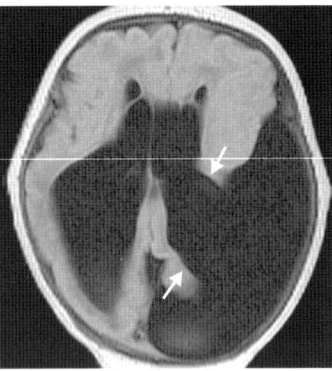

Esquizencefalia de lábios fechados (esquerda) em ambos os lados e de lábios abertos (direita)

Malformação de Chiari tipo II (MCII)

- A MCII foi descrita, inicialmente, por Hans Chiari em 1891 [380].
- A doença afeta aproximadamente 0,02% dos nascidos vivos, mais frequente em meninas (dobro dos meninos).
- De maneira simplificada, a doença cursa com deslocamento inferior do cerebelo e tronco encefálico através de um forame magno alargado em decorrência da redução das dimensões da fossa posterior [381, 382].
- MCII está associada, principalmente, a mielomeningocele, espinha bífida, hidrossiringomielia, disgenesia do corpo caloso, hidrocefalia, crânio lacunar e fossa posterior pequena, dentre outras [383-386].

340 – A respeito da esclerose tuberosa, quais das afirmativas abaixo são incorretas?
   a. A maioria dos túberes corticais calcificam antes dos 3 primeiros anos de vida
   b. Aumento do número dos nódulos subependimários na ressonância magnética sugere degeneração para astrocitomas de células gigantes
   c. O local mais comum dos nódulos subependimários é próximo ao forame de Monro
   d. Fenômeno de moya-moya em razão da displasia vascular é uma associação comum
   e. A importância clínica principal dos astrocitomas de células gigantes é o seu potencial para malignidade

Resposta: Todas incorretas

Esclerose tuberosa

- Pacientes com esclerose tuberosa (ou doença de Bourneville) se apresentam tipicamente com a tríade de retardo mental, convulsões e adenoma sebáceo. A tríade (tríade de Vogt) completa, entretanto, só é vista em menos de 30% dos casos [387-389].
- Os túberes corticais são as lesões mais comuns nos pacientes com esclerose tuberosa que raramente se calcificam na tenra infância. Entretanto, aos 10 anos de idade, cerca 50% dos tubérculos corticais estão calcificados [390].
- Dois terços dos nódulos subependimários são encontrados posteriormente ao forame de Monro.
- O achado de nódulos subependimários à tomografia computadorizada já foi considerado patognomônico de astrocitomas subependimários de células gigantes (ASECG), mas, recentemente, estudos de ressonância magnética demonstraram que, em 3 a 80% dos casos, o realce pode ocorrer nos nódulos subependimários sem, necessariamente, se tratar de ASECG.
- ASECG ocorrem em 5 a 10% dos casos ao redor do forame de Monro.
- Deve-se suspeitar de ASECG nos casos de lesões sintomáticas associadas à hidrocefalia e aumento da pressão intracraniana se a lesão apresentar crescimento [391].
- ASECG em geral têm baixo potencial para malignidade e tornam-se sintomáticos principalmente quando causam hidrocefalia. Em alguns casos, os tumores podem sofrer recorrência e o desenvolvimento de metástases é extremamente raro [392, 393].

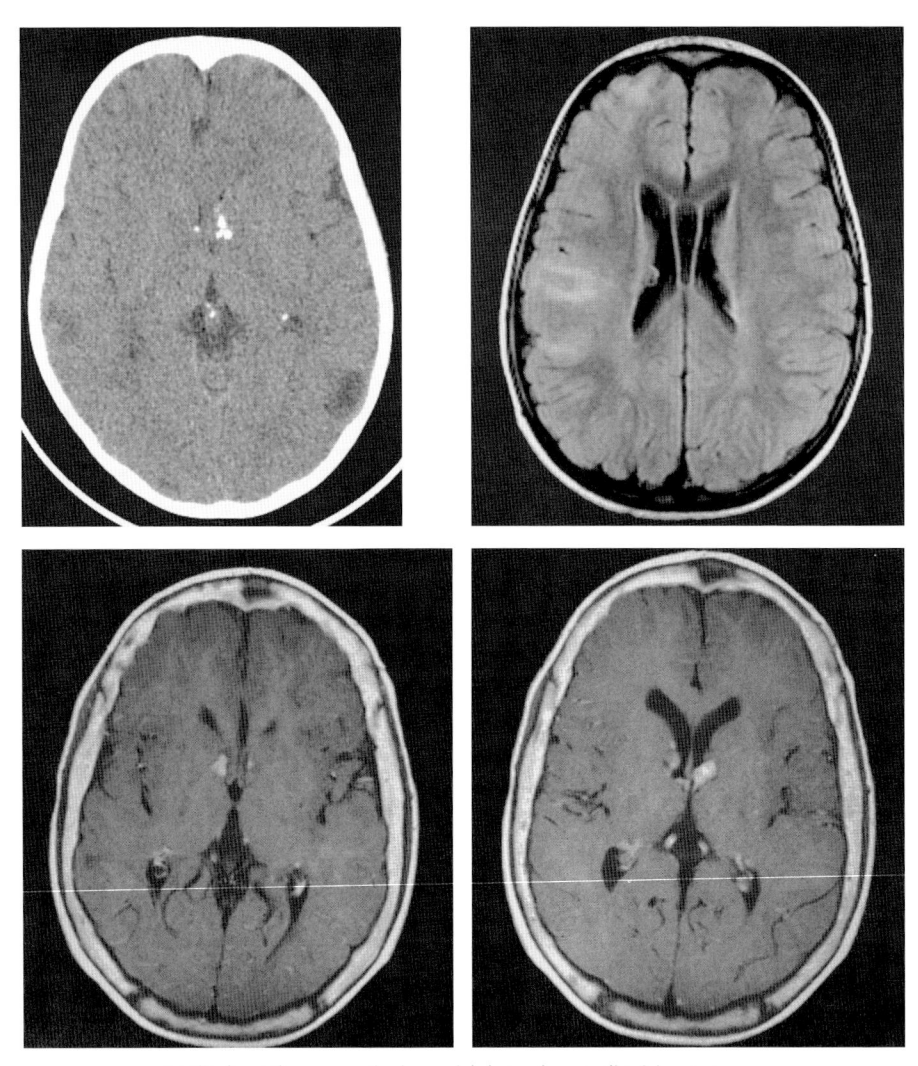

Múlitplos túberes corticais e nódulos subependimários em um paciente com esclerose tuberosa

341 – Em relação ao processo de mielinização, quais das afirmativas são corretas?
   a. A mielinização se inicia aos 4 meses de gestação e atinge a maturidade ao redor dos 2 anos de idade
   b. Usualmente ocorre do centro para a periferia, de caudal para cranial, e de dorsal para ventral
   c. Imagens ponderadas em T1 são mais sensíveis para avaliação de crianças com menos de 1 ano de idade
   d. Imagens ponderadas em T2 são mais sensíveis para avaliação de crianças entre os 1º e 2º anos de vida

Resposta: Todas estão corretas

Para maiores informações, ver as seguintes referências: [5, 6].

342 – Qual o ponto de obstrução do fluxo liquórico na síndrome de Dandy Walker?
   a. Canal espinal cervical superior
   b. Forame magno
   c. Forames de Luschka e Magendie
   d. Aqueduto de Sylvius
   e. Forame de Monro

Resposta: c

343 – Um garoto com história de convulsões, retardo mental, múltiplos angiomiolipomas renais, hamartomas subcorticais e nódulos periventriculares cerebrais é, mais provavelmente, um portador de:
   a. Doeça de von Recklinghausen
   b. Doença de Bourneville
   c. Síndrome de Forestier
   d. Síndrome de Sturge Weber
   e. Síndrome de Morquio

Resposta: b

344 – Todas abaixo são manifestações de esclerose tuberosa (doença de Bourneville), exceto:
a. Adenomas sebáceos
b. Hamartomas subependimários
c. Angiomiolipomas
d. Convulsões
e. Rabdomiomas cardíaco
f. Retardo mental
g. Astrocitoma de células gigantes
h. Túberes corticais
i. Heterotopia de substância branca
j. Hamartomas retinianos
k. Cistos renais
l. Carcinoma de células renais
m. Linfangioleiomiomatose
n. Ilhotas ósseas

Resposta: Todas são corretas

345 – Qual é o achado ósseo craniano mais comum em pacientes com neurofibromatose tipo I?
a. Osteomas
b. Crânio lacunar (Lukenschadel)
c. Hipoplasia da asa do esfenoide
d. Sela túrcica em forma de "J"
e. Invaginação basilar

Resposta: c

346 – Qual o diagnóstico mais provável em um estudo de mielografia cervical demonstrando espessamento da medula na projeção frontal e afilamento medular na projeção lateral?
a. Hematoma epidural
b. Ependimoma
c. Hidrossiringomielia
d. Meningioma
e. Espondilose cervical

Resposta: e

347 – Quais dos itens abaixo são característicos da síndrome de Dandy Walker?
   a. Agenesia do vérmis cerebelar
   b. Aplasia da artéria cerebral posterior
   c. Elevação da tórcula
   d. Fossa posterior pequena
   e. Hidrocefalia

   Resposta: a, c, e

348 – Qual tipo de herança ocorre na doença de Sturge-Weber?
   a. Autossômica recessiva
   b. Autossômica dominante
   c. Ligada ao X
   d. Esporádica
   e. NDA

   Resposta: d

Para maiores informações, ver as seguintes referências: [394-401].

349 – Qual é o significado mais provável de alguns pequenos espaços perivasculares proeminentes na substância perfurada anterior (inferiormente ao gânglios da base, ao nível da comissura anterior) no exame de imagem de um paciente com 38 anos?
   a. Sinal de demência
   b. Sinal de aumento da pressão intracraniana
   c. Variante anatômica
   d. Neurocriptococose
   e. Infartos lacunares crônicos

   Resposta: c

Para maiores informações, ver a seguinte referência: [407].

350 – Em quais das entidades abaixo, pode ocorrer a ausência do septo pelúcido?
   a. Esquizencefalia
   b. Holoprosencefalia
   c. Lisencefalia
   d. Síndrome de Morsier (displasia septo-ópica)
   e. Hidranencefalia
   f. Hidrocefalia crônica severa
   g. Agenesia do corpo caloso
   h. Encefalocele da base do crânio

   Resposta: Todas acima

Para maiores informações, ver as seguintes referências: [408-413].

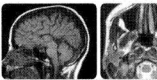

CAPÍTULO 6

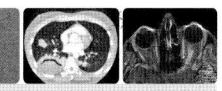

QUESTÕES DE COLUNA E MEDULA

351 – Qual o achado mais comum da doença de Scheuermann à radiografia?
   a. Cifose
   b. Redução dos espaços discais
   c. Nódulos de Schmorl
   d. Escoliose
   e. Alargamento dos forames neurais
   f. Vértebra plana

Resposta: a, c

352 – Dentre as alternativas abaixo, qual a causa mais provável de aumento do espaço interespinhoso e redução do espaço intervertebral em um paciente jovem?
   a. Espondilite anquilosante
   b. Doença de Scheuermann
   c. Alterações degenerativas discais
   d. Granuloma eosinofílico
   e. Artrite reumatoide

Resposta: b

353 – Junta de Charcot pode ser encontrada em cerca de 25% dos casos de hidrossiringomielia.

Falso ou verdadeiro?

Resposta: Verdadeiro

354 – Local mais comum de avulsão pós-traumática de raízes nervosas:
   a. Lombar superior
   b. Torácica
   c. Cervical superior
   d. Cervical inferior

Resposta: d

355 – Acerca das alterações degenerativas identificadas nas placas terminais ao redor de um disco intervertebral, qual é a menos específica?
a. Hiperintensa em T1/hipointensa em T2
b. Hiperintensa em T1/hiperintensa em T2
c. Hipointensa em T1/hiperintensa em T2
d. Hipointensa em T1/hipointensa em T2
e. Isointensa em T1/hipointensa em T2 gradiente eco

Resposta: c

- As alterações do sinal da medula óssea adjacentes a uma placa terminal vertebral anormal são tipicamente degenerativas, podendo ser classificadas em 3 tipos (de acordo com Modic):
- Tipo 1 – Edema e tecido inflamatório de granulação, representado por sinal de líquido hipointenso em T1 e hiperintenso em T2.
- Tipo 2 – Deposição de medula gordurosa com hipersinal em T1 e T2.
- Tipo 3 – Alterações escleróticas em decorrência de depósito de cálcio com hipossinal em T1 e T2.
- Dentre os três tipos acima descritos, o primeiro é o menos específico, pois pode ser encontrado nos casos de doença degenerativa e, também, em casos de infecções (espondilodiscite) [414].

356 – Sobre as anomalias congênitas da coluna vertebral, indicar qual das seguintes afirmações é a verdadeira:
   a. Em casos de diastematomielia sempre há um esporão ósseo no canal vertebral
   b. Casos de seio dermal dorsal nunca estão associados a cisto epidermoide
   c. Lipomielomeningocele está comumente associada à malformação de Chiari II
   d. Mielocistocele é uma dilatação localizada do canal central (hidromielia) da medula espinal herniada através de uma espinha bífida
   e. Lipomas intradurais geralmente são completamente contidos pelo parênquima medular

Resposta: d

- Diastematomielia é caracterizada por uma separação sagital completa ou parcial da medula espinal em duas hemimedulas, cada uma com seu próprio canal central e pia ao seu redor.
- Nestes casos, cada hemimedula apresenta uma coluna anterior, lateral e posterior. Em cerca de 30 a 40% dos casos são acompanhadas de um esporão ósseo, cartilaginoso ou fibroso [415, 416].
- Em 25% dos casos, o septo é fibroso e, em 75% dos casos, é ósseo ou cartilaginoso [416].
- Seios dermais dorsais estão associados a cistos epidermoides em cerca de 50% dos casos, tipicamente no cone medular [417].
- Lipomielomeningocele é uma entidade independente da malformação de Chiari II e a incidência de hidrocefalia nestes pacientes é semelhante à da população geral [418].
- Lipomas espinais surgem quando as células mesenquimais entram no tubo neural durante a neurulação, impedindo sua conclusão normal.
- Lipomas medulares correspondem a cerca de 1% dos tumores medulares, e lipomas puramente intramedulares são extremamente raros, sendo objeto de relatos de casos isolados [419].

357 – **Nos casos de traumas raquimedulares, qual a única alternativa incorreta?**
   a. Cerca de 20 a 30% dos pacientes com fraturas da coluna cervical têm radiografias normais
   b. Traumas raquimedulares acompanhados somente de edema, em geral, têm pior prognóstico do que se acompanhados de hemorragia
   c. Fraturas em flexão "em lágrima" geralmente são as de pior prognóstico e são decorrentes de hiperflexão da coluna
   d. As fraturas da região lombar tendem a ser menos estáveis do que as torácicas
   e. Quando presente, hidrossiringomielia pode apresentar um risco aumentado de deterioração medular retardada

Resposta: b

- Em geral, hemorragia intramedular carrega um prognóstico muito sombrio em oposição ao edema [420].

358 – **Das alternativas abaixo, qual não é causa de deformidade posterior (*scalloping*) dos corpos vertebrais?**
   a. Neurofibromatose
   b. Osteopetrose
   c. Acromegalia
   d. Ependimoma
   e. Síndrome de Marfan

Resposta: b

359 – **Qual é o diagnóstico mais provável no caso abaixo?**
   Jovem com dor cervical que apresenta, à ressonância magnética, uma massa alargando a medula espinal com pequenos cistos e sinais de hemorragia:
   a. Metástases
   b. Astrocitoma
   c. Abscesso
   d. Hematoma
   e. Ependimoma

Resposta: e

Ependimomas
- Os ependimomas podem ocorrer em qualquer segmento da medula espinal, mais comumente no cone medular e filo terminal.
- São os tumores mais comuns da medula (60% dos gliomas medulares), sendo o tumor intramedular mais comum dos adultos.
- As lesões tipicamente apresentam sinais de hemorragia e cistos.
- Dor (cervical ou lombar) é a queixa mais comum (em até 65%) entre os pacientes com ependimomas intramedulares [36-38].

360 – Qual o diagnóstico mais provável no caso de um paciente com uma lesão cística no interior do canal espinal sacral, com mínimo realce de suas paredes, identificada à ressonância magnética da coluna lombar?
  a. Meningocele sacral
  b. Cisto de Tarlov
  c. Cisto sinovial
  d. Fragmento de disco extruso
  e. Schwannoma cístico

Resposta: b

Cistos de Tarlov
- Também conhecidos como cistos perineurais sacrais.
- Descritos inicialmente em 1938.
- Ocorrem na bainha dos gânglios das raízes dorsais e podem mimetizar um tumor de raiz nervosa.
- Comunicam-se livremente com o espaço subaracnoide.
- Têm prevalência de 1-5% na população em geral e raramente são sintomáticos [421-423]

361 – Qual o mecanismo mais provável que explicaria a lesão e o quadro clínico do paciente apresentado abaixo?

Um jovem politraumatizado de 18 anos, com quadro de síndrome medular central e aumento do tecido de partes moles pré-vertebral cervical deslocando anteriormente a coluna aérea da faringe e laringe, visto à radiografia simples.
  a. Compressão axial
  b. Hiperflexão da coluna
  c. Hiperflexão com rotação da coluna
  d. Hiperextensão da coluna

Resposta: d

- Lesões por extensão são caracterizadas por lesões traumáticas do ligamento longitudinal anterior com ampliação do aspecto anterior dos discos intervertebrais e aumento de partes moles pré-vertebral.
- A síndrome medular central pode ocorrer quando a lesão e o mecanismo forem severos o bastante para comprimir a medula [424, 425].

362 – Qual o diagnóstico mais provável no caso abaixo?

Homem de 55 anos com quadro de fraqueza progressiva dos membros inferiores e retenção urinária, que apresenta edema e aumento de sinal em T2 da medula dorsal e cone medular, sem realce pelo meio de contraste à ressonância magnética.
a. Ependimoma mixopapilar
b. Síndrome de Guillain-Barré
c. Mielite transversa
d. Metástase de CA de pulmão
e. Astrocitoma

Resposta: c

Para maiores informações, ver as seguintes referências: [426, 427].

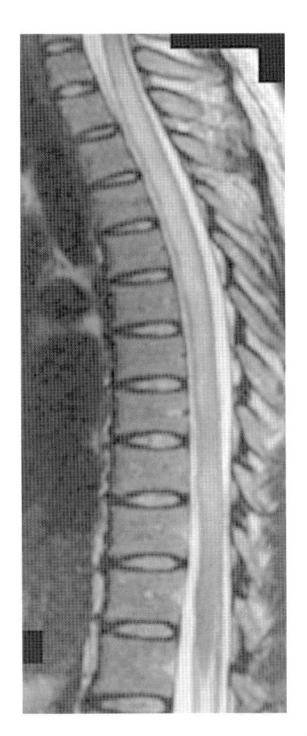

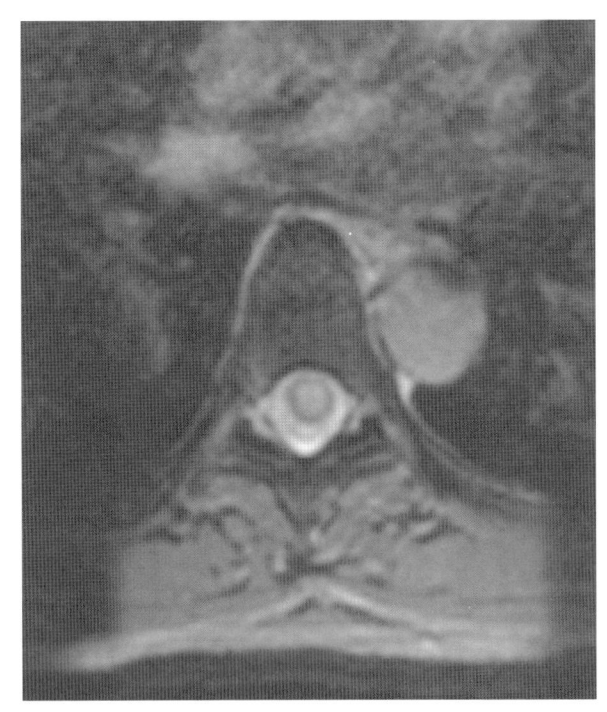

Caso típico de mielite transversa

363 – Qual o diagnóstico mais provável no caso de uma lesão nodular com realce anelar completo no interior do canal espinal em localização epidural anterior?
   a. Disco extruso
   b. Schwannoma
   c. Menigocele
   d. Meningioma
   e. Cisto siovial

Resposta: a

> ■ O material discal extruso no espaço epidural provoca uma importante reação inflamatória ao redor do fragmento discal o que explica o padrão de realce anelar pelo meio de contraste [428].

364 – Quais dos itens abaixo são características típicas de aracnoidite?
   a. Aglutinação das raízes nervosas
   b. Sinal do saco vazio
   c. Realce das raízes da cauda equina e ao redor do cone
   d. Raízes acoladas em torno do saco dural
   e. Pseudofilo terminal

Resposta: Todas os itens acima

Para maiores informações, ver as seguintes referências: [429, 430].

365 – Uma hérnia discal para a zona foraminal ao nível de L4-L5 causa sintomas de:
   a. Radiculopatia L4
   b. Radiculopatia L5
   c. Radiculopatia S1
   d. Sem radiculopatia

Resposta: a

366 – Paciente idoso do sexo masculino com mielopatia cervical, com tomografia computadorizada da coluna cervical mostrando calcificação linear longitudinal espessa localizada anteriormente ao saco dural que se estende desde C3 até C6.

Este achado é consistente com:
a. Espondilite anquilosante
b. DISH
c. Ossificação do ligamento longitudinal posterior
d. Extrusão discal
e. Osteíte deformante

Resposta: c

> **Ossificação do ligamento longitudinal posterior (OLLP)**
> - É uma causa frequente de mielopatia cervical/dorsal.
> - Mielopatia decorrente da ossificação do ligamento longitudinal posterior.
> - Os pacientes comumente se apresentam na 4ª e 5ª décadas com evidência clínica de mielopatia.
> - Pode ser vista como ossificação linear, frequentemente confluente, localizada posteriormente aos corpos vertebrais cervicais/dorsais, levando à compressão medular.
> - A tomografia computadorizada é o método que mais bem demonstra as calcificações.
> - A ressonância magnética é um método superior para demonstrar as alterações medulares compressivas [431].

367 – Dentre os diferentes tipos de fratura da coluna cervical listados abaixo, qual está associado à pior morbidade neurológica?
a. Fratura do odontoide
b. Fratura do enforcado (*Hangman fracture*)
c. Fratura de Jefferson
d. Fratura por flexão em lágrima (*tear drop fracture*)
e. Fratura de Chance

Resposta: d

> **Tear drop fracture – Fratura por flexão "em lágrima"**
> - É a fratura mais grave da coluna cervical.
> - Resultado de uma importante força de flexão.
> - Os pacientes podem cursar com síndrome medular anterior ou tetraplegia, que ocorre, tipicamente, ao nível de C5-C6.

368 – Fratura ou condição mais comumente associada a déficits neurológicos:
   a. Fratura do odontoide
   b. Fratura de Jefferson
   c. Dissociação atlanto-occipital
   d. Fratura em hiperflexão em gota (*Tear drop frature*)
   e. Fratura do enforcado (*Hangman fracture*)

   Resposta: c

369 – Todas as seguintes condições podem cursar com subluxação atlanto-axial, exceto:
   a. Síndrome de Down
   b. Displasia espôndiloepifisária
   c. Trauma
   d. Hipotireoidismo
   e. Artrite reumatoide juvenil
   f. Síndrome de Morquio

   Resposta: d

> Luxação/subluxação atlantoaxial pode ocorrer nos casos de:
> - Síndrome de Down.
> - Artrite reumatoide.
> - Espondilite anquilosante.
> - Síndrome de Morquio.
> - Psoríase.
> - *Os odontoideum*.
> - Occipitalização do atlas.
> - Doença por depósito de pirofosfato de cálcio.
> - Lúpus e infecções.

370 – Qual é a aparência de um hemangioma intraósseo típico na coluna em imagens de ressonância magnética?
   a. Alto sinal em T1 e baixo sinal em T2
   b. Alto sinal em T1 e alto sinal em T2
   c. Baixo sinal em T1 e baixo sinal em T2
   d. Baixo sinal em T1 e alto sinal em T2

   Resposta: b

> - Caracteristicamente, os hemangiomas intraósseos típicos da coluna vertebral têm alto sinal em T1 e T2.

371 – Pequena lesão epidural posterior, localizada ao nível de L4-L5, projetando-se para o canal espinal, apresentando atenuação e sinal de líquido e realce anelar, provavelmente representa:
   a. Cisto de aracnoide
   b. Cisto sinovial
   c. Cisto Tarlov
   d. Schwannoma cístico
   e. Fragmento de disco migrado

Resposta: b

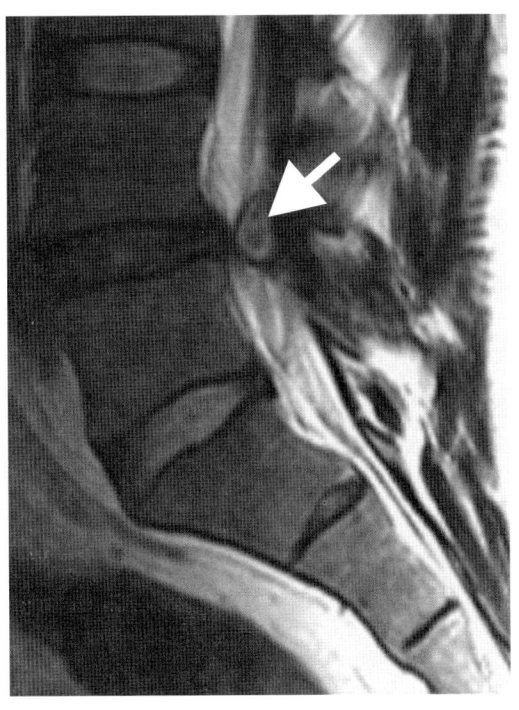

Cisto sinovial ao nível de L4-L5 (seta)

372 – Em relação aos discos intervertebrais, é correto afirmar:
   a. Fissuras anulares tipicamente realçam após o uso de contrate
   b. São compostos principalmente de colágeno e proteoglicanas
   c. Fissuras anulares têm alto sinal em T2
   d. A perda de sinal em T2 com o envelhecimento é decorrente, principalmente, de desidratação
   e. São estruturas pouco vascularizadas

Resposta: Todas estão corretas

373 – No trauma da coluna cervical, quais lesões abaixo têm como mecanismo causador a hiperflexão cervical?
   a. Subluxação anterior
   b. Fratura acunhamento
   c. Luxação facetária unilateral
   d. Luxação facetária bilateral
   e. Luxação atlantoaxial anterior

Resposta: Todas as acima

374 – Qual é o diagnóstico mais provável para um paciente de 50 anos do sexo masculino com quadro de lombalgia, com uma ressonância magnética da coluna lombar que demonstra uma lesão cística intraespinal posterolateral com realce anelar?
   a. Metástase de CA de próstata
   b. Disco extruso
   c. Cisto sinovial
   d. Schwannoma
   e. Meningocele

Resposta: c

Para maiores informações, ver as seguintes referências: [432-434].

375 – Qual nervo é tipicamente acometido no caso de protrusão discal focal extraforaminal em L4/L5?
   a. L5
   b. L4
   c. L3
   d. S1
   e. Nenhum dos anteriores

Resposta: b

376 – Qual a localização mais comum de envolvimento metastático da coluna vertebral?
   a. Lâmina
   b. Processos espinhosos
   c. Corpo e pedículo
   d. Disco intervertebral
   e. Placa terminal

Resposta: c

377 – Quais das alternativas abaixo podem estar associadas à síndrome da medula presa?
  a. Lipoma
  b. Diastematomielia
  c. Ânus imperfurado
  d. Seio dermal
  e. Mancha cutânea pilosa
  f. Escoliose

Resposta: Todas acima

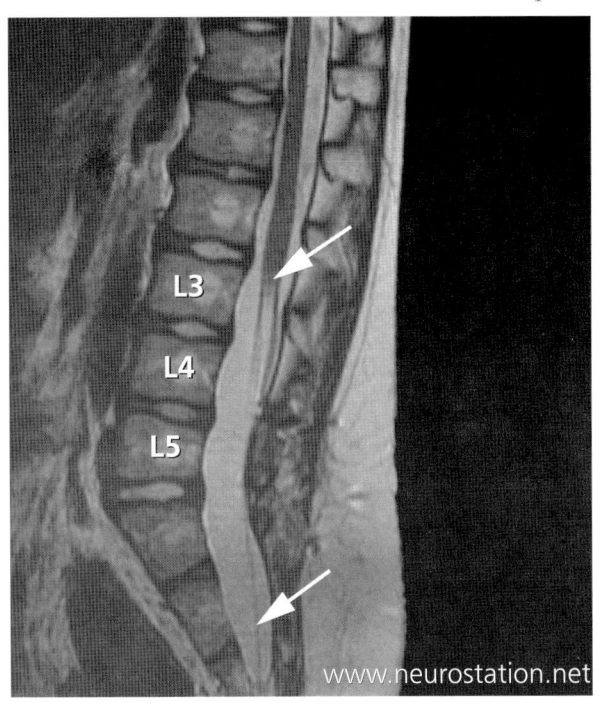

Medula presa em uma criança de 4 anos, com cone medular localizado ao nível de L3

378 – Uma criança de 8 anos apresentando um tufo piloso na região lombar, escoliose progressiva, discrepância do comprimento das pernas, fraqueza dos membros inferiores e retenção urinária provavelmente tem:
  a. Chiari II
  b. Mielomeningocele
  c. Medula presa
  d. Lipomielomeningocele
  e. Klippel-Trenaunay

Resposta: c

Para maiores informações, ver as seguintes referências: [435-439].

379 – Sobre os ependimomas medulares, qual é a única correta?
a. Mais frequentemente associados à neurofibromatose tipo I do que o tipo II
b. O subtipo mixopapilar ocorre mais comumente na medula cervical
c. Ependimomas encefálicos e medulares são mais comuns em crianças
d. Geralmente exibem pouco ou nenhum realce
e. Como os astrocitomas, são comumente associados com cistos e/ou hidro-siringomielia quando localizados na medula espinal

Resposta: e

Ependimomas
- Ependimomas medulares são muito mais comumente associados à neurofibromatose tipo II do que a do tipo I [440].
- Ependimomas mixopapilares surgem quase que exclusivamente nas regiões do filo terminal, cone medular e cauda equina e, portanto, são mais comumente vistos na coluna lombar [441].
- Ao contrário de seu correspondente intracraniano, ependimomas espinais têm pico de incidência em adultos de meia-idade e são os tumores intramedulares mais comuns em adultos [442, 443].
- Ependimomas medulares tipicamente têm alto sinal em T2, realce ávido, limites bem definidos, componentes císticos e hemorragia [442, 444].

380 – Protrusão discal focal paramediana direita em L4/L5 causa, mais provavelmente:
a. Radiculopatia de L5 do lado direito
b. Radiculopatia de L4 e 5 do lado direito
c. Radiculopatia de L4 do lado direito
d. Radiculopatia de L5 bilateral

Resposta: a

381 – Indique V (verdadeiro) ou F (falso) sobre as possíveis causas da síndrome lombossacra pós-cirúrgica (failed back surgery syndrome)?
a. Protrusão discal primária
b. Espondilolistese
c. Estenose do canal espinal
d. Estenose foraminal
e. Protrusão discal recorrente
f. Hemorragia peri-operatória
g. Infecção
h. Neurite
i. Fibrose epidural
j. Pseudomeningocele

Resposta: Todas estão corretas

Para maiores informações, ver as seguintes referências: [445-447].

382 – Quais os principais sintomas da síndrome da cauda equina?

Resposta:
- Dor lombar
- Ciática
- Hipoestesia lombossacra
- Atrofia e fraqueza musculares
- Diminuição do reflexo Aquileu
- Impotência
- Distúrbios da função esfincteriana [352]

383 – São causas de redução volumétrica de um corpo vertebral, exceto:
a. Doença de Paget
b. Radiação
c. Granuloma eosinofílico
d. Doença de Gaucher
e. Osteogênese imperfeita

Resposta: a

- A doença de Paget causa, tipicamente, expansão óssea [90-94].

384 – Sobre tumores intramedulares, identifique a afirmativa incorreta:
a. Ependimomas são os tumores intramedulares mais comuns, mais comumente encontrados na região lombar
b. Astrocitoma é o segundo tumor intramedular mais comum, localizado mais frequentemente na região cervical
c. Metástases intramedulares mais comuns incluem CA de pulmão, mama e melanoma
d. Hemangioblastomas tipicamente não realçam

Resposta: d

- Hemangioblastomas são lesões que apresentam realce ávido pelo meio de contraste. Raramente se apresentam como massas sem realce, o que pode acontecer em hemangioblastomas puramente císticos que ocorrem em 5% dos casos [448].

385 – Dos itens abaixo, todos são causas de atrofia medular, exceto:
a. Esclerose múltipla
b. Esclerose lateral amiotrófica
c. Trauma
d. Infarto
e. Fístula arteriovenosa
f. Malformação arteriovenosa

Resposta: Todas acima

386 – São achados típicos na coluna cervical de pacientes com síndrome de Down:
   a. Fusão occipitoatlantal
   b. Vértebras em bloco
   c. Hérnias de Schmorl
   d. Subluxação atlantoaxial
   e. Estenose do canal espinal

Resposta: d, e

387 – Qual o mecanismo de lesão mais provável no caso de um jovem de 16 anos com história de trauma facial e síndrome medular central, cujas radiografias obtidas na emergência demonstraram alinhamento normal da coluna e edema de partes moles pré-vertebral?
   a. Dissociação atlantoaxial
   b. Fratura do odontoide
   c. Fratura do enforcado (Hangman)
   d. Lesão em hiperflexão com fratura em gota (*Tear drop fracture*)
   e. Lesão por hiperextensão

Resposta: e

388 – Dentre as alternativas abaixo, qual o diagnóstico mais provável em um estudo de mielografia cervical demonstrando espessamento da medula nas projeções frontal e lateral?
   a. Hematoma epidural
   b. Hérnia discal extrusa
   c. Ependimoma
   d. Empiema epidural
   e. Meningioma
   f. Espondilose cervical

Resposta: c

389 – Paciente com história de trauma automobilístico com quadro de sudorese, cefaleia e flutuações da pressão arterial após a instilação de solução de contraste intravesical. Todos os sintomas foram posteriormente aliviados após o esvaziamento vesical. Este fenômeno é conhecido por disreflexia autonômica por lesão medular que ocorre, provavelmente, ao nível de:
   a. Cone medular
   b. Coluna cervical
   c. Coluna torácica alta – acima de T5-6
   d. Coluna torácica baixa – abaixo de T5-6

Resposta: b, c

390 – Sobre o colapso vertebral pós-traumático, qual a afirmativa verdadeira?
a. Ocorre formação de erosões juta-articulares facetárias
b. Sempre existe envolvimento dos espaços discais adjacentes
c. O corpo vertebral torna-se cada vez mais denso
d. Ocorre formação de exuberantes osteófitos
e. Sempre ocorre envolvimento dos elementos posteriores

Resposta: c

391 – Os *odontoideum* pode simular uma fratura do osso odontoide do Tipo II. Verdadeiro ou Falso?

Resposta: Verdadeiro

392 – Hérnias discais cervicais ocorrem mais comumente em:
a. C6-7 e C7-T1
b. C2-3 e C3-4
c. C3-4 e C5-6
d. C4-5 e C5-6
e. C5-6 e C6-7

Resposta: e

393 – Paciente jovem com escoliose torácica de segmento curto, deformidade do aspecto posterior dos corpos vertebrais *scalloping* e meningoceles laterais é, provavelmente, portador de:
a. Neurofibromatose tipo I
b. Neurofibromatose tipo II
c. Síndrome de Ehlers-Danlos
d. Malformação de Chiari tipo I
e. Síndrome de Marfan

Resposta: a

Para maiores informações, ver as seguintes referências: [449, 450].

394 – Em relação à escoliose, o que é verdadeiro (V) ou falso (F)?
a. Pior prognóstico com início nos primeiros anos
b. Escoliose torácica e com curvas duplas têm pior prognóstico que as lombares e de curvas simples
c. Escoliose decorrente de doenças neuromusculares tende a progredir mesmo após o fechamento das placas de crescimento
d. A escoliose pode ser complicada com paraplegia
e. Osteoma osteoide pode ser causa de escoliose

Resposta: a. V, b. V, c. V, d. V, e. V

395 – Local mais comumente acometido por um osteoblastoma:
   a. Corpo vertebral
   b. Arco neural
   c. Pedículos
   d. Processo espinhoso
   e. *Pars articularis*

Resposta: b

Para maiores informações, ver a seguinte referência: [451].

396 – Osteoblastomas espinais são caracterizados por:
   a. Tumores benignos raros
   b. Comuns entre a segunda e terceira décadas
   c. Constituídos por inúmeros osteoblastos produtores de matriz osteoide e osso reticular
   d. Dor é o sintoma mais comum que pode estar acompanhado de escoliose
   e. Transformação maligna é possível, porém rara
   f. Podem ser localmente agressivos
   g. Recidiva comum – 10 a 20%
   h. Histologicamente similares aos osteomas osteoides
   i. Tipicamente ocorrem nos elementos posteriores

Resposta: Todas corretas

Para maiores informações, ver as seguintes referências: [452-455].

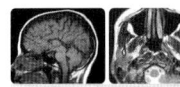

CAPÍTULO 7

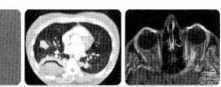

QUESTÕES SOBRE INFARTOS, HEMORRAGIAS E ANORMALIDADES VASCULARES

397 – Quais das afirmativas abaixo são verdadeiras acerca das malformações da veia de Galeno?
   a. Causa de insuficiência cardíaca de alto débito ao nascimento
   b. Correspondem a 30% de todas malformações vasculares na infância
   c. Malformação vascular mais comum no período pré-natal
   d. Podem apresentar frêmito craniano e hidrocefalia
   e. Malformações originárias da veia prosencefálica mediana
   f. Classificadas em quatro tipos (segundo a classificação de Yasargil)

Resposta: Todas são corretas

Para maiores informações, ver as seguintes referências: [456-463].

398 – Qual dos seguintes é o diagnóstico mais provável no caso de um paciente vítima de traumatismo craniano que perdeu a consciência no momento do trauma, num segundo momento apresentou um intervalo de lucidez e, posteriormente, outro quadro de perda de consciência?
   a. Hemorragia subaracnoide
   b. Hematoma epidural
   c. Hematoma subdural
   d. Hidrocefalia de pressão normal
   e. Lesão axonal difusa

Resposta: b

Para maiores informações, ver as seguintes referências: [464-467].

399 – Qual a causa mais provável no caso de um paciente jovem apresentando hematoma subdural sem histórico de trauma?
   a. Tuberculose meníngea
   b. Angiopatia amiloide
   c. Convulsões
   d. Aneurisma roto
   e. Discrasia sanguínea

   Resposta: e

400 – Dentre os itens listados abaixo, qual seria a causa mais provável no caso de um adulto com tomografia computadorizada do crânio evidenciando hemorragia intraparenquimatosa frontal isolada?
   a. Aneurisma roto
   b. Astrocitoma pilocítico
   c. Linfoma
   d. Glioblastoma multiforme
   e. Adenoma hipofisário

   Resposta: d

401 – O que é correto afirmar a respeito dos infartos cerebrais?
   a. Realce arterial pode ocorrer nas primeiras 2 horas
   b. Transformação hemorrágica tipicamente ocorre após o segundo dia
   c. Infartos embólicos são mais frequentemente complicados com transformação hemorrágica
   d. Realce parenquimatoso ocorre, tipicamente, após o 5º dia
   e. Restrição à difusão em geral pode ser identificada nos primeiros minutos
   f. Aumento de sinal em T2 pode ser visto a partir de 8 horas

   Resposta: Todas acima

Para maiores informações, ver as seguintes referências: [468-470].

402 – **Segundo os critérios do NASCET (*The North American Symptomatic Carotid Endarterectomy Trial*), a medida da estenose carotídea é feita da seguinte maneira, verdadeiro ou falso?**

(Diâmetro da ACI após a bifurcação) – (Diâmetro da estenose da ACI)/ (Diâmetro da ACI após a bifurcação) × 100

Resposta: Verdadeiro

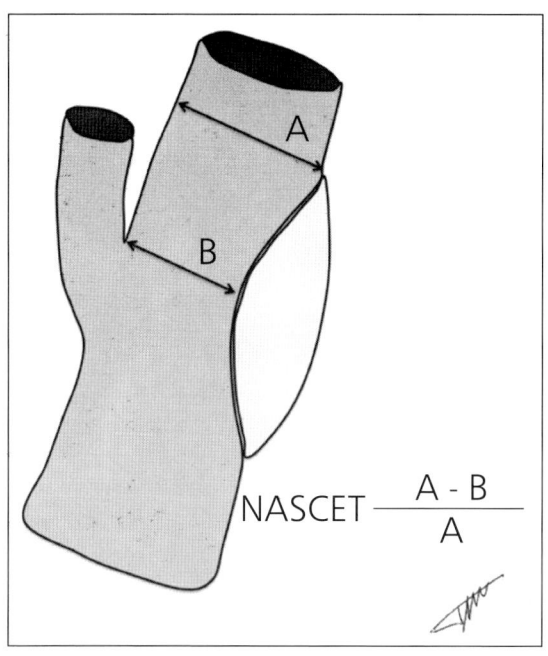

(Ver *Prancha* em *Cores*.)

403 – **Quais são os critérios definitivos (critérios de Boston) para angiopatia amiloide?**

Resposta: Exame *post-mortem* demonstrando hemorragias lobares, corticais ou cortico-subcorticais associadas à evidência patológica de angiopatia amiloide severa

404 – **Paciente de 68 anos com quadro de declínio cognitivo, com hemorragias intraparenquimatosas de tamanho e idade variados, segundo os critérios de Boston, tem diagnóstico _____ de angiomatia amiloide.**
a. Definitivo
b. Provável
c. Possível

Resposta: b

Para maiores informações, ver as seguintes referências: [471].

405 – Hemorragias subcorticais em um paciente idoso normotenso são mais provavelmente secundárias a:
   a. Trombose do seio sagital superior
   b. Angiopatia amiloide
   c. Ruptura de aneurismas de Charcot e Bouchard
   d. Metástases hemorrágicas
   e. Lesão axonal difusa

   Resposta: b

406 – Um paciente com cefaleia súbita de forte intensidade, seguida de síncope, foi submetido à punção lombar que revelou hemorragia subaracnoide profusa. À angiografia cerebral foram detectados múltiplos aneurismas saculares na circulação anterior e posterior. Qual o achado que melhor indica a origem do sangramento?
   a. Tamanho do aneurisma
   b. Coágulo sentinela
   c. Espasmo arterial
   d. Acúmulo de contraste estará maior no local de origem do sangramento
   e. Irregularidade de suas paredes

   Resposta: a, e

Para maiores informações, ver as seguintes referências: [472, 473].

407 – Infarto da artéria cerebral posterior pode afetar:
   a. Cabeça do núcleo caudado
   b. Tálamo contralateral
   c. Aspecto mais anterior e superior dos hemisférios cerebelares
   d. Aspecto posterior dos lobos temporal e parietal
   e. Tálamo ipsolateral

   Resposta: e

408 – Paciente com isquemia aguda no aspecto anterior do mesencéfalo à direita, com quadro de paralisia do nervo oculomotor direito e com hemiplegia contralateral dos membros tem:
   a. Síndrome de Weber
   b. Síndrome de Wallemberg
   c. Síndrome medular anterior
   d. Síndrome de Horner

   Resposta: a

409 – Sobre siderose superficial, qual a única afirmativa que está incorreta:
   a. Normalmente se manifesta por perda auditiva neurossensorial
   b. Imagens ponderadas em T2 fast *spin*-eco são mais sensíveis
   c. Está associada a ependimoma do cone
   d. Normalmente, o cerebelo está envolvido mais severamente
   e. Pode ser associada à malformação arteriovenosa cerebral

Resposta: b

> **Siderose superficial**
> - Siderose superficial (hemossiderose) é o resultado da deposição de hemossiderina na superfície pial após um quadro de hemorragia subaracnoide ou após hemorragias parenquimatosas múltiplas, como nos quadros de angiopatia amiloide, malformação arteriovenosa ou ependimomas medulares.
> - O cerebelo é o sítio mais comumente envolvido.
> - Quando sintomáticos, os pacientes podem apresentar perda auditiva neurossensorial, ataxia e paralisia de nervos cranianos.
> - O nervo vestibulococlear é particularmente mais sensível à hemossiderina.
> - A melhor sequência para se identificar hemossiderose é a imagem GRE T2* [474-476].

410 – Sobre as hemorragias subaracnoides por ruptura aneurismática, qual a afirmação incorreta?
   a. Em um paciente sem história de hemorragia subaracnoide, a chance de sangramento é de 0,05% ao ano se o aneurisma for pequeno (menor que 10 mm)
   b. Em um paciente sem história de hemorragia subaracnoide, a chance de sangramento é de 0,5% ao ano se o aneurisma for grande (menor que 10 mm)
   c. O risco de sangramento de um aneurisma maior que 25 mm é de cerca de 6% ao ano
   d. Um paciente com hemorragia prévia tem risco acumulado de 2,2% em 10 anos, e cerca de 9,0% em 20 anos
   e. Pacientes com hemorragia subaracnoide perimesencefálica não aneurismática têm risco de nova hemorragia de 0,01% ao ano

Resposta: e

Para maiores informações, ver as seguintes referências: [477, 478].

411 – Sobre os hematomas epidurais, qual a afirmativa incorreta?
   a. Ocorre no espaço entre a dura-máter e o espaço aracnoide
   b. Incomum em crianças
   c. Quase sempre associado a fraturas cranianas
   d. Ocorre mais comumente por laceração da artéria meníngea média, veias adjacentes à tábua interna ou lesões de seios durais
   e. Na fossa posterior, mais comumente secundários à lesão de seios venosos

Resposta: a

412 – Ainda sobre os hematomas epidurais, qual a afirmativa incorreta?
   a. Venosos são mais comuns do que os arteriais
   b. A maioria se apresenta antes dos 3 primeiros dias
   c. Podem apresentar-se com perda transitória da conciência seguida por um período de lucidez e posterior sonolência e cefaleia
   d. Cefaleia causada pelo estiramento da dura-máter
   e. Hematomas essencialmente subperiosteais

Resposta: a

413 – Sobre os aspectos de imagem dos hematomas epidurais, quais afirmativas são corretas?
   a. Hiperdensos à tomografia, tipicamente lentiformes e biconvexos, algo heterogêneos e bem delimitados
   b. Sangramento hiperagudo é menos denso
   c. Em quase todos os casos, visíveis à tomografia
   d. Limitados por suturas
   e. Podem cruzar seios venosos

Resposta: Todas são corretas

Para maiores informações, ver as seguintes referências: [479-481].

414 – Na ausência de trauma, quais dos itens abaixo são causas de hemorragia parenquimatosa em um paciente jovem:
   a. Vasculite
   b. Abuso de drogas
   c. Trombose venosa
   d. Leucemia
   e. Angiopatia amiloide

Resposta: Todas exceto letra e

415 – Sobre o traumatismo craniencefálico, qual a afirmativa incorreta?
   a. Hematomas epidurais podem atravessar suturas nos casos de fraturas diastásicas
   b. Nos casos de coleções subdurais, as veias corticais estão pressionadas contra o cérebro, enquanto que nos casos de atrofia cerebral elas são vistas cruzando através do liquor
   c. Por serem tipicamente hemorrágicas, as lesões axonais difusas são mais bem identificadas à tomografia computadorizada do que à RM
   e. TCE é uma causa comum de hemorragia subaracnoide
   f. Hematomas extra-axiais associados à hemorragia subaracnoide estão associados a um pior prognóstico

Resposta: c

416 – Um paciente apresentou cefaleia de forte intensidade e foi submetido a uma tomografia computadorizada sem contraste que demonstrou hemorragia subaracnoide restrita à cisterna perimesencefálica. O exame do liquor revelou hemorragia e a angiografia cerebral foi negativa. Qual é a etiologia mais provável?
   a. Hemorragia de uma fístula arteriovenosa dural
   b. Hemorragia subaracnoide não aneurismática
   c. Aneurisma da artéria cerebral anterior roto
   d. Aneurisma do topo da artéria basilar
   e. Aneurisma da artéria vertebral

Resposta: b

417 – Formação cística próxima ao sulco talâmico vista ao ultrassom de um recém-nascido, provavelmente foi causada por:
   a. Infecção
   b. Anóxia
   c. Leucomalacia periventricular
   d. Tumor
   e. Pós-hemorragia

Resposta: e

418 – Qual dos itens abaixo não é um achado associado à estenose carotídea?
   a. Fluxo reverso na artéria vertebral
   b. Aumento do pico da velocidade
   c. Aumento da velocidade diastólica
   d. Ampliação do espectro
   e. Aumento da razão entre ACI e ACC

Resposta: a

419 – Quais afirmativas abaixo são verdadeiras em relação a angiomas venosos (anomalias do desenvolvimento venoso) cerebrais?
a. Lesões ocultas que não são vistas à angiografia
b. Frequentemente associadas a aneurismas
c. Alto sinal em T1
d. Apresentam *flow voids* que são mais bem identificados nas imagens ponderadas em T2
e. Comumente associados a angiomas cavernosos

Resposta: d, e

Anomalias do desenvolvimento venoso (ADV)

- São lesões que podem ser vistas à tomografia computadorizada, ressonância magnética ou angiografia cerebrais como pequenas estruturas vasculares venosas com padrão estrelado ou em "cabeça de medusa", que drenam para uma veia de maior calibre e, subsequentemente, para os sistemas cerebrais venosos superficial ou profundo.
- São compostas de estruturas vasculares que apresentam baixo sinal em T2 (*flow voids*).
- Representam até 60% de todas as malformações vasculares cerebrais.
- As ADVs são achados incidentais frequentes, raramente sintomáticas e comumente (em cerca de 30% dos casos) associadas aos angiomas cavernosos (cavenomas) [482].

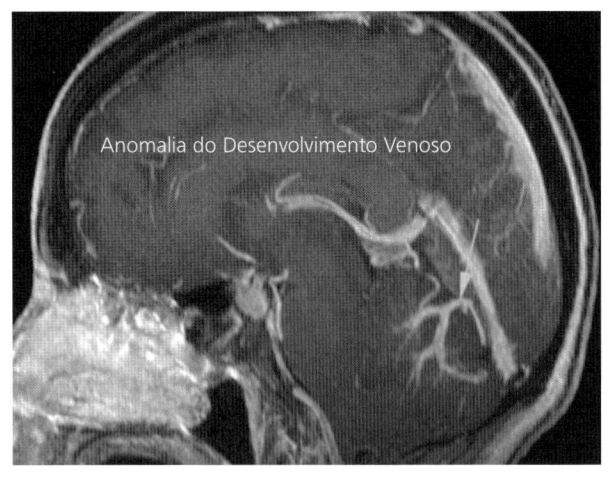

Imagem típica de uma ADV drenando as porções superiores do vérmis cerebelar

420 – Qual o diagnóstico mais provável no caso do paciente abaixo?

Paciente de 65 anos com quadro de fraqueza lentamente progressiva nos membros inferiores, com discretos *flow voids* serpiginosos e realce linear vascular no aspecto posterior da medula espinal dorsal. A medula espinal apresenta extensa hiperintensidade em T2, desde o nível de T6 até o cone medular.
  a. Astrocitoma
  b. Metástases de CA de próstata
  c. Hemangioblastoma
  d. Fístula arteriovenosa dural
  e. Síndrome de Guillain-Barre
  f. Metástases

Resposta: d

Fístula arteriovenosa dural

- Fístula AV (FAV) dural é uma causa incomum de mielopatia, que pode cursar com fraqueza de extremidades de início insidioso e estar associada a alterações sensoriais e dor.
- São mais comuns em pacientes do sexo masculino entre a 4ª e 7ª décadas de vida.
- Os achados de imagem típicos são de proeminência de vasos (serpiginosos) na superfície dorsal da medula espinal, geralmente em níveis torácicos baixos ou no cone medular, que apresentam realce linear, acompanhados de alterações de sinal variáveis na medula espinal, incluindo o cone [483].

---

421 – Qual das estruturas abaixo representa uma persistência das anastomoses embrionárias entre o sistema carotídeo e vertebral?
  a. Artéria recorrente de Heubner
  b. Artéria tentorial
  c. Artéria ótica
  d. Artéria de Percheron
  e. Artéria de Bernasconi-Cassinari

Resposta: c

- A rara artéria ótica é uma persistência da anastomose entre os sistemas carotídeo e vertebral (tipo menos comum) [484].

422 – Qual é a chance de um paciente apresentar um segundo aneurisma cerebral?
   a. 5%
   b. 20%
   c. 45%
   d. 75-85%

Resposta: b

> ▪ Aneurismas saculares verdadeiros (compostos por adventícia e íntima) estão presentes em aproximadamente 2% da população, sendo múltiplos em 20% dos casos [485].

423 – O que é falso sobre a maioria dos hematomas epidurais?
   a. Podem surgir a partir de seios venosos durais
   b. Comumente cruzam linhas de suturas
   c. Podem cruzar reflexões durais
   d. Podem não estar associados à fraturas

Resposta: b

> **Hematomas epidurais**
> ▪ Podem ser de origem arterial em 90% dos casos (laceração da artéria meníngea média) e de origem venosa (laceração de seios venosos durais).
>
> Características de imagem mais comuns dos hematomas epidurais:
> ▪ 95% são unilaterais, a maioria dos casos nas regiões temporoparietais [486].
> ▪ Quanto à forma, na maioria das vezes, são biconvexos (lenticulares) [487].
> ▪ Geralmente não cruzam linhas de sutura.
> ▪ Em 11% dos casos em crianças, pode haver cruzamento de suturas [488].
> ▪ Podem cruzar reflexões durais [489].
> ▪ Na maioria dos casos, associados a fraturas [489].
> ▪ Heterogeneidade é sinal de rápida expansão e, nestes casos, áreas de baixa densidade representam sangramento ativo ("sinal do redemoinho") [490].

424 – Qual a explicação mais provável para a causa de um infarto cerebral em um paciente que sofrera hemorragia subaracnoide secundária à ruptura de um aneurisma (já clipado) há 7 dias?
a. Ressangramento
b. Vasospasmo
c. Embolia
d. Trombose do seio sagital superior
e. Hemorragia hipertensiva

Resposta: b

> As principais complicações nos casos de hemorragia subaracnoide são:
> - Vasospasmo, geralmente ocorrendo vários dias após a HSA, que pode ocasionar infartos secundários.
> - Hidrocefalia induzida por obstrução ventricular precoce e/ou aracnoidite.
> - Convulsões [491].

425 – Em qual estágio de degradação da hemoglobina se encontra uma hematoma intraparenquimatoso que tem hipersinal em T1 e hipossinal em T2?
a. Oxiemoglobina
b. Desoxiemoglobina
c. Metemoglobina intracelular
d. Metemoglobina extracelular
e. Hemossiderina

Resposta: c

Estágio	Tempo	Hemoglobina	T1	T2
Hiperagudo	< 24 horas	Oxiemoglobina	Iso	Hiper
Agudo	1-3 dias (horas a dias)	Deoxiemoglobina	Iso	Hipo
Subagudo recente	> 3 dias (dias a 1 semana)	Metaemoglobina intracelular	Hiper	Hipo
Subagudo tardio	> 7 dias (1 semana a meses)	Metaemoglobina extracelular	Hiper	Hiper
Crônico	> 14 dias (meses)	Hemossiderina	Hipo	Hipo

426 – Paciente com diabetes *melitus* e hipertensão arterial com sinais de oclusão proximal de uma das artérias carótidas internas imediatamente acima da bifurcação (bulbo carotídeo) com enchimento retrógrado da porção intracraniana da artéria carótida interna. Este enchimento retrógrado ocorre, mais frequentemente, por:
   a. Colaterais através da ACOM
   b. Colaterais através da PCOM
   c. Colaterais através da artéria oftálmica
   d. Comunicantes patentes (Círculo de Willis completo)
   e. Colaterais através da artéria temporal superficial ipsolateral

Resposta: c

427 – Qual é a causa mais comum de aumento da velocidade sistólica na artéria carótida interna em um estudo Dopplerfluxométrico?
   a. Estenose da artéria carótida comum ipsolateral
   b. Oclusão da artéria carótida interna contralateral
   c. Estenose da artéria carótida externa contralateral
   d. Nenhuma das anteriores
   e. Dissecção da artéria carótida interna ipsolateral

Resposta: a

428 – Qual é a causa mais comum de reversão diastólica precoce em ambas artérias carótidas comuns em um estudo Dopplerfluxométrico?
   a. Edema cerebral
   b. Estenose aórtica
   c. Insuficiência aórtica
   d. Estenose carotídea bilateral
   e. Estenose aórtica

Resposta: c

■ Regurgitação com insuficiência aórtica é a causa mais comum de refluxo de sanguíneo durante a diástole [492, 493].

429 – Qual o diagnóstico mais provável de um idoso normotenso de 75 anos com hematoma subcortical frontal à direita sem realce significativo do tecido adjacente?
a. Angiopatia amiloide
b. Malformação arteriovenosa
c. Metástase hemorrágica
d. Hemorragia hipertensiva
e. Trombose venosa cerebral

Resposta: a

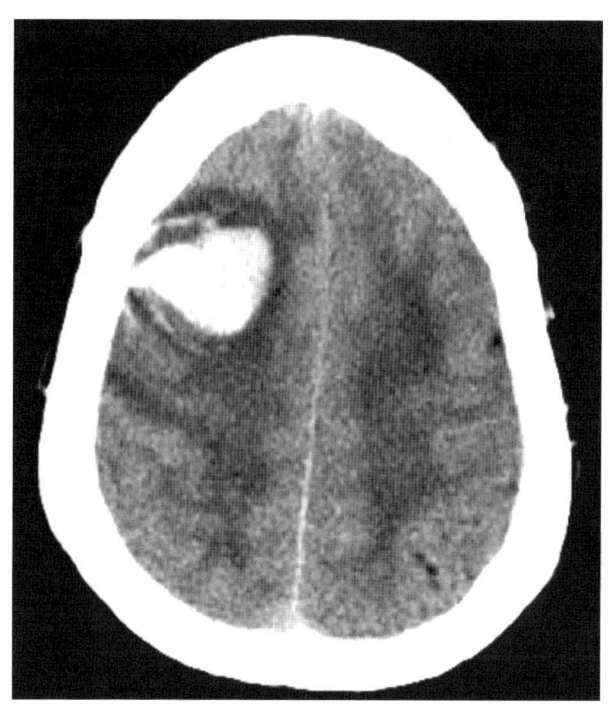

Hemorragia lobar frontal à direita decorrente de angiopatia amiloide

430 – De acordo com a classificação de Spetzler-Martin para malformações arteriovenosas, qual a classificação de uma MAV medindo cerca de 7 cm envolvendo os giros pré- e pós- centrais com drenagem puramente superficial?
a. 3
b. 4
c. 5
d. 6
e. 7

Resposta: b

Para maiores informações, ver as seguintes referências: [494, 495].

Tamanho[1]		Eloquência do tecido adjacente[2]		Padrão de drenagem venosa[3]	
Pequeno (< 3 cm)	1	Não eloquente	0	Superficial somente	0
Médio (3-6 cm)	2	Eloquente	1	Componente profundo	1
Grande (> 6 cm)	3				

- O tamanho correspondente à medida do maior diâmetro do *nidus* à angiografia.
- Áreas eloquentes incluem: o córtex sensorial e motor, áreas da linguagem e visual, tálamo, hipotálamo, cápsula interna, tronco cerebral, pedúnculos cerebelares e núcleos denteados.
- A drenagem venosa é considerada superficial no caso de todas as vias de drenagem por via venosa cortical.

431 – Quais das seguintes artérias podem estar comprometidas na síndrome de Wallenberg (Síndrome bulbar lateral)?
a. Ramos da artéria basilar
b. Artéria cerebelar anteroinferior (AICA) contralateral
c. Artéria cerebral posterior ipsolateral
d. Artéria cerebelar inferior posterior (PICA) contralateral
e. Artéria cerebelar inferior posterior (PICA) ipsolateral

Resposta: e

- A síndrome de Wallenberg (síndrome da artéria cerebelar inferior posterior) é caracterizada por déficits sensoriais afetando o tronco e extremidades do lado oposto do infarto, e déficits sensoriais que afetam o rosto e nervos cranianos do mesmo lado do infarto.
- Especificamente, há uma perda da sensibilidade à dor e à temperatura contralaterais do corpo e ipsolaterais da face.
- Outros sintomas clínicos são disfagia, fala arrastada, ataxia, dor facial, vertigem, nistagmo, síndrome de Horner, diplopia e, eventualmente, mioclonia palatal [496, 497].

432 – Qual o diagnóstico mais provável para o caso de uma criança com desidratação severa e alterações do estado mental com ressonância magnética evidenciando edema e hemorragias talâmicas bilaterais?
a. Encefalite herpética
b. Trombose da artéria basilar
c. Trombose venosa profunda
d. Lesão axonal difusa
e. Glioblastoma multiforme hemorrágico

Resposta: c

- Trombose venosa cerebral (TVC) é uma entidade multifatorial que pode ser precipitada por desidratação, assim como por sepse, estados de hipercoagulabilidade e compressão venosa extrínseca.
- As complicações mais frequentes da TVC são os infartos venosos com ou sem transformação hemorrágica [498].

433 – Qual é o diagnóstico mais provável para o caso de um homem de 59 em tratamento quiropráxico, que iniciou quadro de perda de sensibilidade dolorosa e de temperatura no lado direito do corpo e no lado esquerdo do rosto, ataxia e desvio da língua para a direita?
  a. Síndrome de Wallenberg por dissecção da artéria vertebral esquerda
  b. Síndrome de Weber
  c. Infarto pontino central
  d. Glioma
  e. Síndrome de Horner

Resposta: a

> - Traumas menores podem estar associados à dissecção das artérias vertebrais como praticar yoga, pintar o teto, tosse, vômitos, espirros, anestesia e durante o ato de ressuscitação [499].

434 – Quais são as melhores sequências para se avaliar pacientes com suspeita de lesão axonal difusa?
  a. Difusão
  b. T1
  c. T2
  d. FLAIR
  e. Gradiente eco (T2*)/ Susceptibilidade magnética. Imagem gradiente eco e de susceptibilidade magnética (SWI)

Resposta: d, e

> - Imagens Gradiente eco são superiores para avaliar as lesões axonais difusas hemorrágicas típicas.
> - Imagens FLAIR são mais adequadas para demonstrar lesões axonais difusas não hemorrágicas.

435 – Ordene de forma decrescente, por frequência de localização, as hemorragias hipertensivas.
a. Putâmen, cápsula interna
b. Tálamo
c. Ponte
d. Cerebelo
e. Substância branca subcortical

Resposta: a, b, c, d, e

Putâmen, cápsula interna (50-65%), tálamo (15-25%), ponte (5-10%), cerebelo (2-5%), substância branca subcortical (1-2%)

436 – Uma lesão isquêmica focal localizada na estrutura indicada abaixo causará, mais provavelmente:
a. Perda da sensibilidade do membro inferior esquerdo
b. Paresia da mão esquerda
c. Afasia de Broca
d. Afasia de Wernicke
e. Nenhuma das anteriores

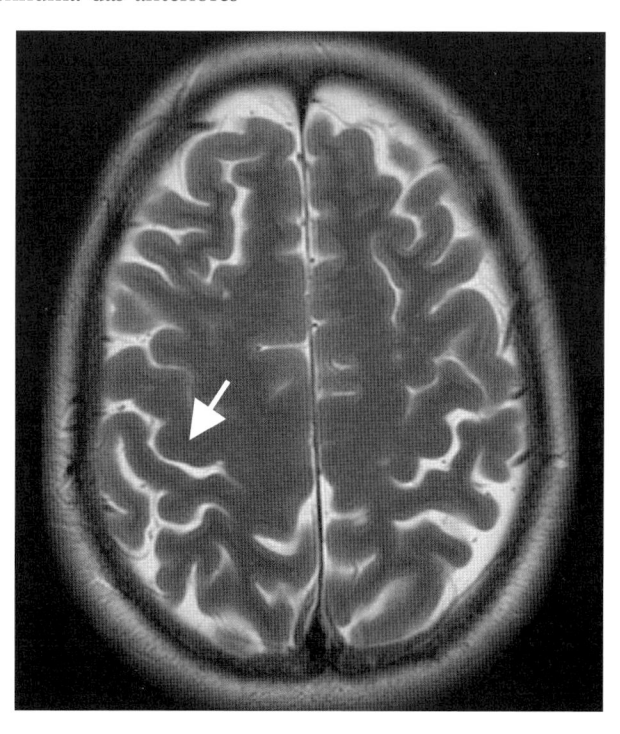

Resposta: b

437 – Qual é o local mais comum de doença aterosclerótica sintomática do sistema carotídeo extracraniano?
   a. Artéria carótida comum
   b. Segmento petroso
   c. Artéria carótida externa
   d. Bulbo e artéria carótida proximal
   e. Arco aórtico e tronco braquicefálico

   Resposta: d

438 – Dentre os locais abaixo, qual o local menos comumente envolvido nos casos de lesões de cisalhamento ou lesões axonais difusas (*shear injuries*)?
   a. Cápsula interna
   b. Vérmis cerebelar
   c. Ponte
   d. Mesencéfalo
   e. Coroa radiada
   f. Substância branca subcortical

   Resposta: b

- A maioria das lesões axonais difusas (LAD) ocorre nos hemisférios cerebrais em localização subcortical, principalmente nas regiões frontais.
- LADs também podem estar localizadas em posição periventricular, nos lobos temporais e, ocasionalmente, nos lobos parietais e occipitais, nas cápsulas interna e externa e coroa radiada.
- Cerca de 21% da lesões de cisalhamento estão localizadas no corpo caloso (75% no aspecto posterior do corpo e esplênio) e menos comumente no tronco cerebral e pedúnculos cerebelares.
- As lesões hemorrágicas são mais bem vistas nas imagens GRE e SWI.

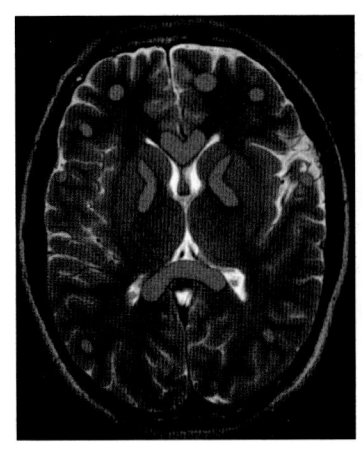

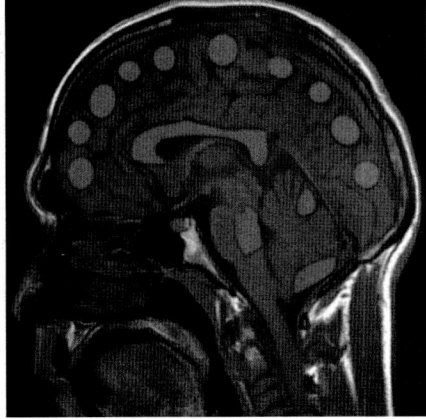

Locais mais comumente envolvidos com lesões axonais difusas. (Ver *Prancha* em *Cores.*)

439 – Recém-nascido a termo com múltiplas lesões anecoicas periventriculares são, provavelmente, secundárias a:
a. Infecção por CMV
b. Isquemia
c. Hemorragia
d. Trauma
e. Espaços perivasculares dilatados

Resposta: b

- Tais lesões hipoecoicas são provavelmente císticas, decorrentes de isquemia da substância branca e que evoluem para leucomalacia periventricular.

440 – Quais dos itens abaixo são causas de infarto nos pacientes jovens?
a. Dissecção
b. Vasculite
c. Anemia falciforme
d. Drogas ilícitas
e. Anticoncepcionais orais
f. HIV

Resposta: Todas estão corretas

Para maiores informações, ver as seguintes referências: [500-502].

441 – Quais dos itens abaixo são achados de imagem nos casos de dissecção arterial cervical?
a. Lúmen excêntrico estreito com realce e aumento do diâmetro total da artéria dissecada
b. Hipersinal em forma de crescente em T1 do hematoma intramural (meta-hemoglobina intra/extracelular)
c. Ausência de sinal no vaso por um longo segmento
d. Segmento longo com afilamento progressivo (*string sign* – sinal da corda)
e. Pseudoaneurisma

Resposta: Todas estão corretas

Para maiores informações, ver as seguintes referências: [503-507].

442 – **Qual é o diagnóstico mais provável no caso de mulher de 40 anos com náuseas e vômitos, cujo exame de tomografia computadorizada demonstrou hemorragias frontais próximas ao vértice?**
   a. Lesão axonal difusa
   b. Leucemia aguda
   c. Trombose do seio sagital superior
   d. Trombose de veia cortical
   e. Angiopatia amiloide

Resposta: c

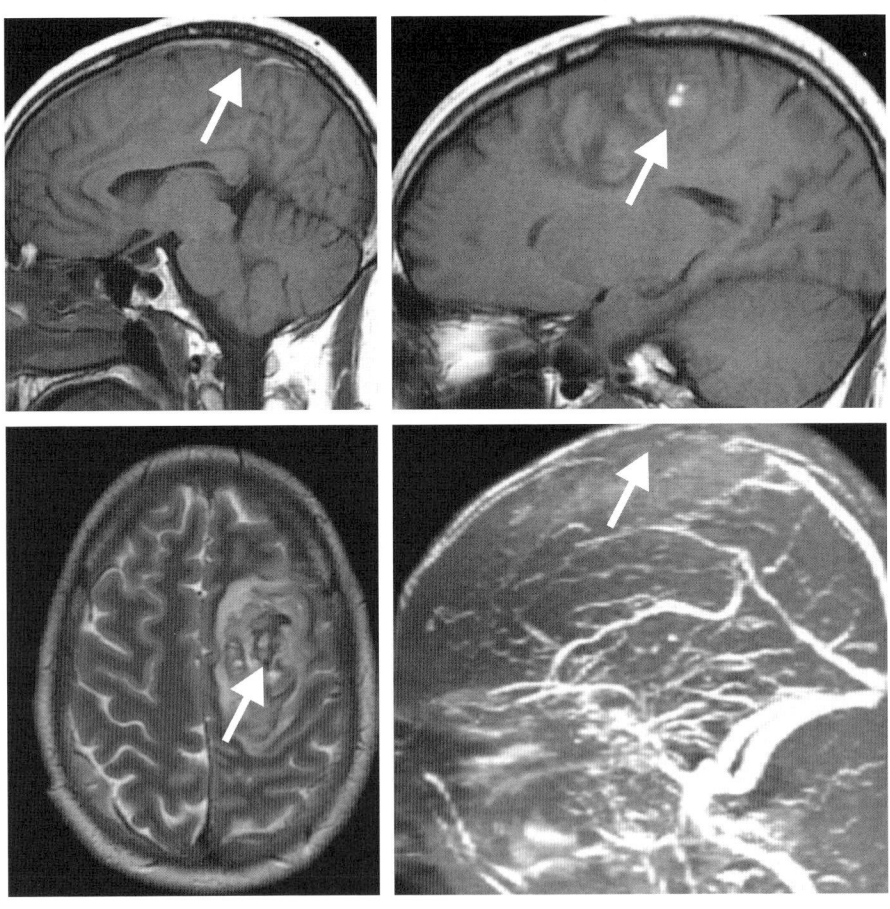

Exame de ressonância magnética da mesma paciente demonstrando extensa falha de enchimento no seio sagital superior compatível com trombose, sendo acompanhado de trombose de veias corticais, complicação com infarto e hemorragia frontal à esquerda

443 – Qual o próximo exame a ser realizado em um paciente com cefaleia apresentando hemácias crenadas no exame do liquor e material de alta densidade somente localizado na cisterna perimesencefálica à tomografia computadorizada?
   a. Repetir punção, pois se trata, provavelmente, de acidente de punção
   b. Angiotomografia cerebral
   c. Angiografia com subtração digital
   d. Ressonância magnética
   e. Repetir a tomografia computadorizada e injetar contraste, pois se trata, provavelmente, de artefato de endurecimento de raio

Resposta: b

444 – Qual é o diagnóstico mais provável do paciente acima?
   a. Acidente de punção
   b. Aneurisma roto (topo da artéria basilar)
   c. Fístula arteriovenosa
   d. Malformação arteriovenosa
   e. Hemorragia subaracnoide não aneurismática

Resposta: e

Hemorragia subaracnoide perimesencefálica (HSPMNA)

- HSPMNA não aneurismática parece ter uma etiologia e história natural distinta das causadas por ruptura de aneurismas.
- Nos casos de pacientes portadores de HSPMNA, a angiografia por tomografia computadorizada pode ser confiavelmente utilizada para se afastar aneurismas e ser utilizada como uma ferramenta diagnóstica primária [508-512].

445 – Dentre os exames abaixo, qual o mais sensível no diagnóstico de hemorragia subaracnoide?
   a. Tomografia computadorizada
   b. Arteriografia
   c. Ressonância magnética
   d. Cintilografia
   e. Punção lombar

Resposta: e

446 – O que está provavelmente sendo irrigado no caso de uma angiografia anormal demonstrando um ramo arterial tentorial proveniente do tronco meningo-hipofisário anormalmente dilatado?
a. Schwannoma vestibular
b. Glioma da fossa posterior
c. Paraganglioma jugular
d. Hemangioblastoma cerebelar
e. Metástases cerebelares
f. Malformação arteriovenosa dural

Resposta: f

- O ramo tentorial marginal ou artéria de Bernasconi-Casinari, ramo posterior do tronco meningo-hipofisário supre malformações vasculares durais ou neoplasias que envolvem o tentório, seio cavernoso ou *clivus* [513-515].

447 – Qual o achado mais provável na ressonância magnética de crânio de mulher de 65 anos com história de cefaleia e ataxia há três meses e um único episódio de vômito?
a. Infarto cerebelar
b. Hidrocefalia
c. Hipodensidade em ambos os lobos temporais
d. HAS
e. Atrofia dos núcleos caudados

Resposta: a

- Ataxias de tronco, marcha e postural podem ser causadas por lesões cerebelares, principalmente envolvendo o vérmis [516, 517].

448 – Qual das seguintes é a ordem correta dos principais ramos da artéria carótida externa?
   a. Tireóideia superior, faríngea ascendente, lingual, facial e occipital
   b. Auricular posterior, occipital, maxilar interna e tireóideia superior
   c. Tireóidea superior, facial, lingual e maxilar interna
   d. Maxilar interna, occipital, auricular posterior e lingual
   e. Auricular posterior, tireóidea superior, lingual e faríngea ascendente,

Resposta: a

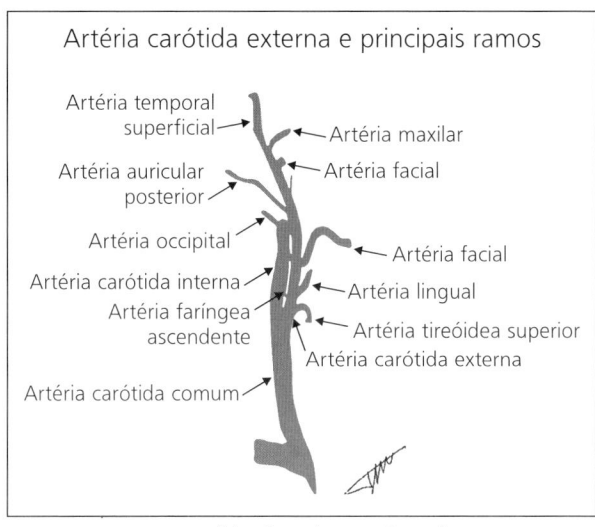

Artéria carótida externa e principais ramos

- Artéria temporal superficial
- Artéria maxilar
- Artéria auricular posterior
- Artéria facial
- Artéria occipital
- Artéria facial
- Artéria carótida interna
- Artéria lingual
- Artéria faríngea ascendente
- Artéria tireóidea superior
- Artéria carótida externa
- Artéria carótida comum

(Ver *Prancha* em *Cores*.)

449 – Qual das alternativas abaixo constitui uma comunicação carotídeo-basilar?
   a. Artéria oftálmica
   b. Artéria meníngea
   c. Artéria recorrente de Hubner
   d. Artéria trigeminal persistente
   e. Artéria temporal

Resposta: d

450 – Quais das alternativas abaixo são anastomoses carotídeo-basilares:
   a. Artéria comunicante posterior
   b. Artéria trigeminal persistente
   c. Artéria ótica
   d. Artéria do canal hipoglosso
   e. Artéria Proatlantal

Resposta: Todas acima

451 – Em relação aos achados angiográficos em um paciente com fístula carotídeo-cavernosa, indique V (verdadeiro) ou F (Falso).
a. Fluxo reverso na veia oftálmica superior
b. Fluxo reverso na artéria cerebral anterior contralateral
c. Proeminência do seio cavernoso contralateral
d. Enchimento do seio sagital superior
e. Trombose do seio cavernoso ipsolateral

Resposta: a. V, b. F, c. V, d. F, e. F

452 – Qual o diagnóstico mais provável no caso de um paciente que, ao praticar *jiu-jitsu*, sofreu uma queda grave e que, no dia seguinte, apresentou dor de garganta e sinal de Horner à esquerda?
a. Dissecção da carótida interna
b. Acidente vascular encefálico
c. Dissecção vertebral
d. Oclusão da carótida interna
e. Fratura da coluna cervical com luxação

Resposta: a

Dissecção da artéria carótida

- Dissecção da artéria carótida é uma causa comum de acidente vascular encefálico em pacientes com menos de 40 anos.
- Geralmente ocorre em indivíduos previamente hígidos seguidos de um evento traumático.
- Síndrome de Horner pode ser uma complicação de uma dissecção da artéria carótida e é caracterizada por:
  - Constrição pupilar anormal causada por paralisia dos músculos dilatadores da pupila.
  - Ptose, ocasionada por paralisia do músculo elevador da pálpebra.
  - Enoftalmia ocasionada por paralisia dos músculos extrínsecos dos olhos.
  - Vasodilatação e ausência de sudorese no rosto e pescoço em razão de falta de suprimento nervoso simpático [518-520].

453 – Qual o diagnóstico mais provável no caso de um paciente com história de trauma há 21 dias que apresentou, à tomografia computadorizada do crânio, uma lesão temporal com atenuação (densidade) de 40-45 UH (unidades Hounsfield) na fase pré-contraste com realce anelar fino e liso após a injeção de iodo?
a. Abscesso
b. Metástase
c. Hematoma
d. GBM de alto grau
e. Placa de esclerose múltipla

Resposta: c

454 – Sobre as massas selares, qual das alternativas abaixo é a única afirmativa verdadeira?
a. Hipotireoidismo pode ser causa de hiperplasia hipofisária
b. A associação de uma massa intrasselar com aumento de prolactina é diagnóstico de um prolactinoma
c. Uma massa hipofisária pode estar associada à síndrome de Conn
d. Ectopia da neuro-hipófise geralmente está associada à função normal da hipófise anterior
e. O achado de uma massa hipofisária hiperintensa em T1 é diagnóstico de apoplexia hipofisária

Resposta: a

- Casos de hipotireoidismo podem levar à hiperplasia hipofisária [521-524].
- Hiperprolactinemia tem causas diversas, incluindo metástases para a hipófise [525, 526].
- Em geral, uma redução volumétrica da hipófise pode estar associada a hiperaldosteronismo e não uma massa hipofisária.
- Lesões selares que exibem hipersinal em T1 incluem:
  - Adenoma hemorrágico.
  - Apoplexia hipofisária.
  - Síndrome de Sheehan.
  - Aneurisma trombosado.
  - Cisto da bolsa de Rathke.
  - Craniofaringioma.
  - Mucocele.
  - Lipoma.
  - Cisto dermoide.
  - Meningioma lipomatoso, entre outros [527].

455 – Qual a causa mais comum de hemorragia intracerebral no adulto?
   a. Aneurisma
   b. MAV
   c. Angiopatia amiloide
   d. Hipertensão arterial
   e. Vasculite

   Resposta: d

456 – Sobre as lesões axonais difusas, quais das afirmativas abaixo são verdadeiras?
   a. São lesões tipicamente localizadas na junção entre o córtex e a substância branca
   b. Parte considerável das lesões é microscópica
   c. A maioria das lesões está localizada na substância branca lobar, corpo caloso e tronco cerebral
   d. A tomografia computadorizada é menos sensível que a ressonância magnética para sua detecção, sendo em geral positiva em lesões maiores
   e. Lesões agudas são isointensas em T1 e a lesões subagudas hiperintensas em T1 e T2
   f. As imagens gradiente eco são as mais sensíveis para detectar lesões antigas

   Resposta: Todas corretas

457 – Quais são os achados Dopplerfluxométricos em uma estenose carotídea de 60-70%?
   a. Pico de fluxo sistólico < 110 cm/s – fluxo diastólico final < 40 cm/s
   b. Pico de fluxo sistólico < 130 cm/s – fluxo diastólico final < 40 cm/s
   c. Pico de fluxo sistólico > 250 cm/s – fluxo diastólico final > 40 cm/s
   d. Pico de fluxo sistólico > 130 cm/s – fluxo diastólico final > 40 cm/s
   e. Pico de fluxo sistólico > 130 cm/s – fluxo diastólico final < 40 cm/s

   Resposta: d

458 – Qual é a malformação vascular mais comum do sistema nervoso central?
   a. Angioma venoso (anomalia do desenvolvimento venoso)
   b. Telangiectasia capilar
   c. Angioma cavernoso (cavernoma)
   d. Malfomação da veia de Galeno
   e. Malformação arteriovenosa

   Resposta: a

459 – Qual é o segmento das artérias carótidas mais comumente afetado por uma lesão traumática não penetrante?
   a. Cervical
   b. Bulbo
   c. Cavernoso
   d. Petroso
   e. Supraclinoide

Resposta: a

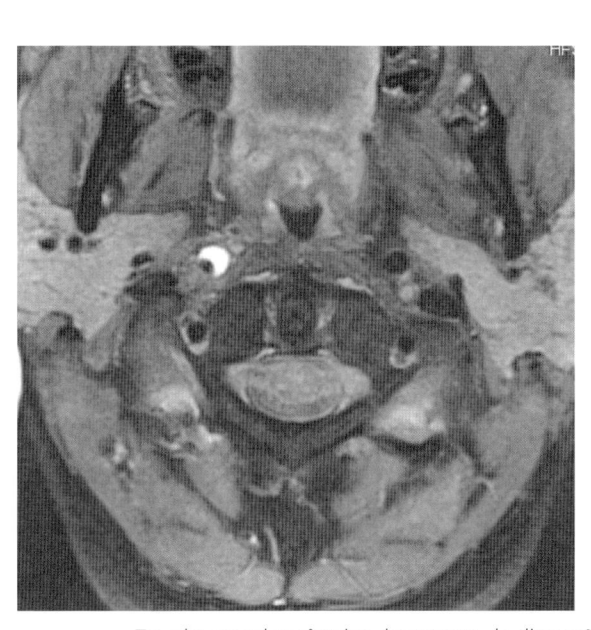

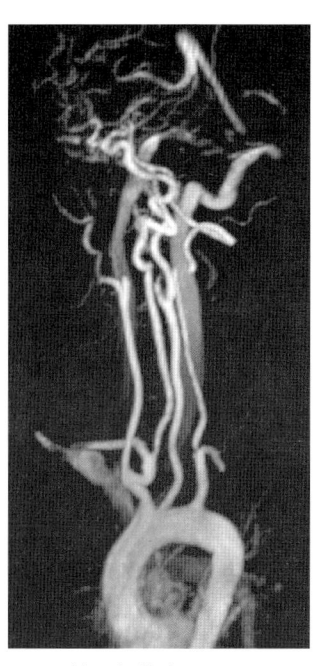

Trombo mural excêntrico decorrente de dissecção carotídea à direita

460 – Quais das entidades listadas abaixo podem complicar com hemorragia?
   a. Aspergilose invasiva
   b. Aneurisma micótico
   c. Infarto
   d. Trombose venosa
   e. Glioblastoma multiforme
   f. Angioma cavernoso
   g. Vasculite
   h. Angiopatia amiloide

Resposta: Todas abaixo

461 – Quais dos itens abaixo são achados de ressonância magnética esperados um dia após um infarto cerebral agudo?
   a. Realce do parênquima
   b. Efeito de massa
   c. Realce vascular
   d. Deposição de hemossiderina
   e. Realce meníngeo
   f. Restrição à difusão

   Resposta: c, f

462 – Nos casos de hematomas subdurais traumáticos, qual é a origem mais provável do sangramento?
   a. Veias cortico meníngeas
   b. Veia de Galeno
   c. Seio sagital superior
   d. Seio sagital inferior
   e. Seio esfenoparietal

   Resposta: a

463 – Sobre a amaurose fugaz, quais das afirmativas abaixo são corretas?
   a. Considerada um tipo de ataque isquêmico transitório
   b. Isquemia retiniana é o substrato fisiopatológico mais provável
   c. Pode ser hipotensiva, embólica, espasmódica e idiopática
   d. Clinicamente caracterizada por déficit visual monocular
   e. Pode estar associada à dissecção carotídea
   f. Pode estar associada a placas ulceradas e estenose carotídea hemodinamicamente significativas

   Resposta: Todas corretas

464 – Qual dos seguintes achados de imagem seria o mais provável no caso de um jovem de 18 anos de idade, com história de 6 meses de cefaleia e vômitos ocasionais, sem náusea, cujo exame físico revelou papiledema bilateral e ataxia truncal leve?
   a. Hidrocefalia não comunicante
   b. Massa intrasselar
   c. Infartos múltiplos
   d. Hemorragia subaracnoide maciça
   e. Hipodensidade da substância branca periventricular

   Resposta: a

465 – Qual é o diagnóstico mais provável no caso de um homem de 45 anos com história de cefaleia grave associada a náuseas e vômitos e história de aneurisma sacular roto há 7 dias?
   a. Hidrocefalia comunicante
   b. Hemorragia subaracnoide recorrente
   c. Vasospasmo
   d. Herniação subfalcina
   e. Hemorragia intraparenquimatosa

   Resposta: b

466 – Qual dos seguintes é o diagnóstico mais provável no caso de mulher de 40 anos, vítima de trauma contuso cervical há cerca de 7 dias, que desenvolveu, subitamente, amaurose fugaz e síndrome de Horner.
   a. Aneurisma da artéria vertebral
   b. Pseudoaneurisma da artéria carótida interna
   c. Pseudoaneurisma da artéria vertebral
   d. Aneurisma da artéria carótida interna
   e. Dissecção da artéria vertebral

   Resposta: b

467 – Lesão de alta densidade à tomografia com realce anelar fino, mais provavelmente representa:
   a. Cisto neuroepitelial
   b. Linfoma
   c. Abcesso
   d. Glioma de baixo grau
   e. Hematoma em evolução

   Resposta: e

468 – Casos de paralisia isolada do nervo oculomotor são mais comumente decorrentes de:
   a. Aneurisma do topo da artéria basilar
   b. Aneurisma da artéria comunicante anterior
   c. Aneurisma da artéria comunicante posterior
   d. Tumor do lobo temporal
   e. Glioma do nervo óptico

   Resposta: c

469 – Quais das entidades abaixo podem estar associadas a isquemias cerebrais?
   a. Encefalopatia de Wernicke
   b. Doença de Wilson
   c. Hemorragia subaracnoide
   d. Anemia falciforme
   e. Meningite tuberculosa

Resposta: c, d, e

470 – Vasospasmo pode ser uma complicação de:
   a. Hemorragia subaracnoide
   b. Aumento de proteína no líquor
   c. Hemorragia subdural
   d. Hipotensão
   e. Aumento da pCO_2

Resposta: a

471 – Dentre as artérias abaixo, qual é o último ramo da artéria carótida externa?
   a. Artéria auricular posterior
   b. Artéria temporal superficial
   c. Artéria occipital
   d. Artéria facial
   e. Artéria faríngea ascendente

Resposta: b

472 – Sobre os aneurismas intracranianos, assinale as alternativas corretas:
   a. Prevalência na população de 0,2 a 8,9%
   b. Aneurismas são múltiplos em 15 a 30% dos casos
   c. Mais comuns nos casos de doença renal policística do adulto, síndrome de Ehlers-Danlos, coarctação da aorta, neurofibromatose tipo 1, malformações arteriovenosas e displasia fibromuscular
   d. Mais comuns na circulação anterior (sistema carotídeo) que na posterior (vertebrobasilar)
   e. Mais comuns na artéria comunicante anterior
   f. Aneurismas menores que 7 mm na circulação anterior têm baixo risco de sangramento
   g. Se maiores que 25 mm, possuem risco acumulativo de sangramento em torno de 40% em 5 anos

Resposta: Todas acima são corretas

Para maiores informações, ver as seguintes referências: [528-530].

473 – Quais dos dados abaixo devem constar no relatório de um paciente com aneurisma sacular cerebral?
   a. Tamanho
   b. Colo
   c. Forma
   d. Orientação
   e. Ramos arteriais que se projetam do aneurisma

   Resposta: Todos acima

474 – Infarto venoso é mais comum em qual das seguintes malformações vasculares?
   a. Angioma venoso
   b. Telangiectasia capilar
   c. Angioma cavernoso

   Resposta: a

475 – Acerca dos cavernomas (angiomas cavernosos) identificados à ressonância magnética, qual das seguintes afirmativas é a verdadeira?
   a. Apresentam um núcleo central de hemossiderina que é hipointenso nas imagens ponderadas em T1 e T2
   b. Exibem acentuado realce pelo gadolínio
   c. São indistinguíveis do angioma venoso
   d. Acompanham um angioma venoso em mais da metade dos casos
   e. Podem apresentar artefatos de susceptibilidade nas imagens gradiente eco

   Resposta: e

476 – Qual é a causa mais comum de sangramento intracraniano relacionado a uma fístula arteriovenosa:
   a. Aneurisma arterial
   b. Aneurisma venoso
   c. Trombose venosa
   d. Refluxo venoso para veias corticais
   e. Ectasia dural

   Resposta: d

477 – Sobre os hematomas epidurais venosos, quais das afirmativas são verdadeiras?
   a. Menos comuns que os arteriais
   b. Causados pela laceração de seios venosos, veias diploicas e meníngeas
   c. Cerca de 10% dos hematomas epidurais são venosos
   d. A grande maioria é acompanhada de fraturas
   e. Mais comumente localizados na fossa posterior, região occipital, fossa craniana média e na convexidade

   Resposta: Todas são verdadeiras

Para maiores informações, ver a seguinte referência: [531].

478 – Quais dos itens abaixo são sinais tomográficos de um infarto cerebral agudo?
   a. Artéria cerebral média densa
   b. Sinal do ponto (*dot sign*) na cisterna Sylviana
   c. Perda da diferenciação entre o córtex e a substância branca insular
   d. Indefinição do núcleo lentiforme
   e. Apagamento de sulcos
   f. Parênquima cerebral hipodenso
   g. Sinal de Prévost (desvio conjugado do olhar)

   Resposta: Todas acima

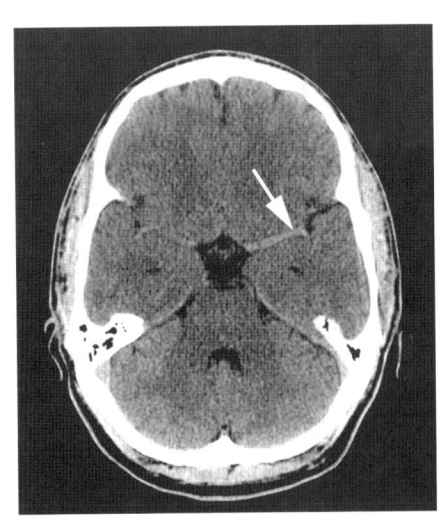

Artéria cerebral média densa à esquerda (seta)

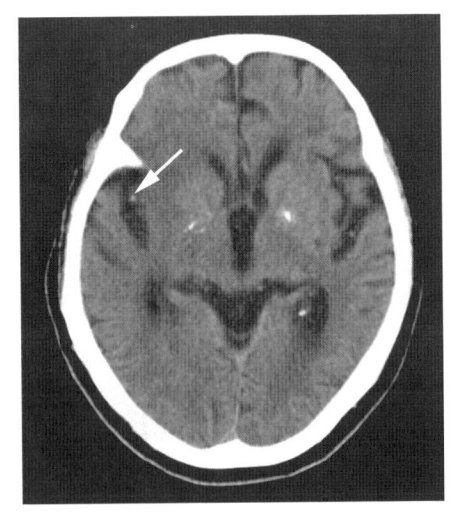

Sinal do ponto (*dot* sign) na cisterna Sylviana, em um caso de infarto agudo à direita (seta)

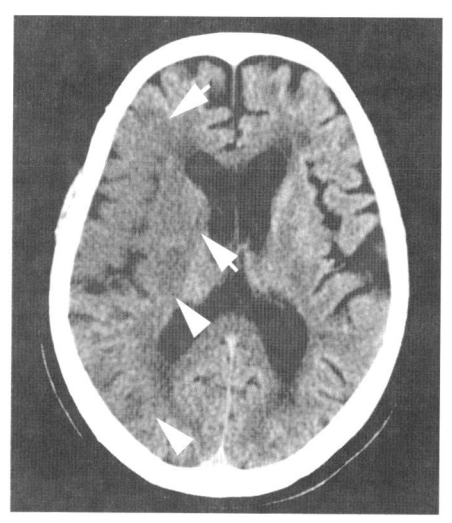

Perda da diferenciação entre o córtex e a substância branca insular, apagamento de sulcos e hipodensidade do parênquima

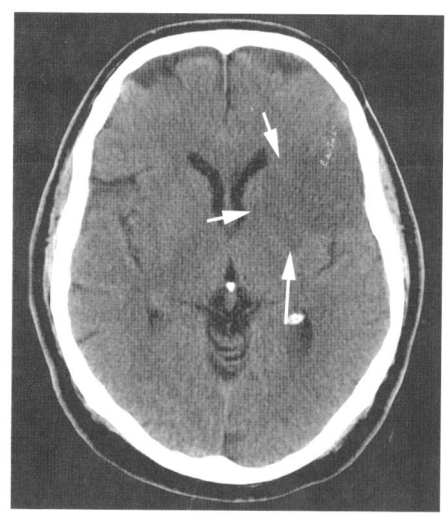

Indefinição do núcleo lentiforme

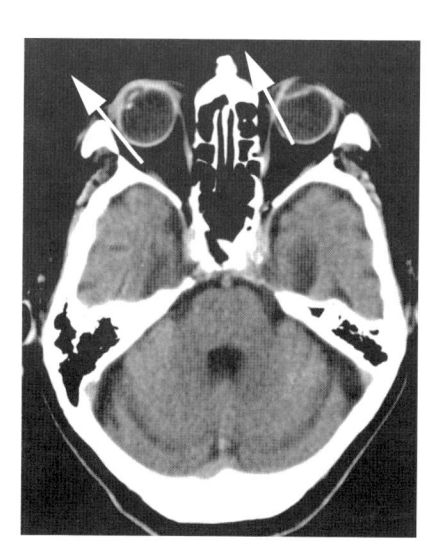

Sinal de Prévost

Para maiores informações, ver as seguintes referências: [532-538].

Mallinckrodt

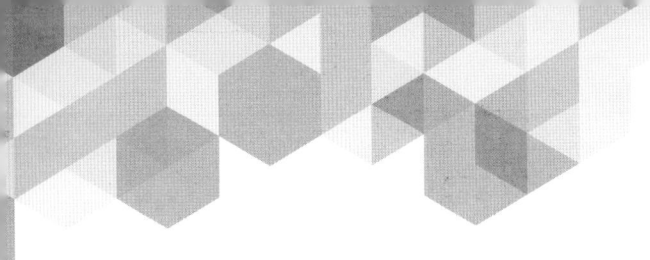

Optimark™
(Gadoversetamida)

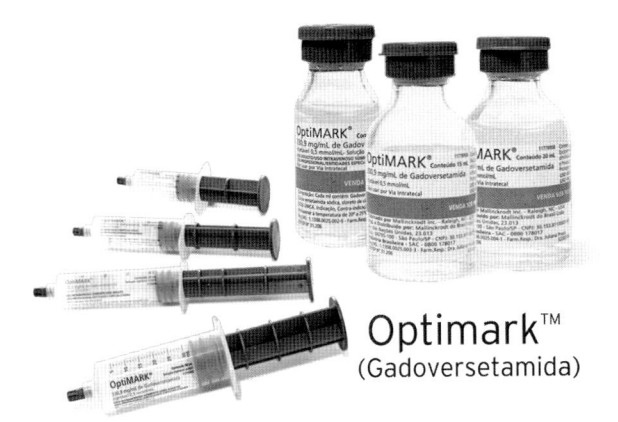

- Único meio de contraste aprovado pelo FDA para a utilização com injetoras.[3-6]
- Alto índice de relaxamento.[7]
- Não iônico.[1]
- Não é considerado um agente de alta osmolalidade.[1,2]

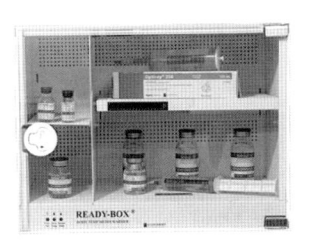

Ready-Box™

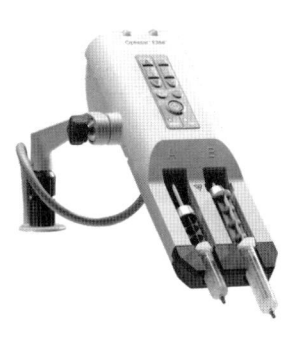

Optistar™ Elite™

Conheça nosso sistema
OptiSolution™
Segurança, Eficiência e Conveniência.

Referências: 1. Optimark™ (bula). St. Louis. MO: Covidien Inc. maio 2007. 2. Dawson, P. Textbook of Contrast Media, Chapters 22 and 23, 1999. 3. Omniscan™ (bula). Princeton, NJ: GE Healthcare AS: Junho 2007. 4. ProHance (bula). Princeton, NJ: Bracco Diagnostics Inc.; maio 2007. 5. Magnevist® (bula). Wayne, NJ: Bayer HealthCare Pharmaceuticals, Inc.; junho 2007. 6. MultiHance® (bula). Princeton, NJ: Bracco Diagnostics Inc.; maio 2007. 7. Rohrer, M et al. Investigative Radiology, Volume 40, Number 11, November 2005.

Mallinckrodt, the Pharmaceutical business of Covidien
Rua Gomes de Carvalho, 1.069 - 16º Andar - Vila Olímpia
São Paulo - SP - CEP 04547 - 004
Tel. / Fax: +55 (11) 3044 1010 - www.mallinckrodt.com
atendimento.mkpg@covidien.com

Optimark™ Registro MS: 113980025. Uso profissional/Entidades Especializadas.
Bulas e outras informações disponíveis na página seguinte ou entre em contato com a Mallinckrodt

COVIDIEN, COVIDIEN com logo, o logo da Covidien e *positive results for life* são marcas comerciais da Covidien AG registradas nos EUA e internacionalmente. Mallinckrodt é uma marca comercial de uma empresa Covidien. © 2013. Todos os direitos reservados.
BRZ_VRA+_ABRIL/2013_1

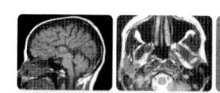

CAPÍTULO 8

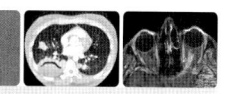

QUESTÕES DE HIPÓFISE, DOENÇAS DEGENERATIVAS E METABÓLICAS

479 – Pacientes com ataxia-telangiectasia podem apresentar telangiectasias conjuntivais.

> Falso ou verdadeiro?

> Resposta: Verdadeiro

480 – Hidrocefalia e atrofia cerebral podem causar deslocamento lateral das veias talamoestriadas.

> Falso ou verdadeiro?

> Resposta: Verdadeiro

Para maiores informações, ver a seguinte referência: [539].

481 – Quais dos itens abaixo são característicos da ataxia-telangiectasia?
  a. Telangiectasias da pele e olho
  b. Ataxia cerebelar
  c. Imunossupressão
  d. Infecções sinunasais e pulmonares
  e. Ataxia com atrofia do córtex cerebelar
  f. Associadas a neoplasias como linfoma, leucemia e neoplasias epiteliais

> Resposta: Todas acima são corretas

482 – Qual das afirmativas abaixo é falsa sobre a doença de Alzheimer?
  a. Principal causa de demência em indivíduos idosos
  b. O diagnóstico definitivo pode ser feito somente através da biópsia cerebral
  c. Tipicamente, as anormalidades envolvem as porções mesiais dos lobos temporais e com atrofia temporoparietal
  d. O composto de Pittsburgh B, uma molécula que se liga, preferencialmente, às fibrilas de beta-amiloide, pode ser usado para diagnóstico
  e. Existe perfusão diminuída no núcleo lenticular

> Resposta: e

Para maiores informações, ver as seguintes referências: [540-543].

483 – Qual o diagnóstico mais provável para o caso abaixo?

Puérpera com convulsões e queixas visuais apresentou lesões hiperintensas grosseiramente simétricas na substância branca nos aspectos posteriores dos lobos parietais e occcipitas, que desapareceram em um exame de acompanhamento realizado após 4 semanas.

a. PRES
b. Esclerose múltipla
c. HIV
d. Leucodistrofia do adulto
e. Doença de Devic

Resposta: a

> **PRES – Encefalopatia posterior reversível**
> - Complicação comum na pré-eclâmpsia/eclâmpsia que envolve, principalmente, a circulação posterior (encefalopatia hipertensiva).
> - Nestes casos, ocorre um desarranjo da autorregulação da circulação arterial cerebral com hiperdistensão vascular passiva, resultando em quebra da barreira hematoencefálica e extravasamento de proteínas e fluidos para o interstício, causando edema vasogênico, tipicamente reversível.
> - Hemorragia volumosa é uma complicação incomum.
> - A maioria das lesões resolve-se completamente em 4 a 6 semanas [544, 545].

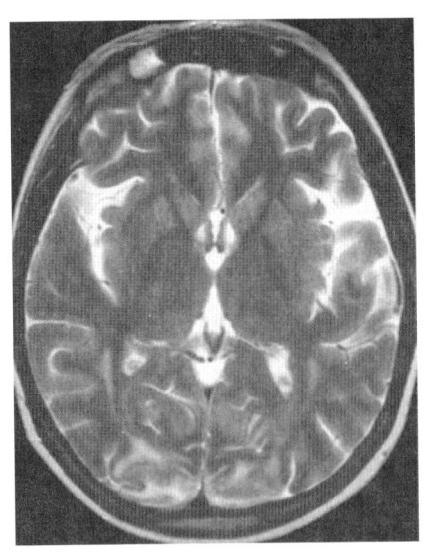

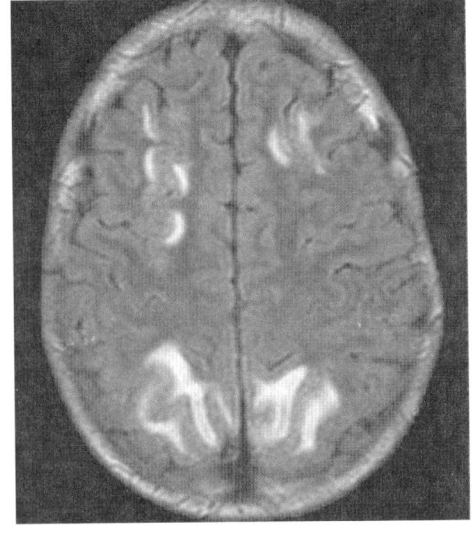

Puérpera com hipertensão arterial e convulsões com alterações típicas da síndrome da encefalopatia posterior reversível

484 – Qual o diagnóstico mais provável para o caso abaixo?

Mulher de 40 anos com quadro de cefaleia de início súbito acompanhada de vômitos e déficit visual.

Ressonância magnética apresentou uma lesão intrasselar ovalada, com extensão para a cisterna suprasselar comprimindo o quiasma óptico.

A lesão é hiperintensa em T1 e apresenta nível líquido/líquido e realce periférico.
a. Macroadenoma
b. Cisto da bolsa de Rathke
c. Craniofaringioma
d. Apoplexia hipofisária
e. Glioma hipotalâmico

Resposta: d

Apoplexia hipofisária

- Apoplexia hipofisária é uma complicação potencial dos adenomas pituitários.
- Acredita-se que, nestes casos, os adenomas sofrem alterações isquêmicas e infarto, necrose e hemorragia intraparenquimatosa.
- O quadro é tipicamente de início abrupto, que pode cursar com cefaleia, déficits visuais, vômitos e até hemorragia subaracnoide [546, 547].

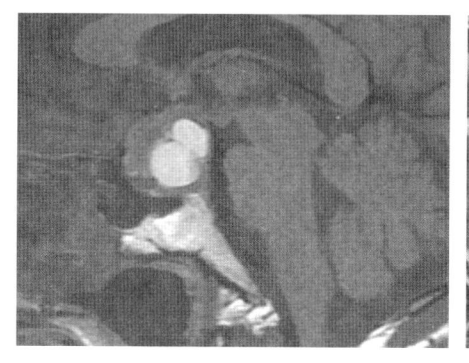

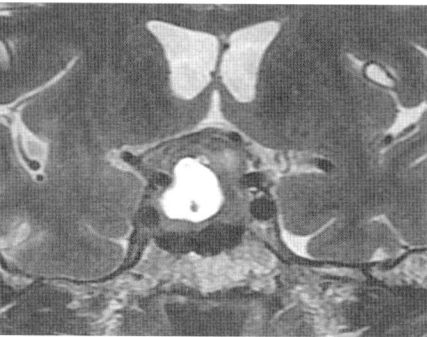

Apoplexia hipofisária

485 – Qual a mudança de sinal que ocorre no parênquima cerebral mais comumente vista em um paciente com doença hepática?
a. Diminuição do sinal T1 nos gânglios da base
b. Aumento do sinal T2 nos gânglios da base
c. Diminuição do sinal T2 nos gânglios da base
d. Aumento do sinal T1 nos gânglios da base

Resposta: d

- O aumento do sinal em T1 nos gânglios da base, hipófise e mesencéfalo (núcleo rubro) são características da disfunção hepatocelular crônica, provavelmente decorrente da deposição de manganês [548, 549].

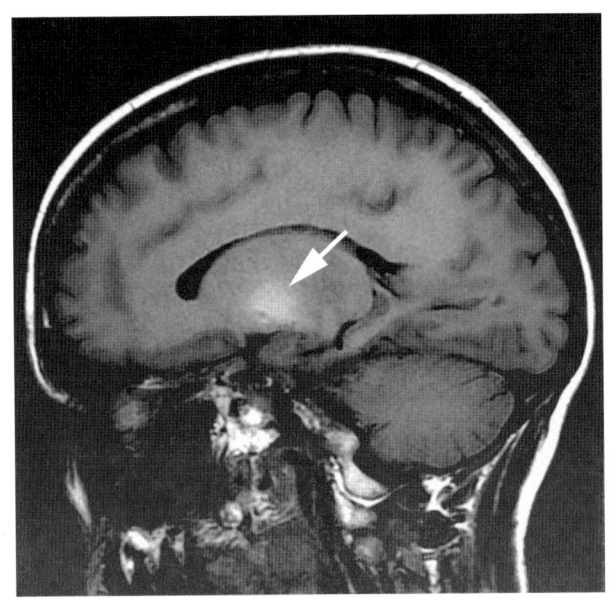

Encefalopatia hepática, com hipersinal em T1 nos gânglios da base (seta)

486 – Combine os itens da primeira coluna com as estruturas acometidas na segunda coluna:

Patologias	Estruturas acometidas
1. Doença de Huntington	a. Corno de Amon (Hipocampo)
2. Encefalopatia de Wernicke	b. Núcleo caudado
3. Uso crônico de fenitoína	c. Lobos temporais
4. Doença de Alzheimer	d. Cerebelo
5. Esclerose mesial temporal	e. Corpos mamilares

Resposta: 1.b, 2.e, 3.d, 4.c, 5.a

- Doença de Huntington – Atrofia dos núcleos caudados [550].
- Encefalopatia de Wernicke – Atrofia e aumento de sinal em T2 dos corpos mamilares [551, 552].
- Atrofia cerebelar - Uso crônico de fenitoína [553, 554].
- Doença de Alzheimer – Atrofia cerebral, principalmente dos lobos temporais e do hipocampo [555, 556].
- Esclerose mesial temporal – Atrofia do hipocampo [557].

487 – Qual o diagnóstico mais provável para o caso abaixo?

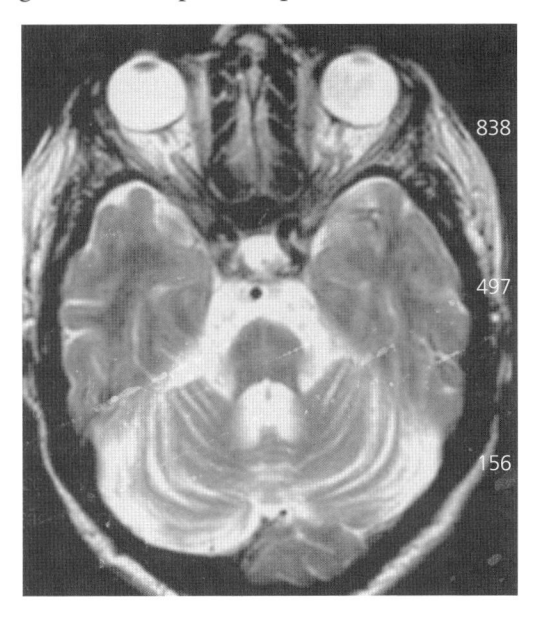

a. Atrofia de múltiplos sistemas
b. Uso crônico de anticonvulsivantes
c. Alcoolismo
d. Degeneração olivar hipertrófica
e. Diasquise cerebelar cruzada

Resposta: a

488 – Qual o diagnóstico mais provável em uma paciente de 65 anos com declínio cognitivo rapidamente progressivo com uma das imagens de ressonância magnética demonstrada abaixo?

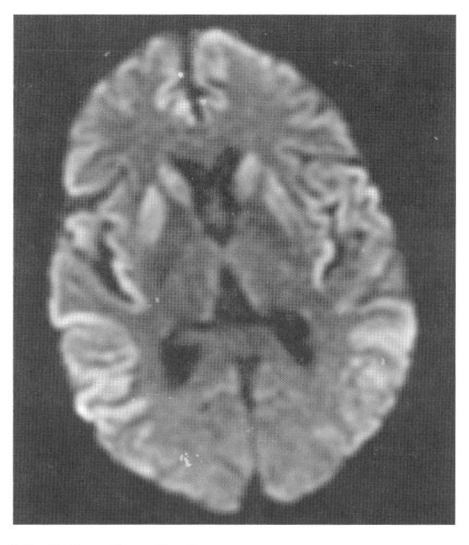

a. Síndrome hipóxico isquêmica
b. Enforcamento
c. Leucoencefaloptia multifocal progressiva
d. Infartos bilaterais das artérias cerebrais médias
e. Doença de Creutzfeldt-Jakob

Resposta: e

Doença de Creutzfeldt Jakob (DCJ)

- É a encefalopatia espongiforme subaguda transmissível mais frequente nos seres humanos.
- Incidência anual de 1 a 5 casos por milhão de indivíduos [558].
- Doença mediada por infecção priônica (*prion* – um tipo de proteína).
- As doenças priônicas são, de um modo geral, consideradas como infecciosas, pois podem alterar a estrutura de proteínas vizinhas [559].
- Doença invariavelmente fatal, que evolui para óbito entre 6 meses e 1 ano.
- A doença pode acometer pacientes em diversas faixas etárias, com pico entre a 5ª e 6ª décadas, aparentemente sem diferença de incidência entre os sexos.
- Acredita-se que aproximadamente 85-90% dos casos pertençam à forma esporádica da doença, outros 10-15% consistem na forma genética ou familiar, e uma pequena parcela destes casos é decorrente de uma forma variante da DCJ.
- Tipicamente, os pacientes apresentam quadro demencial rapidamente progressivo, acompanhado de mioclonias, sinais piramidais e EEG característico [560].

489 – Todos os itens abaixo são achados típicos de hipotensão intracraniana, exceto:
   a. Hidrocefalia
   b. Efusões subdurais
   c. Realce paquimeníngeo
   d. Estruturas venosas ingurgitadas
   e. Obliteração das cisternas basais

Resposta: a

Para maiores informações, ver as seguintes referências: [561-563].

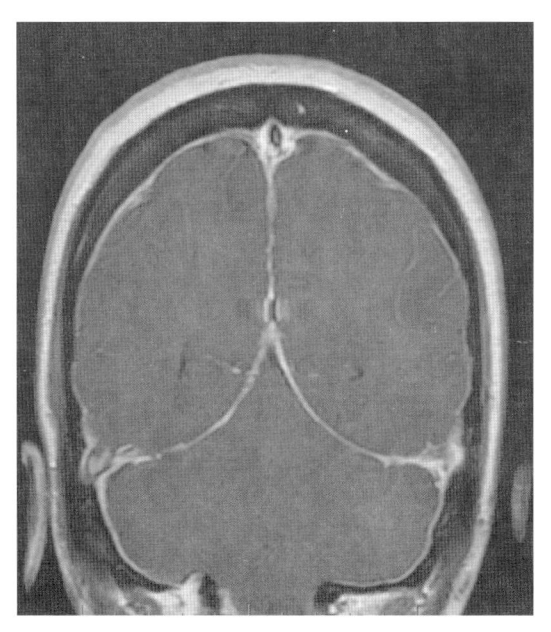

Realce paquimeníngeo difuso em um caso de hipotensão intracraniana

490 – Qual das seguintes afirmações é a verdadeira sobre a espectroscopia de prótons?
   a. Esta ténica pode distinguir gliomas altamente agressivos dos intermediários
   b. A maioria das doenças metabólicas tem um padrão característico distintivo
   c. Esta técnica pode diferenciar um tumor necrótico de um abscesso
   d. Pode distinguir com segurança lesões desmielinizantes tumefativas de neoplasias primárias
   e. A presença de pico de lactato pode indicar metabolismo anaeróbico

Resposta: e

Para maiores informações, ver a seguinte referência: [564].

491 – Qual teste da secreção nasal é o mais sensível para a detecção de rinorreia liquórica?
a. Glicose
b. Azul de metileno
c. Proteínas totais
d. Transferrina B2
e. Alfafetoproteína

Resposta: d

Para maiores informações, ver as seguintes referências: [192, 193]

492 – Qual dos itens abaixo é o menos comum nos casos de atrofia de múltiplos sistemas?
a. Pacientes apresentam movimentos coreiformes quando não tratados
b. Refratárias ao tratamento antiparkinsoniano
c. Hipotensão ortostática
d. Incapacidade de suar
e. Anormalidades de sinal putaminais em T2

Resposta: a

> - Atrofia de múltiplos sistemas é um grupo de doenças degenerativas refratárias à medicação antiparkinsoniana padrão, que envolvem o sistema extrapiramidal, fazendo parte das síndromes "*Parkinson Plus*".
> - Síndrome de Shy-Drager é uma atrofia de múltiplos sistemas caracterizada por disfunção autonômica, incluindo incapacidade de suar e hipotensão ortostática. Outras desordens *Parkinson Plus* são: degeneração corticobasal e a paralisia supranuclear progressiva.
> - Deposição de ferro nos gânglios da base pode ocorrer em alguns casos de síndromes *Parkinson Plus*. Anormalidades do sinal T2 putaminais podem ser encontradas em pacientes com atrofia de múltiplos sistemas e são mais bem identificadas em aparelhos de alto campo.
> - Os casos de coreia cujas características principais são a incapacidade de abster-se de movimento e hipotonia, são, de certo modo, opostos aos das síndromes parkinsonianas que cursam com incapacidade de iniciar movimentos e rigidez [565-567].

493 – No caso de um idoso com história de ataxia, déficit cognitivo e incontinência urinária, quais dos itens são os achados mais prováveis ao exame de tomografia ou ressonância magnética?
a. Dilatação ventricular desproporcional
b. Quarto ventrículo com dimensões anormais
c. Realce leptomeníngeo
d. Hematoma subdural crônico
e. Arqueamento do corpo caloso
f. *Flow void* na topografia do aqueduto cerebral
g. Apagamento dos sulcos entre os giros corticais

Resposta: a, b, e, f, g

494 – Qual o diagnóstico mais provável no caso de uma jovem parturiente com exame de ressonância magnética apresentando hipersinal simétrico em T2 em ambos os lobos occipitais, envolvendo, primariamente, a substância branca subcortical, com moderado edema vasogênico que demonstrou regressão total das lesões em um exame de controle realizado 4 semanas depois?
a. PRES
b. Síndrome do topo da basilar
c. Trombose do seio sagital
d. LEMP
e. Infarto
f. Herpes

Resposta: a

Síndrome de encefalopatia posterior reversível

- A síndrome da encefalopatia posterior reversível (PRES) é um estado neurotóxico secundário à perda da autorregulação da circulação posterior em resposta às alterações agudas da pressão sanguínea.
- Nestes casos, ocorre hiperperfusão cerebral com quebra da barreira hematoencefálica, que resulta em extravazamento de fluido para o interstício e edema vasogênico, mais comumente nas regiões parieto-occipitais.
- As causas principais são: hipertensão grave, eclâmpsia/pré-eclâmpsia, glomerulonefrite aguda, síndrome hemolítica urêmica, púrpura, lúpus, toxicidade por drogas (cisplatina, interferon, eritropoietina, tacrolimus, ciclosporina e azatioprina) e transplante de órgãos.
- Os aspectos de imagem típicos incluem lesões que predominam na substância branca subcortical posterior, com algum envolvimento do córtex suprajacente e que, tipicamente, são reversíveis.
- Em geral, as lesões são hiperintensas em T2, por edema vasogênico [568, 569].

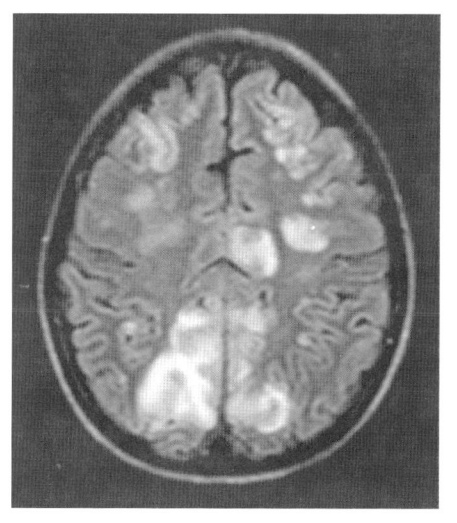

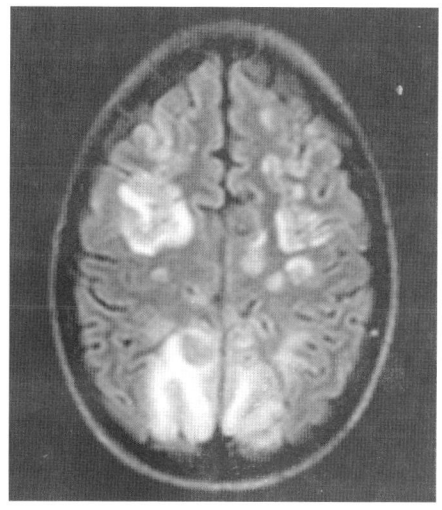

Paciente púerpera com hipertensão arterial, convulsões e quadro de crises convulsivas com achados típicos da síndrome da encefalopatia posterior reversível

495 – Paciente com vômitos, cefaleia, papiledema bilateral e história de 6 meses de diplopia com piora progressiva, provavelmente apresenta:
a. Esclerose múltipla
b. Doença de Devic
c. Hidrocefalia obstrutiva
d. Enxaqueca
e. Doença de Susac

Resposta: c

496 – Todas as condições abaixo podem apresentar lesões hiperintensas em T1 nos gânglios da base, exceto:
a. Doença de Leigh
b. Pacientes soldadores
c. Insuficiência renal crônica em hemodiálise
d. Degeneração hepatocelular
e. Nutrição parenteral total

Resposta: a

Para maiores informações, ver as seguintes referências: [570].

497 – Todas as seguintes afirmações sobre a doença de Huntington são verdadeiras, exceto:
a. Cursa com atrofia dos gânglios da base, cerebelo e tronco cerebral
b. Tipicamente apresenta alargamento dos ventrículos laterais
c. Calcificações bilaterais dos gânglios da base são comuns
d. A doença é herdada de forma autossômica dominante
e. O início da doença é tipicamente durante a 4ª e 5ª décadas de vida

Resposta: c

Doença de Huntington
- Doença autossômica dominante, que acomete, comumente, indivíduos entre a 4ª e 5ª décadas de vida.
- Atrofia dos gânglios da base, cerebelo e tronco cerebral são os achados de imagem típicos
- Como resultado da atrofia característica do núcleo caudado, há um alargamento dos ventrículos laterais, fazendo com que as paredes laterais dos cornos frontais assumam um aspecto côncavo [571, 572].

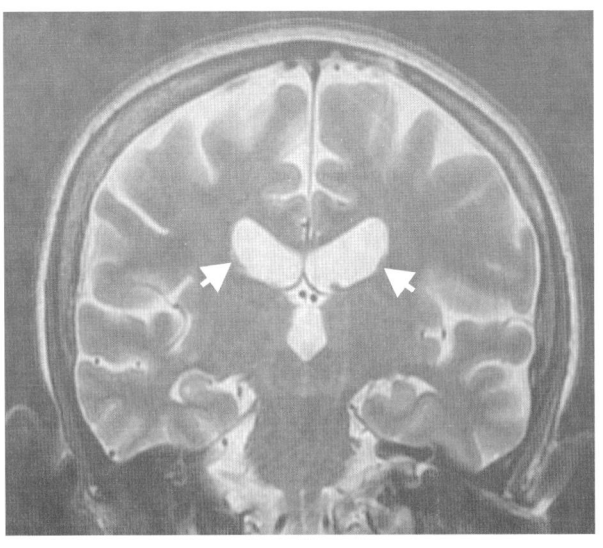

Caso típico de Doença de Huntington com atrofia bilateral dos núcleos caudados

498 – Qual das seguintes doenças é tipicamente associada a alterações bilaterais da substância branca peritrigonal e do corpo caloso com realce?
a. Adrenoleucodistrofia
b. Doença de Krabbe
c. Leucodistrofia metacromática
d. Doença de Alexander
e. Doença de Canavan

Resposta: a

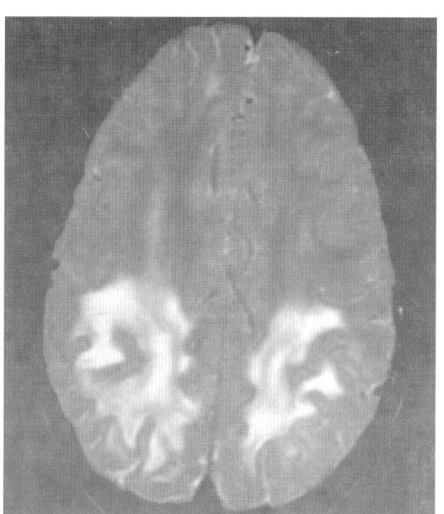

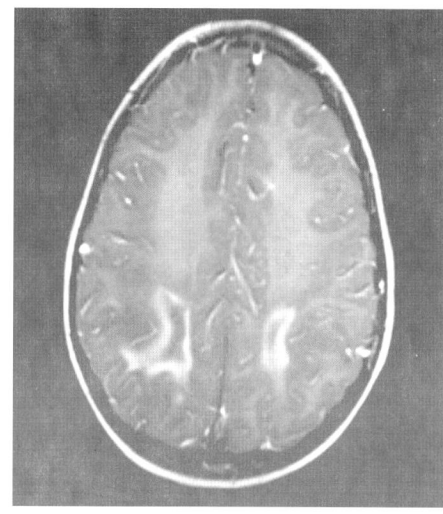

Adrenoleucodistrofia

499 – Com que idade a substância branca das crianças tem o padrão adulto de mielinização em exames de imagem?
a. 6 semanas
b. 2 meses
c. 18 meses
d. 24 meses
e. 36 meses

Resposta: d

500 – Associe corretamente os itens da primeira coluna (estruturas anatômicas) com os da segunda coluna (condições neurológicas):

1. Corpo mamilar	a. Síndrome de Wernicke
2. Hipocampo	b. Uso crônico de fenitoína
3. Cerebelo	c. Parkinson
4. Cabeça do núcleo caudado	d. Esclerose mesial temporal
	e. Huntington

Resposta: 1.a, 2.d, 3.b, 4.e

501 – Atrofia de qual estrutura abaixo não é um achado comum nas imagens de ressonância magnética nos casos de epilepsia do lobo temporal?
a. Hipocampo
b. Giro para-hipocampal
c. Fórnix
d. Corpo mamilar
e. Trato mamilotalâmico

Resposta: e

Para maiores informações, ver as seguintes referências: [573-576].

502 – Criança com irritabilidade, fraqueza muscular e calcificações nos gânglios da base e núcleos denteados tem, provavelmente:
   a. Hipoparatireoidismo
   b. Doença de Fahr
   c. Síndrome de Hurler
   d. Esclerose tuberosa
   e. Hiperparatiroidismo

Resposta: a

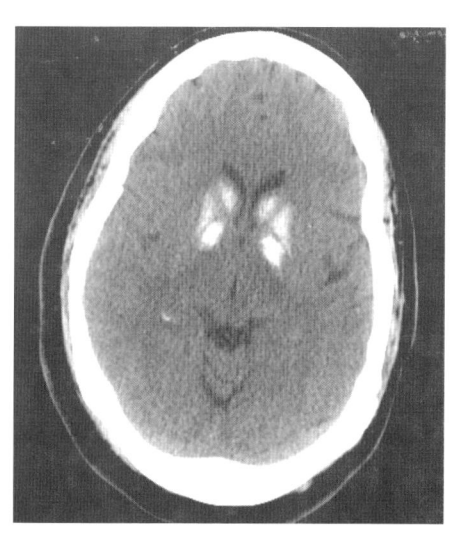

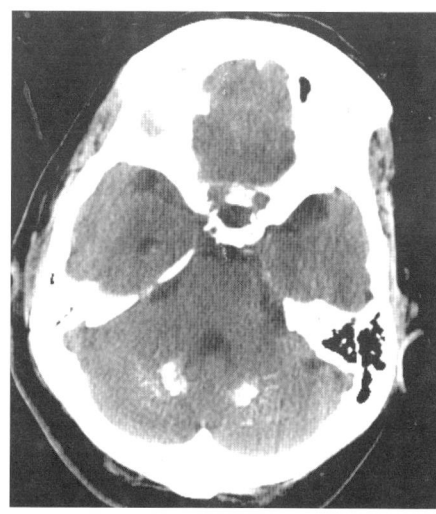

Calcificações nos gânglios da base e núcleos denteados em um paciente com hiperparatireodismo

503 – Qual dos seguintes é o diagnóstico mais provável em uma paciente idosa com demência apresentando múltiplas lesões hiperintensas em T2, sem realce ou edema, localizadas na substância branca periventricular e subcortical?
   a. Demência vascular
   b. Esclerose múltipla
   c. Alzheimer
   d. Doença de Huntington
   e. Doença de Creuztfeld-Jakob

Resposta: a

504 – O que é verdadeiro sobre a leucodistrofia metacromática?
   a. Leucodistrofia hereditária mais comum (autossômica recessiva)
   b. Considerada uma doença lisossomal
   c. Causada pela deficiência da arilsulfatase A
   d. Acúmulo sistêmico de sulfatídeos
   e. Diagnóstico pode ser feito dosando-se a arilsulfatase A na urina
   f. Tipicamente acomete crianças antes dos 3 anos de idade (entre 12 e 18 meses)
   g. De acordo com a apresentação, podem ser classificadas nas formas infantil, juvenil e adulta
   h. Manifestações clínicas incluem desordem do equilíbrio, estrabismo, déficit na fala, espasticidade, tremor e deterioração intelectual
   i. Alterações típicas na ressonância magnética incluem hiperintensidades simétricas bilaterais
   j. Envolvem substância branca periventricular
   k. Lesões poupam a substância branca subcortical (fibras U)
   l. Tipicamente sem realce
   m. Padrão tigroide típico

Resposta: Todas estão corretas

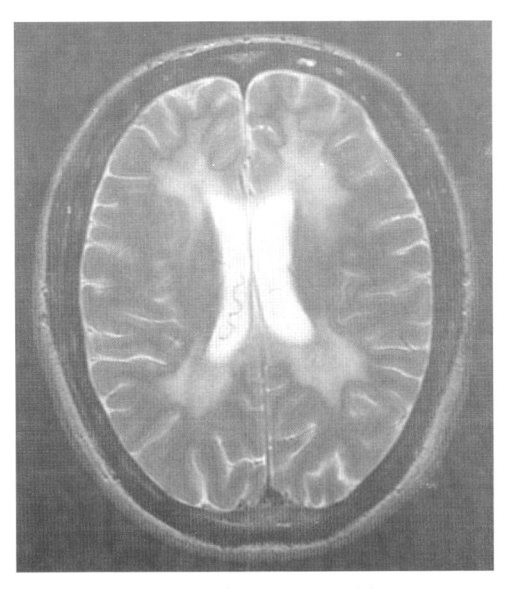

Leucodistrofia metacromática

505 – Calcificações nos gânglios das bases podem ser encontradas em:
   a. Hipoparatiroidismo
   b. Hiperparatiroidismo
   c. Síndrome de Kearns-Sayre
   d. MELAS
   e. Síndrome de Hastings-James
   f. Sídrome de Cockayne
   g. Proteinose lipoídica
   h. Neurofibromatose
   i. Esclerose tuberosa
   j. Toxoplasmose
   k. Rubéola congênita
   l. CMV
   m. Lúpus
   n. Doença de Fahr
   o. Hiperparatiroidismo primário
   p. Hipoparatireoidismo
   q. Pseudo-hipoparatiroidismo

   Resposta: Todas são corretas

Para maiores informações, ver as seguintes referências: [577-584].

506 – **Hidrocefalia comunicante pode ser decorrente de, exceto:**
   a. Meningite
   b. Hemorragia subaracnoide
   c. Glioma tectal
   d. Trauma

   Resposta: c

507 – A respeito da hidrocefalia de pressão normal, quais itens abaixo são corretos?
   a. Mais comum em pacientes com 50-70 anos
   b. A pressão líquórica de abertura é normal
   c. Tríade típica composta de demência, marcha atáxica e incontinência urinária
   d. Dilatação ventricular desproporcional aos sulcos
   e. Metade dos pacientes responde satisfatoriamente à derivação ventricular

Resposta: Todos são corretos

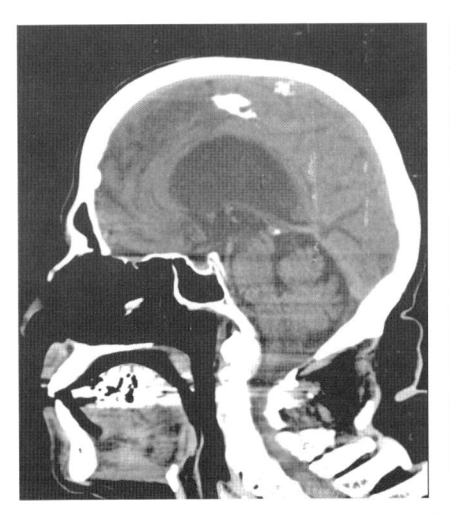

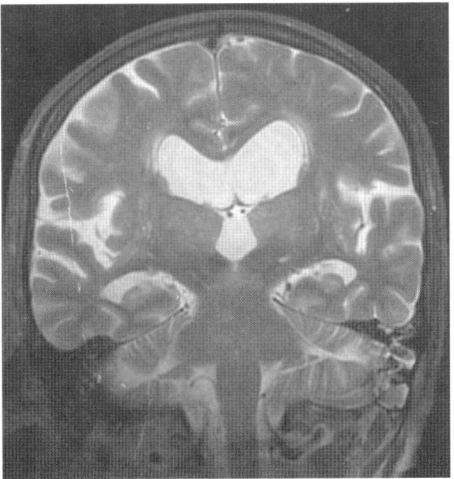

Hidrocefalia comunicante (hidrocefalia de pressão normal)

508 – A respeito dos cistos da bolsa de Rathke, qual afirmativa é verdadeira?
   a. Usualmente sintomáticos e tipicamente cursando com deficiência hipofisária
   b. Tipicamente sofrem realce após a injeção de gadolínio
   c. Até 75% dos casos são hiperintensos em T1
   d. Mais frequentes na infância ou na adolescência

Resposta: c

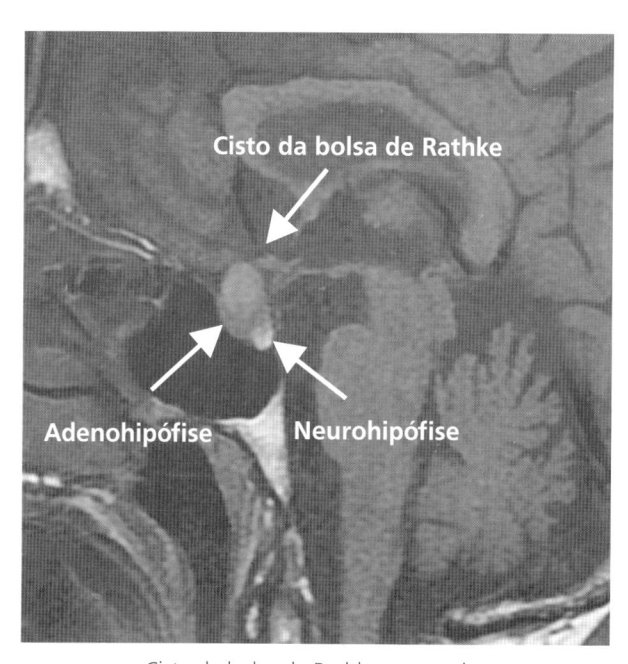

Cisto da bolsa de Rathke extrasselar

Para maiores informações, ver as seguintes referências: [9-13].

509 – Quais dos itens abaixo podem ser encontrados em um paciente com abuso de cocaína?
   a. Hemorragia
   b. Vasculite
   c. Vasospasmo
   d. Infarto
   e. Hemorragia subaracnoide

Resposta: Todos acima

Para maiores informações, ver as seguintes referências: [585-589].

510 – Sobre a sela túrcica parcialmente vazia, indique V (verdadeiro) ou F (falso).
   a. Extensão do espaço subaracnoide para o interior da sela túrcica através de um diafragma selar incompetente
   b. Hipófise afilada no assoalho da sela túrcica
   c. Forame infundibular alargado
   d. Mais frequente em mulheres
   e. A sela túrcica pode ter tamanho normal ou aumentado
   f. Secundária a pulsações do liquor através de um diafragma selar complacente
   g. As causas mais comuns incluem: tumor, fraqueza congênita do diafragma e variações fisiológicas das dimensões da sela túrcica como no caso de gravidez (aumento de volume e posterior regressão pós-parto), após cirurgia e radioterapia
   h. Pode estar presente nos casos de pseudotumor cerebral
   i. Usualmente assintomática, podendo haver casos de hipopituitarismo, distúrbios visuais e rinorreia liquórica (fístula liquórica)

   Resposta: Todas as afirmativas são corretas

Para maiores informações, ver as seguintes referências: [590-592].

511 – Sobre a síndrome da hipertensão intracraniana idiopática (*pseudotumor* cerebri), indique V (verdadeiro) ou F (falso).
   a. Aumento da pressão intracraniana na ausência de qualquer lesão expansiva
   b. Mais comuns em mulheres obesas em idade fértil
   c. Geralmente autolimitada, mas muitas vezes recorrente
   d. Pressão intracraniana superior a 250 mmH$_2$O
   e. Papiledema é o principal achado de exame físico
   f. Pode haver perda da visão associada à atrofia do nervo óptico
   g. Principais sintomas são cefaleia, rigidez de nuca, escotomas, redução da acuidade visual e paralisia do nervo abducente
   h. Pode ocorrer na vigência de hipervitaminose A, estenose de seios venosos durais, doenças do sono e aumento de lipocinas (leptina por exemplo) no liquor

   Resposta: Todas são corretas

Para maiores informações, ver as seguintes referências: [593-597].

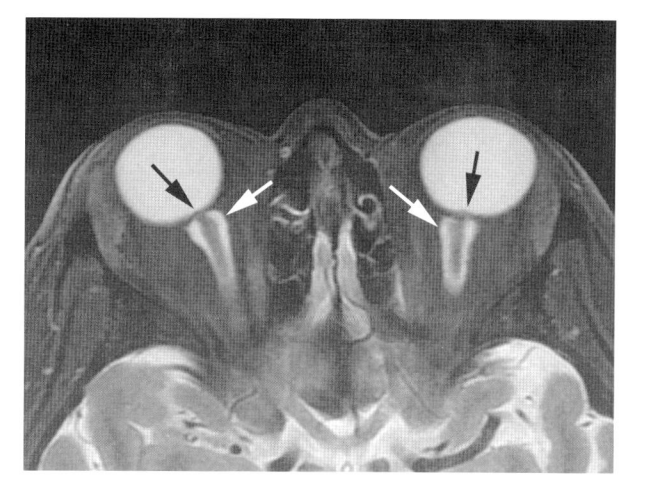

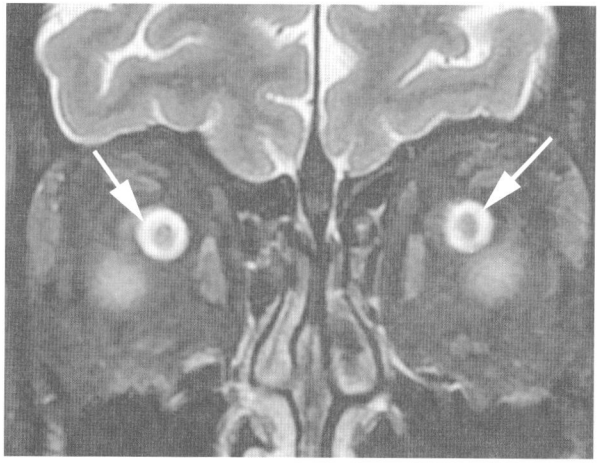

Síndrome da hipertensão intracraniana (*Pseudotumor* cerebri). Inversão das papilas ópticas (setas pretas) e dilatação dos espaços subaracnoides ao redor dos nervos ópticos (setas brancas)

Mallinckrodt

Optimark™
(Gadoversetamida)

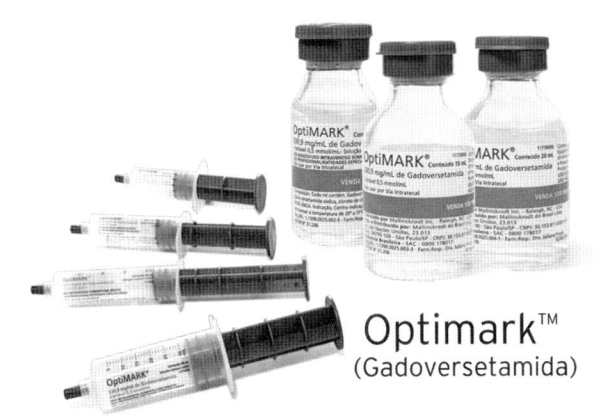

- Único meio de contraste aprovado pelo FDA para a utilização com injetoras.[3-6]
- Alto índice de relaxamento.[7]
- Não iônico.[1]
- Não é considerado um agente de alta osmolalidade.[1,2]

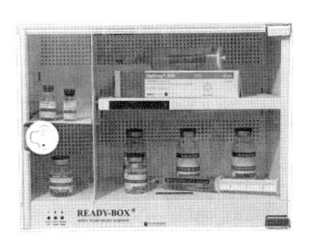

Ready-Box™

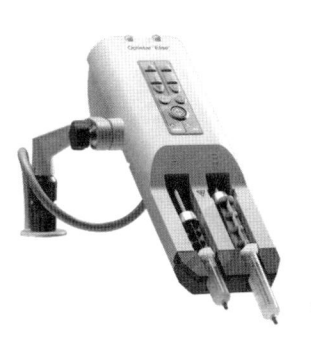

Optistar™ Elite™

Conheça nosso sistema
OptiSolution™
Segurança, Eficiência e Conveniência.

Referências: 1. Optimark™ (bula). St. Louis. MO: Covidien Inc, maio 2007. 2. Dawson, P. Textbook of Contrast Media, Chapters 22 and 23, 1999. 3. Omniscan™ (bula). Princeton, NJ: GE Healthcare AS; Junho 2007. 4. ProHance® (bula). Princeton, NJ: Bracco Diagnostics Inc.; maio 2007. 5. Magnevist® (bula). Wayne, NJ: Bayer HealthCare Pharmaceuticals, Inc.; junho 2007. 6. MultiHance® (bula). Princeton, NJ: Bracco Diagnostics Inc.; maio 2007. 7. Rohrer, M et al. Investigative Radiology, Volume 40, Number 11, November 2005.

Mallinckrodt, the Pharmaceutical business of Covidien
Rua Gomes de Carvalho, 1.069 - 16º Andar - Vila Olímpia
São Paulo - SP - CEP 04547 - 004
Tel. / Fax: +55 (11) 3044 1010 - www.mallinckrodt.com
atendimento.mkpg@covidien.com

Optimark™ Registro MS: 113980025. Uso profissional/Entidades Especializadas.
Bulas e outras informações disponíveis na página seguinte ou entre em contato com a Mallinckrodt®

COVIDIEN, COVIDIEN com logo, o logo da Covidien e *positive results for life* são marcas comerciais da Covidien AG registradas nos EUA e internacionalmente. Mallinckrodt é uma marca comercial de uma empresa Covidien. © 2013. Todos os direitos reservados.
BRZ_VRA+_ABRIL/2013_1

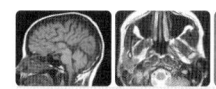

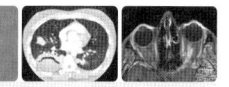

CAPÍTULO 9
MISCELÂNEA

512 – Quais das alternativas abaixo cursam com aumento do sinal do espaço subaracnoidc nas imagens FLAIR, exceto:
   a. Hemorragia subaracnoide
   b. Exame realizado sob oxigênio em alta concentração
   c. Anestesia com propofol
   d. Carcinomatose leptomeníngea
   e. Meningite

Resposta: Todas são corretas

513 – Realce nas cisternas da base é visto em, exceto:
   a. Meningite
   b. Hemorragia subaracnoide
   c. Tuberculose
   d. Pós punção lombar
   e. Metástases

Resposta: b

514 – Qual das afirmativas abaixo é a verdadeira em relação às reações adversas ao gadolínio?
   a. Reações adversas ocorrem em 10% dos pacientes.
   b. Pacientes com reações adversas ao iodo endovenoso não têm um risco aumentado de reação ao gadolínio
   c. A taxa de incidência de reações adversas ao gadolínio é semelhante ao contraste iodado
   d. 95% das reações adversas ocorrem nos primeiros 30 minutos após a injeção
   e. As reações adversas mais comuns são cefaleia, náusea, frio localizado no local da punção e tonturas

Resposta: e

- De acordo com Nelson et al., de um total de 15.496 pacientes que receberam 0,01 mmol de Gadopentato de Dimeglumina, 2,4% sofreram algum tipo de reação adversa, com 49,7% das reações ocorrendo nos primeiros 30 minutos e 44.9% uma hora após a injeção [598].
- 4,6% dos pacientes com reação prévia ao contraste iodado têm maior risco de reação adversa ao gadolínio, cerca de 2,3 vezes maior que o restante da população estudada [598].

515 – Qual das sequências de ressonância magnética abaixo é a mais sensível para se identificar um acidente vascular encefálico não hemorrágico?
 a. T1
 b. T2
 c. Difusão
 d. Densidade de prótons
 e. Gradiente eco

Resposta: c

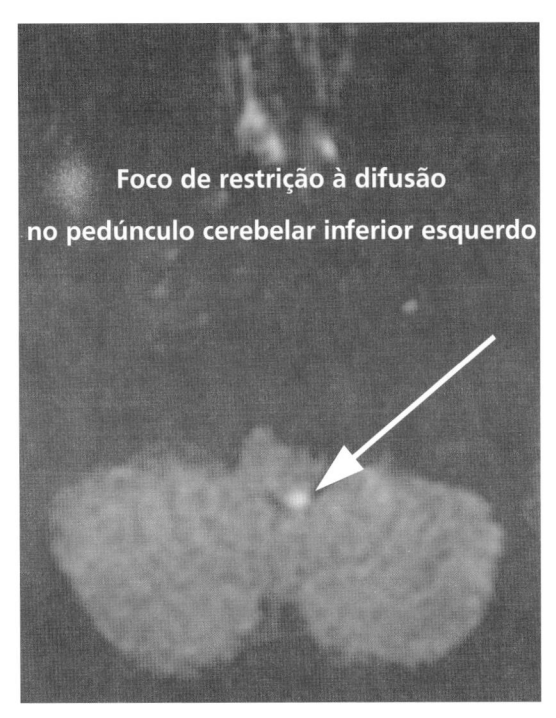

Foco de restrição à difusão no pedúnculo cerebelar inferior esquerdo

Infarto recente no pedúnculo cerebelar inferior esquerdo (seta)

516 – Qual dos itens abaixo é uma contraindicação absoluta para um exame de ressonância magnética do encéfalo:
  a. Prótese de quadril
  b. Revascularização do miocárdio nos últimos 7 dias
  c. Suturas metálicas cirúrgicas
  d. Implante coclear
  e. Corpo estranho metálico na órbita

Resposta: e

> Contraindicações absolutas à ressonância magnética:
> - Material ferromagnético em locais críticos (interna ou posteriormente ao globo ocular).
> - Marca-passos, desfibriladores internos, estimuladores neurais.
> - Fios de marca-passos temporários.
> - Clipes de aneurisma ferromagnéticos.
> - Certos implantes cocleares.

517 – Qual a função do teste de Wada?

Resposta:
- O teste de Wada é uma avaliação padrão realizada no preparo para lobectomias temporais.
- Os objetivos principais são: lateralizar a função da linguagem, avaliar o risco de amnésia e prever o declínio da memória [599, 600].

518 – Qual substância foi utilizada inicialmente no teste de Wada?

Resposta: Amobarbital [601].

519 – Mudando-se a matriz de imagens de ressonância magnética de 512 × 512 para 256 × 256, o tempo de aquisição muda para:
  a. ½
  b. ¼
  c. 2
  d. 4
  e. nenhuma mudança

Resposta: a

520 – Selecione a sequência de pulso ideal para a detecção de hemorragia medular aguda (desoxiemoglobina):
a. Sagital T1
b. Sagital T2
c. Axial T2
d. GRE T2 axial
e. Angiorressonância magnética

Resposta: b

521 – Qual das características de imagem abaixo é típica do halo de hemossiderina?
a. Alto sinal em T1
b. Hiperdenso na tomografia computadorizada sem contraste
c. Realce após a administração do meio de contraste
d. Mais conspícuo nas imagens de tomografia computadorizada
e. Baixo sinal nas imagens ponderadas em T2

Resposta: e

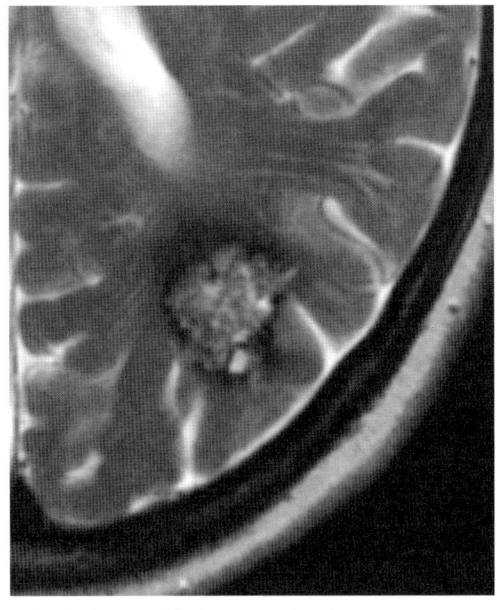

Halo de hemossiderina ao redor de um cavernoma (hipointenso em T2)

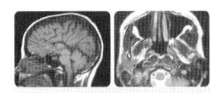

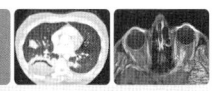

Referências Bibliográficas

1. Kesler H, Dias MS, Kalapos P. Termination of the normal conus medullaris in children: a whole-spine magnetic resonance imaging study. *Neurosurg Focus* 2007;23(2):E7.
2. Hill CA, Gibson PJ. Ultrasound determination of the normal location of the conus medullaris in neonates. *AJNR Am J Neuroradiol* 1995;16(3):469-72.
3. Wilson DA, Prince JR. John Caffey award. MR imaging determination of the location of the normal conus medullaris throughout childhood. *AJR Am J Roentgenol* 1989;152(5):1029-32.
4. Vitosevic Z *et al*. Blood supply of the internal capsule and basal nuclei. *Srp Arh Celok Lek* 2005;133(1-2):41-45.
5. Ballesteros MC, Hansen PE, Soila K. MR imaging of the developing human brain. Part 2. Postnatal development. *Radiographics* 1993;13(3):611-22.
6. Hansen PE *et al*. MR imaging of the developing human brain. Part 1. Prenatal development. *Radiographics,* 1993;13(1):21-36.
7. Barkovich AJ, Raybaud C. *Pediatric neuroimaging*. 5th ed. Philadelphia: Wolters Kluwer Health/Lippincott Williams & Wilkins 2011.
8. Lee JH. *Meningiomas: diagnosis, treatment, and outcome*, London: Springer, 2008, 639p.
9. Binning MJ *et al*. Rathke cleft cyst intracystic nodule: a characteristic magnetic resonance imaging finding. *J Neurosurg* 2005;103(5):837-40.
10. Choi SH *et al*. Pituitary adenoma, craniopharyngioma, and Rathke cleft cyst involving both intrasellar and suprasellar regions: differentiation using MRI. *Clin Radiol* 2007;62(5):453-62.
11. Keyaki A, Kim YJ, Nabeshima S. Clinical study of symptomatic Rathke cleft cyst. *No Shinkei Geka* 1999;27(7):625-31.
12. Hayashi Y *et al*. Rathke cleft cyst: MR and biomedical analysis of cyst content. *J Comput Assist Tomogr* 1999;23(1):34-38.
13. Asari S *et al*. MR appearance and cyst content of Rathke cleft cysts. *J Comput Assist Tomogr* 1990;14(4):532-35.
14. Murthy NS, Maus TP, Behrns CL. Intraforaminal location of the great anterior radiculomedullary artery (artery of Adamkiewicz): a retrospective review. *Pain Med* 2010;11(12):1756-64.
15. Yoshioka K *et al*. MR angiography and CT angiography of the artery of Adamkiewicz: state of the art. *Radiographics* 2006;26(Suppl 1):S63-73.
16. Rogers FB *et al*. Isolated stab wound to the artery of Adamkiewicz: case report and review of the literature. *J Trauma* 1997;43(3):549-51.
17. Yoshioka K *et al*. MR angiography and CT angiography of the artery of Adamkiewicz: noninvasive preoperative assessment of thoracoabdominal aortic aneurysm. *Radiographics* 2003;23(5):1215-25.
18. Takase K *et al*. Demonstration of the artery of Adamkiewicz at multi- detector row helical CT. *Radiology* 2002;223(1):39-45.
19. Jallo GI, Kothbauer KF, Abbott IR. Endoscopic third ventriculostomy. *Neurosurg Focus* 2005;19(6):E11.
20. Nishio S *et al*. Tumours around the foramen of Monro: clinical and neuroimaging features and their differential diagnosis. *J Clin Neurosci* 2002;9(2):137-41.

21. Koehler PJ, Bruyn GW, Pearce J. *Neurological eponyms.* New York, NY: Oxford University, 2000, 386p.
22. McWhorter GL. The relations of the Superficial and deep lobes of the parotid gland to the ducts and to the facial nerve. *Anat Rec* 1917;12(1):1097-185.
23. Gray H, Lewis WH. *Anatomy of the human body.* 20th ed. Philadelphia and New York: Lea & Febiger, 1918.
24. Saatci I *et al.* MRI of the facial nerve in idiopathic facial palsy. *Eur Radiol* 1996;6(5):631-36.
25. Gebarski SS, Telian SA, Niparko JK. Enhancement along the normal facial nerve in the facial canal: MR imaging and anatomic correlation. *Radiology* 1992;183(2):391-94.
26. Walker HK, Hall WD, Hurst JW. *Clinical methods: the history, physical, and laboratory examinations.* 3rd ed. Boston: Butterworths, 1990, 1087p.
27. Brandle P *et al.* Correlation of MRI, clinical, and electroneuronographic findings in acute facial nerve palsy. *Am J Otol* 1996;17(1):154-61.
28. Kohsyu H *et al.* Facial nerve enhancement in Gd-MRI in patients with Bell's palsy. *Acta Otolaryngol Suppl* 1994;511:165-69.
29. Seidenwurm D *et al.* Neuroendocrine imaging. American College of Radiology. ACR Appropriateness Criteria. *Radiology* 2000;215(Suppl):563-71.
30. Kovacs K, Horvath E. Pathology of pituitary adenomas. *Bull Los Angeles Neurol Soc* 1977;42(3-4):92-110.
31. Kovacs K, Horvath E, Ezrin C. Pituitary adenomas. *Pathol Annu* 1977;(12 Pt 2):341-82.
32. Tella Jr OI *et al.* ACTH pituitary adenomas: neurosurgical aspects. *Arq Neuropsiquiatr* 2002;60(1):113-18.
33. De Verdelhan O *et al.* MR imaging features of spinal schwannomas and meningiomas. *J Neuroradiol* 2005;32(1):42-49.
34. Salpietro FM *et al.* Do spinal meningiomas penetrate the pial layer? Correlation between magnetic resonance imaging and microsurgical findings and intracranial tumor interfaces. *Neurosurgery* 1997;41(1):254-57; discussion 257-58.
35. Schroth G *et al.* Magnetic resonance imaging of spinal meningiomas and neurinomas. Improvement of imaging by paramagnetic contrast enhancement. *J Neurosurg* 1987;66(5):695-700.
36. Nemoto Y *et al.* Intramedullary spinal cord tumors: significance of associated hemorrhage at MR imaging. *Radiology* 1992;182(3):793-96.
37. Chamberlain MC, Sandy AD, Press GA. Spinal cord tumors: gadolinium-DTPA-enhanced MR imaging. *Neuroradiology* 1991;33(6):469-74.
38. Zimmerman RA, Bilaniuk LT. Imaging of tumors of the spinal canal and cord. *Radiol Clin North Am* 1988;26(5):965-1007.
39. Herrlinger U *et al.* Primary central nervous system lymphoma: from clinical presentation to diagnosis. *J Neurooncol* 1999;43(3):219-26.
40. Grant JW, Isaacson PG. Primary central nervous system lymphoma. *Brain Pathol* 1992;2(2):97-109.
41. Haldorsen IS, Espeland A, Larsson EM. Central nervous system lymphoma: characteristic findings on traditional and advanced imaging. *AJNR Am J Neuroradiol* 2011;32(6):984-92.
42. Koeller KK, Rosenblum RS, Morrison AL. Neoplasms of the spinal cord and filum terminale: radiologic-pathologic correlation. *Radiographics* 2000;20(6):1721-49.
43. Friedman DP, Hollander MD. Neuroradiology case of the day. Myxopapillary ependymoma of the conus medullaris or filum terminale resulting in superficial siderosis and dissemination of tumor along CSF pathways. *Radiographics* 1998;18(3):794-98.
44. Reeder MM. *Reeder and Felson's Gamuts in radiology.* New York: Springer-Verlag, 2003.
45. Bikmaz K *et al.* Intradiploic epidermoid cysts of the skull: a report of four cases. *Clin Neurol Neurosurg* 2005;107(3):262-67.

46. So CC, Ho LC. Polycythemia secondary to cerebellar hemangioblastoma. *Am J Hematol* 2002;71(4):346-47.
47. Kuhne M *et al.* Challenging manifestations of malignancies. Case 1. Polycythemia and high serum erythropoietin level as a result of hemangioblastoma. *J Clin Oncol* 2004;22(17):3639-40.
48. Poretti A *et al.* Outcome of craniopharyngioma in children: long-term complications and quality of life. *Dev Med Child Neurol* 2004;46(4):220-29.
49. Crom DB *et al. Health status in long-term survivors of pediatric craniopharyngiomas. J Neurosci Nurs* 2010;42(6):323-28; quiz 329-30.
50. Packer RJ, Vezina G. Management of and prognosis with medulloblastoma: therapy at a crossroads. *Arch Neurol* 2008;65(11):1419-24.
51. Ahmed A. MRI features of disseminated 'drop metastases'. *S Afr Med J* 2008;98(7):522-23.
52. Nakamura M *et al.* Intraventricular meningiomas: a review of 16 cases with reference to the literature. *Surg Neurol* 2003;59(6):491-503; discussion 503-4.
53. Saleem SN, Said AH, Lee DH. Lesions of the hypothalamus: MR imaging diagnostic features. *Radiographics* 2007;27(4):1087-108.
54. Perilongo G, Rigon F, Murgia A. Oncologic causes of precocious puberty. *Pediatr Hematol Oncol* 1989;6(4):331-40.
55. Burton EM *et al.* Hamartoma of the tuber cinereum: a comparison of MR and CT findings in four cases. *AJNR Am J Neuroradiol* 1989;10(3):497-501.
56. Hurtado Amador R, Ayala AR, Hernandez Marin I. The impact of prolactinoma in human reproduction. *Ginecol Obstet Mex* 2004;72(1):3-9.
57. Acharya SV *et al.* Precocious puberty due to rathke cleft cyst in a child. *Endocr Pract* 2009. 15(2):134-37.
58. Kumar R, Wani AA. Unusual tumors of the posterior fossa skull base. *Skull Base* 2006;16(2):75-84.
59. Potts DG, Abbott GF, von Sneidern JV. National Cancer Institute study: evaluation of computed tomography in the diagnosis of intracranial neoplasms. III. Metastatic tumors. *Radiology* 1980;136(3):657-64.
60. Mandybur TI. Intracranial hemorrhage caused by metastatic tumors. *Neurology* 1977;27(7):650-55.
61. Davis JM, Zimmerman RA, Bilaniuk LT. Metastases to the central nervous system. *Radiol Clin North Am* 1982;20(3):417-35.
62. Steeg PS, Camphausen KA, Smith QR. Brain metastases as preventive and therapeutic targets. *Nat Rev Cancer* 2011;11(5):352-63.
63. Escott EJ. A variety of appearances of malignant melanoma in the head: a review. *Radiographics* 2001;21(3):625-39.
64. Bruno MK, Raizer J. Leptomeningeal metastases from solid tumors (meningeal carcinomatosis). *Cancer Treat Res* 2005;125:31-52.
65. Hori T *et al.* Anterior interhemispheric approach for 100 tumors in and around the anterior third ventricle. *Neurosurgery* 2010;66(3 Suppl Operative):65-74.
66. Tsutsumi K *et al.* Anterior transcallosal approach for the mass lesions in and around the third ventricle: with particular reference to the method of enlarging the foramen of Monro. *No Shinkei Geka* 1995;23(2):137-44.
67. Galanski M, Bramswig JH, Korinthenberg R. Diagnosis of hamartoma of the tuber cinereum. *Rofo* 1986;144(3):331-37.
68. Roosen N, Cras P, Van Vyve M. Hamartoma of the tuber cinereum in a six-month-old boy, causing isosexual precocious puberty. *Neurochirurgia (Stuttg)* 1987;30(2):56-60.
69. Sharma RR. Hamartoma of the hypothalamus and tuber cinereum: a brief review of the literature. *J Postgrad Med* 1987;33(1):1-13.
70. Wentz, K.U., W. Kolfen, and R. Suchalla, *[Precocious puberty and gelastic epilepsy in hamartoma of the tuber cinereum]*. Rofo, 1993;158(3):280-2.

71. Devkota UP et al. An anterior intradural neurenteric cyst of the cervical spine: complete excision through central corpectomy approach—case report. *Neurosurgery* 1994;35(6):1150-53; discussion 1153-54.
72. LeDoux MS et al. Lumbosacral neurenteric cyst in an infant. Case report. *J Neurosurg* 1993;78(5):821-25.
73. Fernandes ET et al. Neurenteric cyst: surgery and diagnostic imaging. *J Pediatr Surg* 1991;26(1):108-10.
74. Edwards MS, Prados M. Current management of brain stem gliomas. *Pediatr Neurosci* 1987;13(6):309-15.
75. Kwon JW et al. Paediatric brain-stem gliomas: MRI, FDG-PET and histological grading correlation. *Pediatr Radiol* 2006;36(9):959-64.
76. Tortori-Donati P et al. Ependymomas of the posterior cranial fossa: CT and MRI findings. *Neuroradiology* 1995;37(3):238-43.
77. Lyons MK, Kelly PJ. Posterior fossa ependymomas: report of 30 cases and review of the literature. *Neurosurgery* 1991;28(5):659-64; discussion 664-65.
78. Nazar GB et al. Infratentorial ependymomas in childhood: prognostic factors and treatment. *J Neurosurg* 1990;72(3):408-17.
79. Krzyminski T, Wislawski J. Teratoma of the posterior cranial fossa. *Neurol Neurochir Pol* 1991;25(3):395-99.
80. Savoiardo M, Strada L, Passerini A. Intracranial cavernous hemangiomas: neuroradiologic review of 36 operated cases. *AJNR Am J Neuroradiol* 1983;4(4):945-50.
81. Lee SR et al. Posterior fossa hemangioblastomas: MR imaging. *Radiology* 1989;171(2):463-68.
82. Ho VB et al. Radiologic-pathologic correlation: hemangioblastoma. *AJNR Am J Neuroradiol* 1992;13(5):1343-52.
83. Neumann HP et al. Central nervous system lesions in von Hippel-Lindau syndrome. *J Neurol Neurosurg Psychiatry* 1992;55(10):898-901.
84. Harwood-Nash DC. Primary neoplasms of the central nervous system in children. *Cancer* 1991;67(4 Suppl):1223-28.
85. Dai AI et al. Supratentorial primitive neuroectodermal tumors of infancy: clinical and radiologic findings. *Pediatr Neurol* 2003;29(5):430-34.
86. Hunt SJ et al. Neonatal intracranial teratomas. *Surg Neurol* 1990;34(5):336-42.
87. Krasnokutsky MV. The button sequestrum sign. *Radiology* 2005;236(3):1026-27.
88. Sholkoff SD, Mainzer F. Button sequestrum revisited. *Radiology* 1971;100(3):649-52.
89. Reeder MM, Felson B, Bradley WG. *Reeder and Felson's gamuts in radiology: comprehensive lists of roentgen differential diagnosis.* 3rd ed. New York: Springer-Verlag. 1993, 686p.
90. Pestka JM et al. Paget disease of the spine: an evaluation of 101 patients with a histomorphometric analysis of 29 cases. *Eur Spine J* 2012;21(5):999-1006.
91. Oikonomou A et al. Paget disease of the spine manifested by thoracic and lumbar epidural lipomatosis: magnetic resonance imaging findings. *Spine* (Phila Pa 1976) 2007;32(25):E789-92.
92. Kremer MA et al. Vertebroplasty in focal Paget disease of the spine. Case report. *J Neurosurg* 2003;99(1 Suppl):110-13.
93. Hadjipavlou A, Lander P. Paget disease of the spine. *J Bone Joint Surg Am* 1991;73(9):1376-81.
94. Zlatkin MB et al. Paget disease of the spine: CT with clinical correlation. *Radiology* 1986. 160(1):155-9.
95. Amina M et al. Cerebellar liponeurocytoma: a case report and review of the literature. *Pathologica* 2003;95(6):456-59.
96. Caruso RD et al. High signal on T1-weighted MR images of the head: a pictorial essay. *Clin Imaging* 2001;25(5):312-19.
97. Louis DN et al. The 2007 WHO classification of tumours of the central nervous system. *Acta Neuropathol* 2007;114(2):97-109.

98. Koeller KK, Rushing EJ. From the archives of the AFIP: pilocytic astrocytoma: radiologic-pathologic correlation. *Radiographics* 2004;24(6):1693-708.
99. Marques E *et al*. Late metastasis of breast adenocarcinoma into internal auditory canal and cerebellopontine angle: case report. Arq Neuropsiquiatr 2002;60(3-A):639-42.
100. Yamakami I *et al*. Prognostic significance of changes in the internal acoustic meatus caused by vestibular schwannoma. *Neurol Med Chir* (Tokyo) 2002;42(11):465-70; discussion 470-71.
101. Mikhael MA, Ciric IS, Wolff AP. Differentiation of cerebellopontine angle neuromas and meningiomas with MR imaging. *J Comput Assist Tomogr* 1985;9(5):852-56.
102. Osborn AG, Preece MT. Intracranial cysts: radiologic-pathologic correlation and imaging approach. *Radiology* 2006;239(3):650-64.
103. Fink JR. Imaging of cerebellopontine angle masses: self-assessment module. *AJR Am J Roentgenol* 2010;195(3 Suppl):S15-21.
104. Smirniotopoulos JG *et al*. Patterns of contrast enhancement in the brain and meninges. *Radiographics* 2007;27(2):525-51.
105. Chang T *et al*. CT of pineal tumors and intracranial germ-cell tumors. *AJNR Am J Neuroradiol* 1989;10(5):1039-44.
106. Chang T *et al*. CT of pineal tumors and intracranial germ-cell tumors. *AJR Am J Roentgenol* 1989;153(6):1269-74.
107. Li YH *et al*. Diagnostic value of serum levels of beta-human chorionic gonadotropin (beta-hcG) combined with beta-hcG in cerebrospinal fluid for determining locations of germinomas in children with precocious puberty. *Zhonghua Er Ke Za Zhi* 2010;48(10):771-74.
108. Fujimaki T *et al*. Levels of beta-human chorionic gonadotropin in cerebrospinal fluid of patients with malignant germ cell tumor can be used to detect early recurrence and monitor the response to treatment. *Jpn J Clin Oncol* 2000;30(7):291-94.
109. Arora RS *et al*. Age-incidence patterns of primary CNS tumors in children, adolescents, and adults in England. *Neuro Oncol* 2009;11(4):403-13.
110. Barboriak DP, Lee L, Provenzale JM. Serial MR imaging of pineal cysts: implications for natural history and follow-up. *AJR Am J Roentgenol* 2001;176(3):737-43.
111. Al-Holou WN *et al*. The natural history of pineal cysts in children and young adults. *J Neurosurg Pediatr* 2010;5(2):162-66.
112. Zang X *et al*. Immunocytochemistry of pineal astrocytes: species differences and functional implications. *J Neuropathol Exp Neurol* 1985;44(5):486-95.
113. Arantes M *et al*. Pilocytic astrocytoma arising from the pineal gland. *J Neuroradiol* 2009;36(3):177-78.
114. Woznica J *et al*. Value of CT and NMR imaging in diagnosing of chordomas. *Ann Univ Mariae Curie Sklodowska Med* 1990;45:181-86.
115. McMaster ML *et al*. Chordoma: incidence and survival patterns in the United States, 1973-1995. *Cancer Causes Control* 2001;12(1):1-11.
116. Anis N, Chawki N, Antoine K. Use of radio-frequency ablation for the palliative treatment of sacral chordoma. *AJNR Am J Neuroradiol* 2004;25(9):1589-91.
117. Bhat DI *et al*. Intradural clival chordoma: a rare pathological entity. *J Neurooncol* 2010;96(2):287-90.
118. Llauger J *et al*. Primary tumors of the sacrum: diagnostic imaging. *AJR Am J Roentgenol* 2000;174(2):417-24.
119. Sciubba DM *et al*. Chordoma of the sacrum and vertebral bodies. *J Am Acad Orthop Surg* 2009;17(11):708-17.
120. Fenchel M *et al*. Primarily solid intraventricular brain tumors. *Eur J Radiol* 2012;81(4):e688-96.
121. Markia B *et al*. Pediatric intraventricular tumors. *Ideggyogy Sz* 2008;61(11-12):371-80.
122. Song WZ *et al*. Intraventricular vascular malformations mimicking tumors: case reports and review of the literature. *J Neurol Sci* 2008;266(1-2):63-69.

123. Luther N, Cohen A, Souweidane MM. Hemorrhagic sequelae from intracranial neuroendoscopic procedures for intraventricular tumors. *Neurosurg Focus* 2005;19(1):E9.
124. Oka K et al. Endoneurosurgical treatment for hydrocephalus caused by intraventricular tumors. *Childs Nerv Syst* 1994;10(3):162-66.
125. Sanford RA, Laurent JP. Intraventricular tumors of childhood. *Cancer* 1985;56(7 Suppl):1795-99.
126. Sonoda Y et al. Overexpression of vascular endothelial growth factor isoforms drives oxygenation and growth but not progression to glioblastoma multiforme in a human model of gliomagenesis. *Cancer Res* 2003;63(8):1962-68.
127. Rojiani AM, Dorovini-Zis K. Glomeruloid vascular structures in glioblastoma multiforme: an immunohistochemical and ultrastructural study. *J Neurosurg* 1996;85(6):1078-84.
128. Haddad SF et al. Vascular smooth muscle hyperplasia underlies the formation of glomeruloid vascular structures of glioblastoma multiforme. *J Neuropathol Exp Neurol* 1992;51(5):488-92.
129. Neto JG, Mattosinho-Franca LC. Vascular changes associated with glioblastoma multiforme: histologic study. *Rev Paul Med* 1977;90(3-4):67-70.
130. Rickert CH, Paulus W. Tumors of the choroid plexus. *Microsc Res Tech* 2001;52(1):104-11.
131. Costa JM et al. Choroid plexus papillomas of the III ventricle in infants. Report of three cases. *Childs Nerv Syst* 1997;13(5):244-49.
132. Jaiswal AK et al. Choroid plexus papilloma in children: Diagnostic and surgical considerations. *J Pediatr Neurosci* 2009;4(1):10-16.
133. Vazquez E et al. Magnetic resonance imaging of fourth ventricular choroid plexus neoplasms in childhood. A report of two cases. *Pediatr Neurosurg* 1991;17(1):48-52.
134. Buetow PC, Smirniotopoulos JG, Done S. Congenital brain tumors: a review of 45 cases. *AJR Am J Roentgenol* 1990;155(3):587-93.
135. Chan CC, Buggage RR, Nussenblatt RB. Intraocular lymphoma. *Curr Opin Ophthalmol* 2002;13(6):411-18.
136. Kawakami Y et al. Primary central nervous system lymphoma. *J Neurosurg* 1985;62(4):522-27.
137. Lister A, Abrey LE, Sandlund JT. Central nervous system lymphoma. *Hematology Am Soc Hematol Educ Program* 2002:283-96.
138. Zacharia TT et al. Central nervous system lymphoma characterization by diffusion-weighted imaging and MR spectroscopy. *J Neuroimaging* 2008;18(4):411-17.
139. Johnson BA et al. The variable MR appearance of primary lymphoma of the central nervous system: comparison with histopathologic features. *AJNR Am J Neuroradiol* 1997;18(3):563-72.
140. Mauriello Jr JA, Lee HJ, Nguyen L. CT of soft tissue injury and orbital fractures. *Radiol Clin North Am* 1999;37(1):241-52, xii.
141. Schuknecht B, Graetz K. Radiologic assessment of maxillofacial, mandibular, and skull base trauma. *Eur Radiol* 2005;15(3):560-68.
142. Cheng KP, Hiles DA, Biglan AW. The differential diagnosis of leukokoria. *Pediatr Ann* 1990;19(6):376-83, 386.
143. Smirniotopoulos JG, Bargallo N, Mafee MF. Differential diagnosis of leukokoria: radiologic-pathologic correlation. *Radiographics* 1994;14(5):1059-79; quiz 1081-82.
144. Balmer A, Munier F. Leukokoria in a child: emergency and challenge. *Klin Monbl Augenheilkd* 1999;214(5):332-35.
145. Gavornik P, Bartovic V. Leukokoria—a serious symptom in pediatric ophthalmology. *Cesk Slov Oftalmol*, 2002;58(6):404-11.
146. Funariu I. Leukokoria. Diagnosis and treatment. *Oftalmologia* 2003;58(3):35-38.
147. Kembhavi SA et al. Leukokoria: all that's white is not retinoblastoma. *J Clin Oncol* 2011;29(19):e586-87.
148. Hansen A, Dorner T. Sjogren syndrome. *Internist* (Berl) 2010;51(10):1267-79; quiz 1280.
149. Izumi M et al. MR imaging of the parotid gland in Sjogren's syndrome: a proposal for new diagnostic criteria. *AJR Am J Roentgenol* 1996;166(6):1483-87.

150. Plaza G, Dominguez MP, Bueno A. Bilateral parotid cysts as presentation of Sjogren's syndrome. *J Laryngol Otol* 2003;117(2):151-52.
151. Liu ZF *et al.* The site of origin and expansive routes of juvenile nasopharyngeal angiofibroma (JNA). Int J Pediatr Otorhinolaryngol, 2011;75(9):1088-92.
152. Miyahara H, Matsunaga T. Tornwaldt's disease. Acta otolaryngol Suppl, 1994;517:36-39.
153. Baisakhiya N, Deshmukh P, Pawar V. Tornwaldt cyst: a cause of neck pain and stiffness. *Indian J Otolaryngol Head Neck Surg* 2011;63(Suppl 1):147-48.
154. Weissman JL. Thornwaldt cysts. *Am J Otolaryngol* 1992;13(6):381-85.
155. Aghaghazvini L *et al.* Invasive thyroglossal duct cyst papillary carcinoma: a case report. *J Med Case Reports* 2009;3:9308.
156. Arnold M *et al.* Ultrasound diagnosis of spontaneous carotid dissection with isolated Horner syndrome. *Stroke* 2008;39(1):82-86.
157. Macdonald AJ, Salzman KL, Harnsberger HR. Giant ranula of the neck: differentiation from cystic hygroma. *AJNR Am J Neuroradiol* 2003;24(4):757-61.
158. Rhea JT, Novelline RA. How to simplify the CT diagnosis of Le Fort fractures. *AJR Am J Roentgenol* 2005;184(5):1700-5.
159. Little SC, Kesser BW. Radiographic classification of temporal bone fractures: clinical predictability using a new system. *Arch Otolaryngol Head Neck Surg* 2006;132(12):1300-4.
160. Nosan DK, Benecke Jr JE, Murr AH. Current perspective on temporal bone trauma. *Otolaryngol Head Neck Surg* 1997;117(1):67-71.
161. Hough JV, Stuart WD. Middle ear injuries in skull trauma. *Laryngoscope* 1968;78(6):899-937.
162. Westerlaan HE, Gravendeel J. CT appearance of incudomalleolar dislocation. *Ear Nose Throat J* 2007;86(2):81-82.
163. Nikolaidis V. Traumatic dislocation of the incudostapedial joint repaired with fibrin tissue adhesive. *Laryngoscope* 2011;121(3):577-79.
164. Ghorayeb BY *et al.* Unusual complications of temporal bone fractures. *Arch Otolaryngol Head Neck Surg* 1987;113(7):749-53.
165. Schubiger O *et al.* Temporal bone fractures and their complications. Examination with high resolution CT. *Neuroradiology* 1986;28(2):93-99.
166. Som PM, Curtin HD, Mancuso AA. Imaging-based nodal classification for evaluation of neck metastatic adenopathy. *AJR Am J Roentgenol* 2000;174(3):837-44.
167. Som PM, Curtin HD, Mancuso AA. An imaging-based classification for the cervical nodes designed as an adjunct to recent clinically based nodal classifications. *Arch Otolaryngol Head Neck Surg* 1999;125(4):388-96.
168. Kremp AN, Nelson BL. Bilateral warthin tumors of the parotid gland. *Head Neck Pathol* 2008;2(3):175-76.
169. Casler JD, Conley JJ. Surgical management of adenoid cystic carcinoma in the parotid gland. *Otolaryngol Head Neck Surg* 1992;106(4):332-38.
170. Wolf JS, Goldberg AN, Bigelow DC. Pleomorphic adenoma of the parotid. *Am Fam Physician* 1997;56(1):185-92.
171. Dunn EJ *et al.* Parotid neoplasms: a report of 250 cases and review of the literature. *Ann Surg* 1976;184(4):500-6.
172. D'Souza AR *et al.* Updating concepts of first branchial cleft defects: a literature review. Int J Pediatr Otorhinolaryngol 2002;62(2):103-9.
173. Finn DG *et al.* First branchial cleft cysts: clinical update. *Laryngoscope* 1987;97(2):136-40.
174. Whetstone J, Branstetter BF 4th, Hirsch BE. Fluoroscopic and CT fistulography of the first branchial cleft. *AJNR Am J Neuroradiol* 2006;27(9):1817-19.
175. Harnsberger HR *et al.* Branchial cleft anomalies and their mimics: computed tomographic evaluation. *Radiology* 1984;152(3):739-48.
176. Koeller KK *et al.* Congenital cystic masses of the neck: radiologic-pathologic correlation. *Radiographics* 1999;19(1):121-46; quiz 152-53.

177. de Graaf P *et al.* Retinoblastoma: MR imaging parameters in detection of tumor extent. *Radiology* 2005;235(1):197-207.
178. Johns TT *et al.* CT evaluation of perineural orbital lesions: evaluation of the "tram-track" sign. *AJNR Am J Neuroradiol* 1984;5(5):587-90.
179. Tamura A *et al.* "Tram-track" sign and "donut configuration" in Tolosa-Hunt syndrome. *Rinsho Shinkeigaku* 2008;48(4):271-74.
180. Baehring JM. Tram track sign. *J Neurooncol* 2007;85(1):75.
181. Kanamalla US. The optic nerve tram-track sign. *Radiology* 2003;227(3):718-19.
182. Blount A, Riley KO, Woodworth BA. Juvenile nasopharyngeal angiofibroma. *Otolaryngol Clin North Am* 2011;44(4):989-1004, ix.
183. Cruz AA *et al.* Orbital involvement in juvenile nasopharyngeal angiofibroma: prevalence and treatment. *Ophthal Plast Reconstr Surg* 2004;20(4):296-300.
184. Duvall AJ 3rd, Moreano AE. Juvenile nasopharyngeal angiofibroma: diagnosis and treatment. *Otolaryngol Head Neck Surg* 1987;97(6):534-40.
185. Som PM, Bergeron RT. *Head and neck imaging.* 2nd ed. St Louis: Mosby Year Book. 1991, 1152p.
186. Som PM, Curtin HD. *Head and neck imaging.* 3rd ed. St Louis: Mosby, 1996.
187. Hurst RW, Rosenwasser RH. Interventional neuroradiology. New York: Informa Healthcare, 2008, 420p.
188. Hurst RW, Rosenwasser RH. *Neurointerventional management: diagnosis and treatment.* 2nd ed. New York: Informa Healthcare, 2011.
189. Stafford ND, Wilde A. Parotid cancer. *Surg Oncol* 1997;6(4):209-13.
190. Laforga JB. Mucoepidermoid carcinoma of the parotid gland. *Acta Cytol* 1999;43(3):515-17.
191. Feldman ED, Pingpank JF, Alexander Jr HR. Regional treatment options for patients with ocular melanoma metastatic to the liver. *Ann Surg Oncol* 2004;11(3):290-97.
192. Reisinger PW, Hochstrasser K. The diagnosis of CSF fistulae on the basis of detection of beta 2-transferrin by polyacrylamide gel electrophoresis and immunoblotting. *J Clin Chem Clin Biochem* 1989;27(3):169-72.
193. Yokoyama K *et al.* Diagnosis of CSF rhinorrhea: detection of tau-transferrin in nasal discharge. *Otolaryngol Head Neck Surg* 1988;98(4):328-32.
194. Wilms G. Orbital cavernous hemangiomas. *AJNR Am J Neuroradiol* 2009;30(1):E7.
195. Aletaha M *et al.* Bilateral orbital cavernous hemangiomas. *J Ophthalmic Vis Res* 2010;5(1):65-67.
196. Yeakley JW. Temporal bone fractures. *Curr Probl Diagn Radiol* 1999;28(3):65-98.
197. Rodriguez MJ, Thomas GR, Farooq U. Pleomorphic adenoma of the trachea. *Ear Nose Throat J* 2008;87(5):288-90.
198. Ikeda K *et al.* The usefulness of MR in establishing the diagnosis of parotid pleomorphic adenoma. *AJNR Am J Neuroradiol* 1996;17(3):555-59.
199. Stanley MW *et al.* Basal cell (monomorphic) and minimally pleomorphic adenomas of the salivary glands. Distinction from the solid (anaplastic) type of adenoid cystic carcinoma in fine-needle aspiration. *Am J Clin Pathol* 1996;106(1):35-41.
200. Feinmesser M *et al.* A monomorphic adenoma of the minor salivary glands presenting at the base of the tongue: a case report and review of the literature. *J Otolaryngol* 1993;22(2):110-12.
201. Lewis PD *et al.* Detection of damage to the mitochondrial genome in the oncocytic cells of Warthin's tumour. *J Pathol* 2000;191(3):274-81.
202. Parwani AV, Ali SZ. Diagnostic accuracy and pitfalls in fine-needle aspiration interpretation of Warthin tumor. *Cancer* 2003;99(3):166-71.
203. Yoo GH *et al.* Warthin's tumor: a 40-year experience at the Johns Hopkins Hospital. *Laryngoscope* 1994;104(7):799-803.
204. Lamelas J, Terry Jr JH, Alfonso AE. Warthin's tumor: multicentricity and increasing incidence in women. *Am J Surg* 1987;154(4):347-51.

205. Vories AA, Ramirez SG. Warthin's tumor and cigarette smoking. *South Med J* 1997;90(4):416-18.
206. Pinkston JA, Cole P. Cigarette smoking and Warthin's tumor. *Am J Epidemiol* 1996;144(2):183-87.
207. Curtis DJ, Cruess DF, Berg T. The cricopharyngeal muscle: a videorecording review. *AJR Am J Roentgenol* 1984;142(3):497-500.
208. Rubesin SE, Levine MS. Killian-Jamieson diverticula: radiographic findings in 16 patients. *AJR Am J Roentgenol* 2001;177(1):85-89.
209. Brintnall ES, Kridelbaugh WW. Congenital diverticulum of the posterior hypopharynx simulating atresia of the esophagus. *Ann Surg* 1950;131(4):564-74.
210. Goyal RK *et al.* The role of cricopharyngeus muscle in pharyngoesophageal disorders. *Dysphagia* 1993;8(3):252-58.
211. Ramirez H, Blatt ES, Hibri NS. Computed tomographic identification of calcified optic nerve drusen. *Radiology* 1983;148(1):137-39.
212. Mendenhall WM, Lessner AM. Orbital pseudotumor. *Am J Clin Oncol* 2010;33(3):304-6.
213. Jacobs D, Galetta S. Diagnosis and management of orbital pseudotumor. *Curr Opin Ophthalmol* 2002;13(6):347-51.
214. Mombaerts I *et al.* What is orbital pseudotumor? *Surv Ophthalmol* 1996;41(1):66-78.
215. Navas Molinero C *et al.* Thyroglossal cyst: retrospective study of 58 cases. Results of the Sistrunk operation. *Acta Otorrinolaringol Esp* 2000;51(4):340-47.
216. Shah R, Gow K, Sobol SE. Outcome of thyroglossal duct cyst excision is independent of presenting age or symptomatology. *Int J Pediatr Otorhinolaryngol* 2007;71(11):1731-35.
217. Ren W *et al.* Presentations and management of thyroglossal duct cyst in children versus adults: a review of 106 cases. *Oral Surg Oral Med Oral Pathol Oral Radiol Endod* 2011;111(2):e1-6.
218. Allard RH. The thyroglossal cyst. *Head Neck Surg* 1982;5(2):134-46.
219. Reede DL, Bergeron RT, Som PM. CT of thyroglossal duct cysts. *Radiology* 1985;157(1):121-25.
220. Ahuja AT *et al.* Thyroglossal duct cysts: sonographic appearances in adults. *AJNR Am J Neuroradiol* 1999;20(4):579-82.
221. LeBedis CA, Sakai O. Nontraumatic orbital conditions: diagnosis with CT and MR imaging in the emergent setting. *Radiographics* 2008;28(6):1741-53.
222. Flanders AE *et al.* CT characteristics of orbital pseudotumors and other orbital inflammatory processes. *J Comput Assist Tomogr* 1989;13(1):40-47.
223. Koch BL. Cystic malformations of the neck in children. *Pediatr Radiol* 2005;35(5):463-77.
224. Harrison JD. Modern management and pathophysiology of ranula: literature review. *Head Neck* 2010;32(10):1310-20.
225. Verge J *et al.* Cervical cystic lymph node metastasis as first manifestation of occult papillary thyroid carcinoma: report of seven cases. *Head Neck* 1999;21(4):370-74.
226. Loughran CF. Solitary cystic nodal metastasis occult papillary carcinoma of the thyroid mimicking a branchial cyst—a potential pitfall. *Clin Radiol* 1998;53(6):465.
227. Gonzalez-Garcia R *et al.* Solitary cystic lymph neck node metastasis of occult thyroid papillary carcinoma. *Med Oral Patol Oral Cir Bucal* 2008;13(12):E796-99.
228. Deschler DG *et al. Pocket guide to neck dissection classification and TNM staging of head and neck cancer*. 3rd ed. Alexandria, VA: American Academy of Otolaryngology—Head and Neck Surgery Foundation, 2008.
229. Guzzo M *et al.* Major and minor salivary gland tumors. *Crit Rev Oncol Hematol* 2010;74(2):134-48.
230. Ouoba K *et al.* Salivary gland tumors. Apropos of 48 surgical cases. *Dakar Med* 1998;43(1):60-64.
231. Swoboda H, Franz P. Salivary gland tumors. Clinical aspects and therapy. *Radiologe* 1994;34(5):232-38.

232. Main JH *et al*. Salivary gland tumors: review of 643 cases. *J Oral Pathol* 1976;5(2):88-102.
233. Popovski V. Massive deep lobe parotid neoplasms and parapharyngeal space-occupying lesions: contemporary diagnostics and surgical approaches. *Prilozi* 2007;28(1):113-27.
234. Xiong XG *et al*. Parapharyngeal space neoplasms. *Lin Chuang Er Bi Yan Hou Ke Za Zhi* 2000;14(2):74-75.
235. Cai X, Shi L, Dong P. Parapharyngeal space neoplasms. *Zhonghua Er Bi Yan Hou Ke Za Zhi* 1998;33(3):178-80.
236. Vrielinck LJ *et al*. The significance of perineural spread in adenoid cystic carcinoma of the major and minor salivary glands. *Int J Oral Maxillofac Surg* 1988;17(3):190-93.
237. Signorelli F, Mahla K, Turjman F. Endovascular treatment of two concomitant causes of pulsatile tinnitus: sigmoid sinus stenosis and ipsilateral jugular bulb diverticulum. Case report and literature review. *Acta Neurochir (Wien)* 2012;154(1):89-92.
238. Conlin AE, Massoud E, Versnick E. Tinnitus: identifying the ominous causes. *CMAJ* 2011;183(18):2125-28.
239. Han BI *et al*. Tinnitus: characteristics, causes, mechanisms, and treatments. *J Clin Neurol* 2009;5(1):11-19.
240. Koester M, Storck C, Zorowka P. Tinnitus—classification, causes, diagnosis, treatment and prognosis. *MMW Fortschr Med* 2004;146(1-2):23-24, 26-28; quiz 29-30.
241. Holgers KM. Tinnitus treatment is guided by etiology. Noise, stress or anxiety/depression plausible causes. *Lakartidningen* 2003;100(46):3744-49.
242. Luxon LM. Tinnitus: its causes, diagnosis, and treatment. *BMJ* 1993;306(6891):1490-91.
243. Denk DM, Ehrenberger K. Tinnitus: causes, diagnosis, therapy. *Wien Med Wochenschr* 1992;142(11-12):259-62.
244. Hasso AN *et al*. Vertigo and hearing loss. American College of Radiology. *ACR Appropriateness Criteria. Radiology* 2000;215(Suppl):471-78.
245. Colella G *et al*. Warthin tumor: a potential source of diagnostic error. *J Craniofac Surg* 2010;21(6):1978-81.
246. Peter Klussmann J *et al*. High risk for bilateral Warthin tumor in heavy smokers—review of 185 cases. *Acta Otolaryngol* 2006;126(11):1213-17.
247. Minami M *et al*. Warthin tumor of the parotid gland: MR-pathologic correlation. *AJNR Am J Neuroradiol* 1993;14(1):209-14.
248. Smith ME, Calcaterra TC. Frontal sinus osteoma. *Ann Otol Rhinol Laryngol* 1989;98(11):896-900.
249. Brodish BN, Morgan CE, Sillers MJ. Endoscopic resection of fibro-osseous lesions of the paranasal sinuses. *Am J Rhinol* 1999;13(1):11-16.
250. Al-Sebeih K, Desrosiers M. Bifrontal endoscopic resection of frontal sinus osteoma. *Laryngoscope* 1998;108(2):295-98.
251. Hoxworth JM, Glastonbury CM. Orbital and intracranial complications of acute sinusitis. *Neuroimaging Clin N Am* 2010;20(4):511-26.
252. Brook I. Microbiology and antimicrobial treatment of orbital and intracranial complications of sinusitis in children and their management. *Int J Pediatr Otorhinolaryngol* 2009;73(9):1183-86.
253. Kombogiorgas D *et al*. Suppurative intracranial complications of sinusitis in adolescence. Single institute experience and review of literature. *Br J Neurosurg* 2007;21(6):603-9.
254. Mansfield EL, Gianoli GJ. Intracranial complications of sinusitis. *J La State Med Soc* 1994;146(7):287-90.
255. Rosenfeld EA, Rowley AH. Infectious intracranial complications of sinusitis, other than meningitis, in children: 12-year review. *Clin Infect Dis* 1994;18(5):750-54.
256. Swartz JD. The otodystrophies: diagnosis and differential diagnosis. *Semin Ultrasound CT MR* 2004;25(4):305-18.
257. Heimert TL, Lin DD, Yousem DM. Case 48: osteogenesis imperfecta of the temporal bone. *Radiology* 2002;224(1):166-70.

258. Vicente Ade O *et al*. Computed tomography in the diagnosis of otosclerosis. *Otolaryngol Head Neck Surg* 2006;134(4):685-92.
259. Pekkola J *et al*. Localized pericochlear hypoattenuating foci at temporal-bone thin-section CT in pediatric patients: nonpathologic differential diagnostic entity? *Radiology* 2004;230(1):88-92.
260. Sonne JE, Zeifer B, Linstrom C. Manifestations of otosyphilis as visualized with computed tomography. *Otol Neurotol* 2002;23(5):806-7.
261. Cureoglu S, Osma U, Ozates M. Normal configuration of the anterior commissure of the glottis on magnetic resonance imaging. *Eur Arch Otorhinolaryngol* 2000;257(4):219-20.
262. Kallmes DF, Phillips CD. The normal anterior commissure of the glottis. *AJR Am J Roentgenol* 1997;168(5):1317-19.
263. Shi C *et al*. Correlation between thyroid nodule calcification morphology on ultrasound and thyroid carcinoma. *J Int Med Res* 2012;40(1):350-57.
264. Qian M, Wang J, Qiu Y. The significance of calcification in the thyroid papillary carcinoma. *Lin Chung Er Bi Yan Hou Tou Jing Wai Ke Za Zhi* 2011;25(15):673-75.
265. Chen G *et al*. Retrospective analysis of thyroid nodules by clinical and pathological characteristics, and ultrasonographically detected calcification correlated to thyroid carcinoma in South China. *Eur Surg Res* 2009;42(3):137-42.
266. Wang N *et al*. Association of sonographically detected calcification with thyroid carcinoma. *Head Neck* 2006;28(12):1077-83.
267. Liu HF, Tang WS, Yang ZY. Thyroid nodules with calcification and thyroid carcinoma. *Zhongguo Yi Xue Ke Xue Yuan Xue Bao* 2003;25(5):626-29.
268. Khoo ML *et al*. Thyroid calcification and its association with thyroid carcinoma. *Head Neck* 2002;24(7):651-55.
269. Luna-Ortiz K *et al*. Primary parapharyngeal space tumors in a Mexican cancer center. *Otolaryngol Head Neck Surg* 2005;132(4):587-91.
270. Hughes KV 3rd, Olsen KD, McCaffrey TV. Parapharyngeal space neoplasms. *Head Neck* 1995;17(2):124-30.
271. Eveson JW, Cawson RA. Salivary gland tumours. A review of 2410 cases with particular reference to histological types, site, age and sex distribution. *J Pathol* 1985;146(1):51-58.
272. Som PM, Curtin HD. Head and neck imaging. 4th ed. St Louis, Mo: Mosby, 2003.
273. Heffner DK. Are papillary adenomas endolymphatic sac tumors? *Ann Otol Rhinol Laryngol* 1996;105(3):251-52.
274. Choyke PL *et al*. von Hippel-Lindau disease: genetic, clinical, and imaging features. Radiology 1995;194(3):629-42.
275. Jensen RL *et al*. Endolymphatic sac tumors in patients with and without von Hippel-Lindau disease: the role of genetic mutation, von Hippel-Lindau protein, and hypoxia inducible factor-1alpha expression. *J Neurosurg* 2004;100(3):488-97.
276. Vazquez E *et al*. Imaging of complications of acute mastoiditis in children. *Radiographics* 2003;23(2):359-72.
277. Tanaka A *et al*. Differentiation of cavernous hemangioma from schwannoma of the orbit: a dynamic MRI study. *AJR Am J Roentgenol* 2004;183(6):1799-804.
278. Ansari SA, Mafee MF. Orbital cavernous hemangioma: role of imaging. *Neuroimaging Clin N Am* 2005;15(1):137-58.
279. Ohtsuka K, Hashimoto M, Akiba H. Serial dynamic magnetic resonance imaging of orbital cavernous hemangioma. *Am J Ophthalmol* 1997;123(3):396-98.
280. Fries PD, Char DH, Norman D. MR imaging of orbital cavernous hemangioma. *J Comput Assist Tomogr* 1987;11(3):418-21.
281. Kimura H. Herpes simplex encephalitis. *Nihon Rinsho* 2011;69(3):437-41.
282. Rozenberg F, Deback C, Agut H. Herpes simplex encephalitis: from virus to therapy. *Infect Disord Drug Targets* 2011;11(3):235-50.

283. Panisset S et al. Imaging in pediatric Herpes simplex virus type I encephalitis. *J Radiol* 1999;80(1):31-35.
284. Shian WJ, Chi CS. Magnetic resonance imaging of herpes simplex encephalitis. *Zhonghua Min Guo Xiao Er Ke Yi Xue Hui Za Zhi* 1996;37(1):22-26.
285. Marquis JR, D'Cruz C. Extensive vascular calcification in a patient with perinatally acquired AIDS. *Pediatr Radiol* 1996;26(5):365-66.
286. Da¨hnert W. *Radiology review manual*. 7th ed., Philadelphia: Wolters Kluwer Health/Lippincott Williams Wilkins, 2011, 1227p.
287. States LJ, Zimmerman RA, Rutstein RM. Imaging of pediatric central nervous system HIV infection. *Neuroimaging Clin N Am* 1997;7(2):321-39.
288. Schielke E. HIV encephalopathy—clinical aspects, neuropathology and pathogenesis. *Nervenarzt* 1993;64(2):83-90.
289. Stricker RB; Johnson L. 'Rare' infections mimicking multiple sclerosis: consider Lyme disease. *Clin Neurol Neurosurg* 2011;113(3):259-60.
290. Garcia-Monco JC et al. Multiple sclerosis or Lyme disease? a diagnosis problem of exclusion. *Med Clin (Barc)* 1990;94(18):685-88.
291. Karussis D, Weiner HL, Abramsky O. Multiple sclerosis vs Lyme disease: a case presentation to a discussant and a review of the literature. *Mult Scler* 1999;5(6):395-402.
292. Tyler KL. Herpes simplex virus infections of the central nervous system: encephalitis and meningitis, including Mollaret's. *Herpes* 2004;11(Suppl 2):57A-64A.
293. Chu K et al. Atypical brainstem encephalitis caused by herpes simplex virus 2. *Arch Neurol* 2002;59(3):460-63.
294. Skoldenberg B. Herpes simplex encephalitis. *Scand J Infect Dis Suppl* 1996;100:8-13.
295. Corey L et al. Difference between herpes simplex virus type 1 and type 2 neonatal encephalitis in neurological outcome. *Lancet* 1988;1(8575-6):1-4.
296. Vossough A et al. Imaging findings of neonatal herpes simplex virus type 2 encephalitis. *Neuroradiology* 2008;50(4):355-66.
297. Jemsek J et al. Herpes zoster-associated encephalitis: clinicopathologic report of 12 cases and review of the literature. *Medicine (Baltimore)* 1983;62(2):81-97.
298. Taber KH, Hurley RA. Herpes encephalitis in the immunocompetent adult: advances in neuroimaging. *J Neuropsychiatry Clin Neurosci* 2010;22(2):1 p preceding 125, 125-29.
299. Miszkiel KA et al. The spectrum of MRI findings in CNS cryptococcosis in AIDS. *Clin Radiol* 1996;51(12):842-50.
300. Kumazawa K et al. Serial MRI findings in patients with CNS cryptococcosis. *Rinsho Shinkeigaku* 1998;38(9):831-37.
301. Smirniotopoulos JG et al. Neuroimaging—autopsy correlations in AIDS. *Neuroimaging Clin N Am* 1997;7(3):615-37.
302. Wender M. Acute disseminated encephalomyelitis (ADEM). *J Neuroimmunol* 2011;231(1-2):92-99.
303. Martin RJ. Central pontine and extrapontine myelinolysis: the osmotic demyelination syndromes. *J Neurol Neurosurg Psychiatry* 2004;75(Suppl 3):iii22-28.
304. Keime-Guibert F, Napolitano M, Delattre JY. Neurological complications of radiotherapy and chemotherapy. *J Neurol* 1998;245(11):695-708.
305. Salomoni P, Betts-Henderson J. The role of PML in the nervous system. *Mol Neurobiol* 2011;43(2):114-23.
306. Chan JW. Optic neuritis in multiple sclerosis. *Ocul Immunol Inflamm* 2002;10(3):161-86.
307. Voss E et al. Clinical approach to optic neuritis: pitfalls, red flags and differential diagnosis. *Ther Adv Neurol Disord* 2011;4(2):123-34.
308. Kupersmith MJ et al. Contrast-enhanced MRI in acute optic neuritis: relationship to visual performance. *Brain* 2002;125(Pt 4):812-22.

309. Osborne BJ, Volpe NJ. Optic neuritis and risk of MS: differential diagnosis and management. *Cleve Clin J Med* 2009;76(3):181-90.
310. Ghezzi A *et al.* Long-term follow-up of isolated optic neuritis: the risk of developing multiple sclerosis, its outcome, and the prognostic role of paraclinical tests. *J Neurol* 1999;246(9):770-75.
311. Brex PA *et al.* A longitudinal study of abnormalities on MRI and disability from multiple sclerosis. *N Engl J Med* 2002;346(3):158-64.
312. Optic Neuritis Study Group. Multiple sclerosis risk after optic neuritis: final optic neuritis treatment trial follow-up. *Arch Neurol* 2008;65(6):727-32.
313. Bayliss J, Karasoulos T, McLean CA. Frequency and Large T (LT) Sequence of JC Polyomavirus DNA in Oligodendrocytes, Astrocytes and Granular Cells in Non-PML Brain. *Brain Pathol* 2012 May;22(3):329-36.
314. Andreula CF, Burdi N, Carella A. CNS cryptococcosis in AIDS: spectrum of MR findings. *J Comput Assist Tomogr* 1993;17(3):438-41.
315. Corti M *et al.* Magnetic resonance imaging findings in AIDS patients with central nervous system cryptococcosis. *Rev Iberoam Micol* 2008;25(4):211-14.
316. Laissy JP *et al.* Contrast-enhanced fast MRI in differentiating brain toxoplasmosis and lymphoma in AIDS patients. *J Comput Assist Tomogr* 1994;18(5):714-18.
317. Fitzsimmons J *et al.* Choroid plexus cysts in fetuses with trisomy 18. *Obstet Gynecol* 1989;73(2):257-60.
318. Watson WJ *et al.* Sonographic findings of trisomy 18 in the second trimester of pregnancy. *J Ultrasound Med* 2008;27(7):1033-8; quiz 1039-40.
319. Mehta S, Spencer K. Antenatal diagnosis of neural tube defects using a coated bead immunoassay for acetylcholinesterase in amniotic fluid. *Ann Clin Biochem* 1988;25(Pt 5):569-76.
320. Goldstein RB, Filly RA. Prenatal diagnosis of anencephaly: spectrum of sonographic appearances and distinction from the amniotic band syndrome. *AJR Am J Roentgenol* 1988;151(3):547-50.
321. Botto LD *et al.* Neural-tube defects. *N Engl J Med* 1999;341(20):1509-19.
322. Macht S *et al.* Unique sacral location of an arteriovenous fistula of the filum terminale associated with diastematomyelia and lowered spinal cords. *Neuroradiology* 2012 May;54(5):517-19.
323. Czeizel A. Neural tube defects. *JAMA* 1988;259(24):3562.
324. Lemire RJ. Neural tube defects. *JAMA* 1988;259(4):558-62.
325. Anderson NG *et al.* Diastematomyelia: diagnosis by prenatal sonography. *AJR Am J Roentgenol* 1994;163(4):911-14.
326. Coskun A, Kiran G, Ozdemir O. Craniorachischisis totalis: a case report and review of the literature. *Fetal Diagn Ther* 2009;25(1):21-25.
327. Bernard P *et al.* Cystic hygroma of the neck. Antenatal diagnosis, prognostic factors, management. 42 cases. *J Gynecol Obstet Biol Reprod (Paris)* 1991;20(4):487-95.
328. Zagoria, R.J *et al.* Unsuspected fetal abnormality. Fetal cystic hygroma associated with Turner's syndrome. Invest Radiol, 1986;21(3):282-4.
329. Carr RF *et al.* Fetal cystic hygroma and Turner's syndrome. *Am J Dis Child* 1986;140(6):580-83.
330. Wiesenfeld D, James PL. Pulsating exophthalmos associated with neurofibromatosis. *J Maxillofac Surg* 1984;12(1):11-13.
331. Friedrich RE. Reconstruction of the sphenoid wing in a case of neurofibromatosis type 1 and complex unilateral orbital dysplasia with pulsating exophthalmos. *In Vivo* 2011;25(2):287-90.
332. Salman MS. Posterior fossa decompression and the cerebellum in Chiari type II malformation: a preliminary MRI study. *Childs Nerv Syst* 2011;27(3):457-62.

333. Leung RS et al. Imaging features of von Hippel-Lindau disease. *Radiographics* 2008;28(1):65-79; quiz 323.
334. Pompili G et al. Magnetic resonance imaging of renal involvement in genetically studied patients with tuberous sclerosis complex. *Eur J Radiol* 2009;72(2):335-41.
335. Jakic M, Zelenka B. Acquired renal cysts in patients on chronic hemodialysis treatment. *Lijec Vjesn* 1990;112(11-12):373-77.
336. Ito F et al. Cytokines accumulated in acquired renal cysts in long-term hemodialysis patients. *Urol Int* 2000;65(1):21-27.
337. Ring T, Spiegelhalter D. Risk of intracranial aneurysm bleeding in autosomal-dominant polycystic kidney disease. *Kidney Int* 2007;72(11):1400-2.
338. Yamagishi F et al. Age-related occurrence of simple renal cysts studied by ultrasonography. *Klin Wochenschr* 1988;66(9):385-87.
339. Lena G et al. Optic nerve glioma in children. *Neurochirurgie* 2010;56(2-3):249-56.
340. Strahle J et al. Chiari malformation Type I and syrinx in children undergoing magnetic resonance imaging. *J Neurosurg Pediatr* 2011;8(2):205-13.
341. Aguiar PH et al. MR and CT imaging in the Dyke-Davidoff-Masson syndrome. Report of three cases and contribution to pathogenesis and differential diagnosis. *Arq Neuropsiquiatr* 1998;56(4):803-7.
342. Singh P, Saggar K, Ahluwalia A. Dyke-Davidoff-Masson syndrome: classical imaging findings. *J Pediatr Neurosci* 2010;5(2):124-25.
343. Bird CR, Gilles FH. Type I schizencephaly: CT and neuropathologic findings. *AJNR Am J Neuroradiol* 1987;8(3):451-54.
344. Fatnassi R et al. Holoprosencephaly: Pathogenesis, phenotypic characteristics. About four cases. *Morphologie* 2011;95(310):79-82.
345. Nyland H, Krogness KG. Size of posterior fossa in Chiari type 1 malformation in adults. *Acta Neurochir (Wien)* 1978;40(3-4):233-42.
346. Stovner LJ et al. Posterior cranial fossa dimensions in the Chiari I malformation: relation to pathogenesis and clinical presentation. *Neuroradiology* 1993;35(2):113-18.
347. Masson C, Colombani JM. Chiari type 1 malformation and magnetic resonance imaging. *Presse Med* 2005;34(21):1662-67.
348. Maher ER, Neumann HP, Richard S. von Hippel-Lindau disease: a clinical and scientific review. *Eur J Hum Genet* 2011;19(6):617-23.
349. Marinozzi A et al. Chondrosarcoma of the iliac wing in Von Hippel-Lindau disease. *J Exp Clin Cancer Res* 2007;26(4):599-601.
350. Wong WT, Chew EY. Ocular von Hippel-Lindau disease: clinical update and emerging treatments. *Curr Opin Ophthalmol* 2008;19(3):213-17.
351. Chu BC et al. MR findings in spinal hemangioblastoma: correlation with symptoms and with angiographic and surgical findings. *AJNR Am J Neuroradiol* 2001;22(1):206-17.
352. Spector LR et al. Cauda equina syndrome. *J Am Acad Orthop Surg* 2008;16(8):471-79.
353. Becker DB, Kane AA. Craniosynostosis: A review for the non-surgeon. *Mo Med* 2006;103(3):260-64
354. Semler O et al. Wormian bones in osteogenesis imperfecta: Correlation to clinical findings and genotype. *Am J Med Genet A* 2010;152A(7):1681-87.
355. Jeanty P, Silva SR, Turner C. Prenatal diagnosis of wormian bones. *J Ultrasound Med* 2000;19(12):863-69.
356. Cremin B et al. Wormian bones in osteogenesis imperfecta and other disorders. *Skeletal Radiol* 1982;8(1):35-38.
357. Geerdink N et al. Interobserver reliability and diagnostic performance of Chiari II malformation measures in MR imaging-part 2. *Childs Nerv Syst* 2012;28(7):987-95.
358. Geerdink N et al. Essential features of Chiari II malformation in MR imaging: an interobserver reliability study-part 1. *Childs Nerv Syst* 2012;28(7):977-85.

359. Herman TE, Siegel MJ. Special imaging casebook. Chiari II malformation. *J Perinatol* 1995;15(5):434-35.
360. Wolpert SM. MR imaging and the Chiari II malformation. *J Neurosurg* 1988;69(1):152.
361. el Gammal T, Mark EK, Brooks BS. MR imaging of Chiari II malformation. *AJR Am J Roentgenol* 1988;150(1):163-70.
362. Wolpert SM *et al.* Chiari II malformation: MR imaging evaluation. *AJR Am J Roentgenol* 1987;149(5):1033-42.
363. Yuh WT *et al.* MR imaging of Chiari II malformation associated with dysgenesis of cerebellum and brain stem. *J Comput Assist Tomogr* 1987;11(1):188-91.
364. Alkonyi B *et al.* Clinical outcomes in bilateral Sturge-Weber syndrome. *Pediatr Neurol* 2011;44(6):443-49.
365. Stimac GK, Solomon MA, Newton TH. CT and MR of angiomatous malformations of the choroid plexus in patients with Sturge-Weber disease. *AJNR Am J Neuroradiol* 1986;7(4):623-27.
366. Benedikt RA *et al.* Sturge-Weber syndrome: cranial MR imaging with Gd-DTPA. *AJNR Am J Neuroradiol* 1993;14(2):409-15.
367. Tanwar M *et al.* Sturge-Weber syndrome with congenital glaucoma and cytochrome P450 (CYP1B1) gene mutations. *J Glaucoma* 2010;19(6):398-404.
368. Henkes H *et al.* Sturge-Weber syndrome. Diagnostic imaging relative to neuropathology. *Radiologe* 1991;31(6):289-96.
369. Fotter R *et al.* Computer tomography in the Sturge-Weber syndrome. *Computertomographie* 1981;1(2):80-82.
370. Sagar WD, Schmidberger H. Enzephalo-trigeminal angiomatosis. Sturge-Weber-Krabbe (author's transl). *Radiologe* 1977;17(10):428-31.
371. Alexiou GA, Sfakianos G, Prodromou N. Dandy-Walker malformation: analysis of 19 cases. *J Child Neurol* 2010;25(2):188-91.
372. Osenbach RK, Menezes AH. Diagnosis and management of the Dandy-Walker malformation: 30 years of experience. *Pediatr Neurosurg* 1992;18(4):179-89.
373. Asai A *et al.* Dandy-Walker syndrome: experience at the Hospital for Sick Children, Toronto. *Pediatr Neurosci* 1989;15(2):66-73.
374. Nikas I *et al.* Parasagittal lesions and ulegyria in hypoxic-ischemic encephalopathy: neuroimaging findings and review of the pathogenesis. *J Child Neurol* 2008;23(1):51-58.
375. Fernandez-Mayoralas DM *et al.* Schizencephaly: pre- and postnatal magnetic resonance imaging. *J Child Neurol* 2010;25(8):1020-23.
376. Barkovich AJ, Kjos BO. Schizencephaly: correlation of clinical findings with MR characteristics. *AJNR Am J Neuroradiol* 1992;13(1):85-94.
377. Lopes CF *et al.* Epileptic features of patients with unilateral and bilateral schizencephaly. *J Child Neurol* 2006;21(9):757-60.
378. Denis D *et al.* Schizencephaly: clinical and imaging features in 30 infantile cases. *Brain Dev* 2000;22(8):475-83.
379. Pradhan M *et al.* Case of Schizencephaly: a case report. *Kathmandu Univ Med J* 2004;2(3):234-37.
380. Mazzola CA, Fried AH. Revision surgery for Chiari malformation decompression. *Neurosurg Focus* 2003;15(3):E3.
381. Chiapparini L *et al.* Neuroradiological diagnosis of Chiari malformations. *Neurol Sci* 2011 Dec.;32(Suppl 3):S283-86.
382. Hadley DM. The Chiari malformations. *J Neurol Neurosurg Psychiatry* 2002;72(Suppl 2):ii38-40.
383. Naidich TP, Pudlowski RM, Naidich JB. Computed tomographic signs of the Chiari II malformation. III: Ventricles and cisterns. *Radiology* 1980;134(3):657-63.

384. Naidich TP, Pudlowski RM, Naidich JB. Computed tomographic signs of Chiari II malformation. II: midbrain and cerebellum. *Radiology* 1980;134(2):391-98.
385. Naidich TP *et al*. Computed tomographic signs of the Chiari II malformation. Part I: skull and dural partitions. *Radiology* 1980;134(1):65-71.
386. Naidich TP, McLone DG, Fulling KH. The Chiari II malformation: Part IV. The hindbrain deformity. *Neuroradiology* 1983;25(4):179-97.
387. Kreuzberg B, Koudelkova J. Bone changes in tuberous sclerosis (Bourneville-Pringle disease). *Cesk Radiol* 1989;43(5):332-38.
388. Hyman MH, Whittemore VH. National Institutes of Health consensus conference: tuberous sclerosis complex. *Arch Neurol* 2000;57(5):662-65.
389. Roach ES, Gomez MR, Northrup H. Tuberous sclerosis complex consensus conference: revised clinical diagnostic criteria. *J Child Neurol* 1998;13(12):624-28.
390. Braffman BH *et al*. MR imaging of tuberous sclerosis: pathogenesis of this phakomatosis, use of gadopentetate dimeglumine, and literature review. *Radiology* 1992;183(1):227-38.
391. Goh S, Butler W, Thiele EA. Subependymal giant cell tumors in tuberous sclerosis complex. *Neurology* 2004;63(8):1457-61.
392. Kim SK *et al*. Biological behavior and tumorigenesis of subependymal giant cell astrocytomas. *J Neurooncol* 2001;52(3):217-25.
393. Sharma MC *et al*. Subependymal giant cell astrocytoma—a clinicopathological study of 23 cases with special emphasis on histogenesis. *Pathol Oncol Res* 2004;10(4):219-24.
394. Welty LD. Sturge-Weber syndrome: a case study. *Neonatal Netw* 2006;25(2):89-98.
395. Alli SK *et al*. Sturge-Weber syndrome in a 56 year old woman: a case report. *Niger J Med* 2005;14(3):319-21.
396. Baselga E. Sturge-Weber syndrome. *Semin Cutan Med Surg* 2004;23(2):87-98.
397. Rumen F *et al*. Sturge-Weber syndrome: medical management of choroidal hemangiomas. *J Fr Ophtalmol* 2002;25(4):399-403.
398. Dora B, Balkan S. Sporadic hemiplegic migraine and Sturge-Weber syndrome. *Headache* 2001;41(2):209-10.
399. Boukobza M *et al*. Sturge-Weber syndrome. The current neuroradiologic data. *J Radiol* 2000;81(7):765-71.
400. Prieto ML *et al*. Sturge-Weber syndrome with atypical calcifications. *Rev Neurol* 1997;25(145):1411-13.
401. Paller AS. The Sturge-Weber syndrome. *Pediatr Dermatol* 1987;4(4):300-4.
402. Brage ME, Simon MA. Evaluation, prognosis, and medical treatment considerations of metastatic bone tumors. *Orthopedics* 1992;15(5):589-96.
403. Witham TF *et al*. Surgery insight: current management of epidural spinal cord compression from metastatic spine disease. *Nat Clin Pract Neurol* 2006;2(2):87-94; quiz 116.
404. Klimo Jr P, Schmidt MH. Surgical management of spinal metastases. *Oncologist* 2004;9(2):188-96.
405. Alcalay M *et al*. Strategy for identifying primary malignancies with inaugural bone metastases. *Rev Rhum Engl Ed* 1995;62(10):632-42.
406. Salvo N *et al*. The role of plain radiographs in management of bone metastases. *J Palliat Med* 2009;12(2):195-98.
407. Kwee RM, Kwee TC. Virchow-Robin spaces at MR imaging. *Radiographics* 2007;27(4):1071-86.
408. Malinger G *et al*. Differential diagnosis in fetuses with absent septum pellucidum. *Ultrasound Obstet Gynecol* 2005;25(1):42-49.
409. Williams J *et al*. Septo-optic dysplasia: the clinical insignificance of an absent septum pellucidum. *Dev Med Child Neurol* 1993;35(6):490-501.

410. Knudtzon J, Aarskog D. Growth hormone deficiency associated with the ectrodactyly-ectodermal dysplasia-clefting syndrome and isolated absent septum pellucidum. *Pediatrics* 1987;79(3):410-12.
411. Krause-Brucker W, Gardner DW. Optic nerve hypoplasia associated with absent septum pellucidum and hypopituitarism. *Am J Ophthalmol* 1980;89(1):113-20.
412. Barkovich AJ, Norman D. Absence of the septum pellucidum: a useful sign in the diagnosis of congenital brain malformations. *AJR Am J Roentgenol* 1989;152(2):353-60.
413. Supprian T *et al.* Isolated absence of the septum pellucidum. *Neuroradiology* 1999;41(8):563-66.
414. Modic MT *et al.* Degenerative disk disease: assessment of changes in vertebral body marrow with MR imaging. *Radiology* 1988;166(1 Pt 1):193-99.
415. Davies SG, Chapman S, Nakielny R. *Chapman & Nakielny aids to radiological differential diagnosis*. 5th ed. Edinburgh; New York: Saunders/Elsevier, 2009, 519p.
416. Dähnert W. *Radiology review manual*. 7th ed. Philadelphia: Wolters Kluwer Health/Lippincott Williams Wilkins. 2011, 1227p.
417. Barkovich AJ. *Pediatric neuroimaging*. 4th ed. Philadelphia: Lippincott Williams & Wilkins. 2005, 932p.
418. Lin VW, Cardenas DD. *Spinal cord medicine: principles and practice*. New York: Demos. 2003, 1043p.
419. Lee M *et al.* Intramedullary spinal cord lipomas. *J Neurosurg* 1995;82(3):394-400.
420. Miyanji F *et al.* Acute cervical traumatic spinal cord injury: MR imaging findings correlated with neurologic outcome—prospective study with 100 consecutive patients. *Radiology* 2007;243(3):820-27.
421. Paulsen RD, Call GA, Murtagh FR. Prevalence and percutaneous drainage of cysts of the sacral nerve root sheath (Tarlov cysts). *AJNR Am J Neuroradiol* 1994;15(2):293-97; discussion 298-99.
422. Langdown AJ, Grundy JR, Birch NC. The clinical relevance of Tarlov cysts. *J Spinal Disord Tech* 2005;18(1):29-33.
423. Younes M *et al.* Sciatica due to unusual causes: Tarlov cysts and nerve roots anomalies. *Rev Neurol* (Paris) 2009;165(3):282-87.
424. Aarabi B, Koltz M, Ibrahimi D. Hyperextension cervical spine injuries and traumatic central cord syndrome. *Neurosurg Focus* 2008;25(5):E9.
425. Song J *et al.* Clinical evaluation of traumatic central cord syndrome: emphasis on clinical significance of prevertebral hyperintensity, cord compression, and intramedullary high-signal intensity on magnetic resonance imaging. *Surg Neurol* 2006;65(2):117-23.
426. Huang TY *et al.* MR imaging of acute transverse myelitis. *J Ky Med Assoc* 1999;97(4):165-67.
427. Austin SG, Zee CS, Waters C. The role of magnetic resonance imaging in acute transverse myelitis. *Can J Neurol Sci* 1992;19(4):508-11.
428. Neugroschl C *et al.* Posterior extradural migration of extruded thoracic and lumbar disc fragments: role of MRI. *Neuroradiology* 1999;41(9):630-35.
429. Ross JS *et al.* MR imaging of lumbar arachnoiditis. *AJR Am J Roentgenol* 1987;149(5):1025-32.
430. Delamarter RB *et al.* Diagnosis of lumbar arachnoiditis by magnetic resonance imaging. *Spine* (Phila Pa 1976), 1990;15(4):304-10.
431. Smith ZA *et al.* Ossification of the posterior longitudinal ligament: pathogenesis, management, and current surgical approaches. A review. *Neurosurg Focus* 2011;30(3):E10.
432. Fritz RC *et al.* Magnetic resonance imaging of a thoracic intraspinal synovial cyst. *Spine* (Phila Pa 1976), 1994;19(4):487-90.
433. Munz M *et al.* Spinal synovial cyst: case report using magnetic resonance imaging. *Surg Neurol* 1990;34(6):431-34.
434. Davis R *et al.* The advantage of magnetic resonance imaging in diagnosis of a lumbar synovial cyst. *Spine* (Phila Pa 1976), 1990;15(3):244-46.

435. Niggemann P et al. Features of positional magnetic resonance imaging in tethered cord syndrome. *Clin Neuroradiol* 2011;21(1):11-15.
436. Long FR et al. Tethered cord and associated vertebral anomalies in children and infants with imperforate anus: evaluation with MR imaging and plain radiography. *Radiology* 1996;200(2):377-82.
437. Melhem ER. Tethered cord and associated anomalies in children and infants with imperforate anus: evaluation with MR imaging and plain radiography. *Radiology* 1996;200(2):318-19.
438. Raghavan N et al. MR imaging in the tethered spinal cord syndrome. *AJR Am J Roentgenol* 1989;152(4):843-52.
439. Awada A et al. Tethered spinal cord and lipoma. Contribution of magnetic resonance imaging. *Rev Neurol* (Paris) 1986;142(5):553-55.
440. Plotkin SR et al. Spinal ependymomas in neurofibromatosis Type 2: a retrospective analysis of 55 patients. *J Neurosurg Spine* 2011;14(4):543-47.
441. Kucia EJ et al. Surgical technique and outcomes in the treatment of spinal cord ependymomas: part II: myxopapillary ependymoma. *Neurosurgery* 2011;68(1 Suppl Operative):90-94; discussion 94.
442. Choi JY et al. Intracranial and spinal ependymomas: review of MR images in 61 patients. *Korean J Radiol* 2002;3(4):219-28.
443. Gavin Quigley D et al. Outcome predictors in the management of spinal cord ependymoma. *Eur Spine J* 2007;16(3):399-404.
444. Fine MJ et al. Spinal cord ependymomas: MR imaging features. *Radiology* 1995;197(3):655-58.
445. Chan CW, Peng P. Failed back surgery syndrome. *Pain Med* 2011;12(4):577-606.
446. Van Goethem JW et al. Imaging findings in patients with failed back surgery syndrome. *J Belge Radiol* 1997;80(2):81-84.
447. Fan YF, Chong VF. MRI findings in failed back surgery syndrome. *Med J Malaysia* 1995;50(1):76-81.
448. Bigner DD, McLendon RE, Bruner JM. Russell and Rubinstein's pathology of tumors of the nervous system. 7th ed. London, New York, NY: Hodder Arnold; Distributed in the United States of America by Oxford University Press. 2006, 1132p.
449. Shu HH, Mirowitz SA, Wippold FJ 2nd. Neurofibromatosis: MR imaging findings involving the head and spine. *AJR Am J Roentgenol* 1993;160(1):159-64.
450. Egelhoff JC et al. Spinal MR findings in neurofibromatosis types 1 and 2. *AJNR Am J Neuroradiol* 1992;13(4):1071-77.
451. Arpino L et al. Limited approach to a thoracic spine osteoblastoma. *J Neurosurg Sci* 2008;52(4):123-25; discussion 125.
452. Shaikh MI et al. Spinal osteoblastoma: CT and MR imaging with pathological correlation. *Skeletal Radiol* 1999;28(1):33-40.
453. Ozaki T et al. Osteoid osteoma and osteoblastoma of the spine: experiences with 22 patients. *Clin Orthop Relat Res* 2002;(397):394-402.
454. Ozkal E et al. CT and MR imaging of vertebral osteoblastoma. A report of two cases. *Clin Imaging* 1996;20(1):37-41.
455. Kroon HM, Schurmans J. Osteoblastoma: clinical and radiologic findings in 98 new cases. *Radiology* 1990;175(3):783-90.
456. Eberhardt H, Herterich R. Management and outcome of vein of galen malformation in childhood. *Klin Padiatr* 2009;221(1):6-13.
457. Brunelle F. Arteriovenous malformation of the vein of Galen in children. *Pediatr Radiol* 1997;27(6):501-13.
458. Karadeniz L et al. Vein of Galen aneurysmal malformation: prenatal diagnosis and early endovascular management. *J Chin Med Assoc* 2011;74(3):134-37.
459. Lodha A et al. Clinics in diagnostic imaging (132). Vein of Galen malformation. *Singapore Med J* 2010;51(11):896-98; quiz 899.

460. Golombek SG, Ally S, Woolf PK. A newborn with cardiac failure secondary to a large vein of Galen malformation. *South Med J* 2004;97(5):516-18.
461. Xu DS *et al.* Adult presentation of a familial-associated vein of galen aneurysmal malformation: case report. *Neurosurgery* 2010;67(6):E1845-51; discussion 1851.
462. Gailloud P *et al.* Confirmation of communication between deep venous drainage and the vein of galen after treatment of a vein of Galen aneurysmal malformation in an infant presenting with severe pulmonary hypertension. *AJNR Am J Neuroradiol* 2006;27(2):317-20.
463. Gupta AK, Varma DR. Vein of Galen malformations: review. *Neurol India* 2004;52(1):43-53.
464. Greiner F, Rothrock J. Subacutely progressive epidural hematoma in the absence of a "lucid interval". *Headache* 2006;46(5):808-9.
465. Vilalta J *et al.* Preventable mortality in epidural hematoma. Effect of delay in operating. Analysis of 34 cases operated on in coma after a lucid interval. *Rev Clin Esp* 1986;179(7):352-54.
466. Mohsenipour I, Kostron H, Russegger L. The lucid interval in epidural hematoma. *Zentralbl Neurochir* 1982;43(2):121-28.
467. Mohsenipour I, Kostron H, Russegger L. The lucid interval in epidural hematoma. *ZFA* (Stuttgart) 1981;57(27):1816-20.
468. Leonard AD, Newburg S. Cardioembolic stroke. *J Neurosci Nurs* 1992;24(2):69-76.
469. Alexandrov AV *et al.* Predictors of hemorrhagic transformation occurring spontaneously and on anticoagulants in patients with acute ischemic stroke. *Stroke* 1997;28(6):1198-202.
470. Duong TQ, Fisher M. Applications of diffusion/perfusion magnetic resonance imaging in experimental and clinical aspects of stroke. *Curr Atheroscler Rep* 2004;6(4):267-73.
471. Smith EE, Greenberg SM. Clinical diagnosis of cerebral amyloid angiopathy: validation of the Boston criteria. *Curr Atheroscler Rep* 2003;5(4):260-66.
472. Wood EH. Angiographic identification of the ruptured lesion in patients with multiple cerebral aneurysms. *J Neurosurg* 1964;21:182-98.
473. Nehls DG *et al.* Multiple intracranial aneurysms: determining the site of rupture. *J Neurosurg* 1985;63(3):342-48.
474. Offenbacher H *et al.* Superficial siderosis of the central nervous system: MRI findings and clinical significance. *Neuroradiology* 1996;38(Suppl 1):S51-56.
475. Kumar N. Neuroimaging in superficial siderosis: an in-depth look. *AJNR Am J Neuroradiol* 2010;31(1):5-14.
476. Miliaras G *et al.* Superficial siderosis of the CNS: report of three cases and review of the literature. *Clin Neurol Neurosurg* 2006;108(5):499-502.
477. Unruptured intracranial aneurysms—risk of rupture and risks of surgical intervention. International Study of Unruptured Intracranial Aneurysms Investigators. *N Engl J Med* 1998;339(24):1725-33.
478. Greebe P, Rinkel GJ. Life expectancy after perimesencephalic subarachnoid hemorrhage. *Stroke* 2007;38(4):1222-24.
479. Ersahin Y, Mutluer S, Guzelbag E. Extradural hematoma: analysis of 146 cases. *Childs Nerv Syst* 1993;9(2):96-99.
480. Jamal M, Court O, Barkun J. Swirl sign. *J Am Coll Surg* 2009;209(6):789.
481. Atlas SW. Magnetic resonance imaging of the brain and spine. 4th ed. Philadelphia: Wolters Kluwer/Lippincott Williams & Wilkins. 2 v. 2009. 1890, I-17p).
482. Zimmer A *et al.* Developmental venous anomaly (DVA). *Radiologe* 2007;47(10):868, 870-74.
483. Wityk RJ. Dural arteriovenous fistula of the spinal cord: an uncommon cause of myelopathy. *Semin Neurol* 1996;16(1):27-32.
484. Luh GY *et al.* The persistent fetal carotid-vertebrobasilar anastomoses. *AJR Am J Roentgenol* 1999;172(5):1427-32.
485. Kaminogo M, Yonekura M, Shibata S. Incidence and outcome of multiple intracranial aneurysms in a defined population. *Stroke* 2003;34(1):16-21.

486. Gelabert M, Prieto A, Allut AG. Acute bilateral extradural haematoma of the posterior cranial fossa. *Br J Neurosurg* 1997;11(6):573-75.
487. Ohayon L *et al.* Acute spinal epidural and subdural hematomas. *J Radiol* 2003;84(1):50-53.
488. Huisman TA, Tschirch FT. Epidural hematoma in children: do cranial sutures act as a barrier? *J Neuroradiol* 2009;36(2):93-97.
489. Braun P *et al.* MRI findings in spinal subdural and epidural hematomas. *Eur J Radiol* 2007;64(1):119-25.
490. Al-Nakshabandi NA. The swirl sign. *Radiology* 2001;218(2):433.
491. Seule MA *et al.* Aneurysmal subarachnoid hemorrhage - therapy and complications. *Anasthesiol Intensivmed Notfallmed Schmerzther* 2010;45(1):8-17.
492. Kallman CE, Gosink BB, Gardner DJ. Carotid duplex sonography: bisferious pulse contour in patients with aortic valvular disease. *AJR Am J Roentgenol* 1991;157(2):403-7.
493. Romero JM *et al.* US of neurovascular occlusive disease: interpretive pearls and pitfalls. *Radiographics* 2002;22(5):1165-76.
494. Spetzler RF, Martin NA. A proposed grading system for arteriovenous malformations. *J Neurosurg* 1986;65(4):476-83.
495. Speizler RF, Martin NA. A proposed grading system for arteriovenous malformations. 1986. *J Neurosurg* 2008;108(1):186-93.
496. Sacco RL *et al.* Wallenberg's lateral medullary syndrome. Clinical-magnetic resonance imaging correlations. *Arch Neurol* 1993;50(6):609-14.
497. Kitis O *et al.* Wallenberg's lateral medullary syndrome: diffusion-weighted imaging findings. *Acta Radiol* 2004;45(1):78-84.
498. Takahashi S, Shinoda J, Hayashi T. Cerebral venous sinus thrombosis in an adult patient presenting as headache and acute subdural hematoma. *J Stroke Cerebrovasc Dis* 2012 May;21(4):338-40.
499. Caso V, Paciaroni M, Bogousslavsky J. Environmental factors and cervical artery dissection. *Front Neurol Neurosci* 2005;20:44-53.
500. Tan KS <I>et al.</I> Risk factors and aetiology of cerebral infarction in young adults: a comparative study between Malaysia and Australia. *Int J Stroke* 2010;5(5):428-30.
501. Naess H, Waje-Andreassen U. Review of long-term mortality and vascular morbidity amongst young adults with cerebral infarction. *Eur J Neurol* 2010;17(1):17-22.
502. Naess H. Cerebral infarction in young adults. *Tidsskr Nor Laegeforen* 2007;127(6):751-53.
503. Image interpretation session: 1996. Traumatic dissection of the internal carotid artery (mural arterial dissection). *Radiographics* 1997;17(1):253-56.
504. Haapaniemi H *et al.* Carotid arterial dissection as a cause of severe brain infarction in young adults. *J Stroke Cerebrovasc Dis* 1996;6(2):89-92.
505. Mokri B. Carotid arterial dissection as a cause of severe brain infarction in young adults. *J Stroke Cerebrovasc Dis*, 1996;6(2):59-60.
506. Janjua KJ, Goswami V, Sagar G. Whiplash injury associated with acute bilateral internal carotid arterial dissection. *J Trauma* 1996;40(3):456-58.
507. Kiely MJ. Neuroradiology case of the day. Carotid arterial dissection. *AJR Am J Roentgenol* 1993;160(6):1336-38.
508. van Gijn J *et al.* Perimesencephalic hemorrhage: a nonaneurysmal and benign form of subarachnoid hemorrhage. *Neurology* 1985;35(4):493-97.
509. Brinjikji W *et al.* Inter- and intraobserver agreement in CT characterization of nonaneurysmal perimesencephalic subarachnoid hemorrhage. *AJNR Am J Neuroradiol* 2010;31(6):1103-5.
510. Rinkel GJ *et al.* Nonaneurysmal perimesencephalic subarachnoid hemorrhage: CT and MR patterns that differ from aneurysmal rupture. *AJNR Am J Neuroradiol* 1991;12(5):829-34.
511. Agid R *et al.* Negative CT angiography findings in patients with spontaneous subarachnoid hemorrhage: When is digital subtraction angiography still needed? *AJNR Am J Neuroradiol* 2010;31(4):696-705.

512. Westerlaan HE *et al.* Intracranial aneurysms in patients with subarachnoid hemorrhage: CT angiography as a primary examination tool for diagnosis—systematic review and meta-analysis. *Radiology* 2011;258(1):134-45.
513. Frugoni P *et al.* A particular angiographic sign in meningiomas of the tentorium: the artery of Bernasconi and Cassinari. *Neurochirurgia* (Stuttg) 1960;2:142-52.
514. Banerjee AD, Ezer H, Nanda A. The artery of bernasconi and cassinari: a morphometric study for superselective catheterization. *AJNR Am J Neuroradiol* 2011;32(9):1751-55.
515. Peltier J *et al.* Microsurgical anatomy of the medial tentorial artery of Bernasconi-Cassinari. *Surg Radiol Anat* 2010;32(10):919-25.
516. Saji N. Small cerebellar vermis infarction with isolated truncal ataxia. *No To Shinkei* 2005;57(6):528-29.
517. Kawase Y. Nakajima M. Cerebellar infarction restricted to bilateral inferior vermis presenting with floating sensation and then astasia. *Rinsho Shinkeigaku* 2006;46(3):223-26.
518. Dharmasaroja P. Sports-related internal carotid artery dissection: pathogenesis and therapeutic point of view. *Neurologist* 2008;14(5):307-11.
519. Flaherty PM, Flynn JM. Horner syndrome due to carotid dissection. *J Emerg Med* 2011;41(1):43-46.
520. Rohrweck S *et al.* Horner syndrome as a manifestation of carotid artery dissection. *Arch Soc Esp Oftalmol* 2011;86(11):377-79.
521. Franceschi R *et al.* Pituitary hyperplasia secondary to acquired hypothyroidism: case report. *Ital J Pediatr* 2011;37:15.
522. Passeri E *et al.* Large pituitary hyperplasia in severe primary hypothyroidism. *J Clin Endocrinol Metab* 2011;96(1):22-23.
523. Alfaro Gonzalez M *et al.* Hypothyroidism with pituitary hyperplasia. *An Pediatr* (Barc) 2010;73(6):365.
524. Aijing X, Tang L. Pituitary hyperplasia in children with short stature and primary hypothyroidism. *Indian Pediatr* 2010;47(10):877-80.
525. Kaye TB. Hyperprolactinemia. Causes, consequences, and treatment options. *Postgrad Med* 1996;99(5):265-68.
526. Basaria S *et al.* Metastatic renal cell carcinoma to the pituitary presenting with hyperprolactinemia. *J Endocrinol Invest* 2004;27(5):471-74.
527. Bonneville F *et al.* T1 signal hyperintensity in the sellar region: spectrum of findings. *Radiographics* 2006;26(1):93-113.
528. Nahm AM, Henriquez DE, Ritz E. Renal cystic disease (ADPKD and ARPKD). *Nephrol Dial Transplant* 2002;17(2):311-14.
529. Wardlaw JM, White PM. The detection and management of unruptured intracranial aneurysms. *Brain* 2000;123(Pt 2):205-21.
530. Wiebers DO *et al.* Unruptured intracranial aneurysms: natural history, clinical outcome, and risks of surgical and endovascular treatment. *Lancet* 2003;362(9378):103-10.
531. Kissel P, Boggan JE, Wagner Jr FC. CT evolution of an acute venous epidural hematoma. *J Emerg Med* 1989;7(4):365-68.
532. Bakshi R, Mazziotta JC. Acute middle cerebral artery thrombosis demonstrated by cranial computed tomography: the "dense MCA" sign. *Arch Neurol* 1998;55(12):1577.
533. Giroud M *et al.* Dense middle cerebral artery: etiologic significance and prognosis. *Rev Neurol* (Paris) 1990;146(3):224-27.
534. Nagaratnam, N., K. Nagaratnam, and K. Ng, Dense middle cerebral artery sign: a pictorial study. Int J Clin Pract, 2003;57(5):446-8.
535. Blacker DJ, Watson JC, Wijdicks EF. The "dot CT sign" indicates MCA branch occlusion. *Stroke* 2003;34(8):e100.
536. Sarikaya B, Provenzale J. Frequency of various brain parenchymal findings of early cerebral ischemia on unenhanced CT scans. *Emerg Radiol* 2010;17(5):381-90.

537. Nakano S et al. Early CT signs in patients with acute middle cerebral artery occlusion: incidence of contrast staining and haemorrhagic transformations after intra-arterial reperfusion therapy. *Clin Radiol* 2006;61(2):156-62.
538. Lesley WS et al. Predicting acute ischemic stroke by measuring the degree of ocular gaze deviation (Prevost's sign) on CT. *J Neurointerv Surg* 2009;1(1):32-34.
539. Boller F, Le May M, Wright RL. Diagnosis and differentiation of various types of hydrocephalus in adults by angiography. *Br J Radiol* 1970;43(510):384-90.
540. Hardy J, Selkoe DJ. The amyloid hypothesis of Alzheimer's disease: progress and problems on the road to therapeutics. *Science* 2002;297(5580):353-56.
541. Friedland RP et al. Regional cerebral metabolic alterations in dementia of the Alzheimer type: positron emission tomography with [18F]fluorodeoxyglucose. *J Comput Assist Tomogr* 1983;7(4):590-98.
542. McKhann G et al. Clinical diagnosis of Alzheimer's disease: report of the NINCDS-ADRDA Work Group under the auspices of Department of Health and Human Services Task Force on Alzheimer's Disease. *Neurology* 1984;34(7):939-44.
543. Quigley H, Colloby SJ, O'Brien JT. PET imaging of brain amyloid in dementia: a review. *Int J Geriatr Psychiatry* 2011;26(10):991-99.
544. Covarrubias DJ, Luetmer PH, Campeau NG. Posterior reversible encephalopathy syndrome: prognostic utility of quantitative diffusion-weighted MR images. *AJNR Am J Neuroradiol* 2002;23(6):1038-48.
545. Feske SK. Posterior reversible encephalopathy syndrome: a review. *Semin Neurol* 2011;31(2):202-15.
546. Glick RP, Tiesi JA. Subacute pituitary apoplexy: clinical and magnetic resonance imaging characteristics. *Neurosurgery* 1990;27(2):214-18; discussion 218-19.
547. Semple PL et al. Pituitary apoplexy: correlation between magnetic resonance imaging and histopathological results. *J Neurosurg* 2008;108(5):909-15.
548. Rovira A, Alonso J, Cordoba J. MR imaging findings in hepatic encephalopathy. *AJNR Am J Neuroradiol* 2008;29(9):1612-21.
549. Brunberg JA et al. Chronic acquired hepatic failure: MR imaging of the brain at 1.5 T. *AJNR Am J Neuroradiol* 1991;12(5):909-14.
550. Hobbs NZ et al. Onset and progression of pathologic atrophy in Huntington disease: a longitudinal MR imaging study. *AJNR Am J Neuroradiol* 2010;31(6):1036-41.
551. Yokote K et al. Clinical characteristics of Wernicke's encephalopathy in the elderly. *Nihon Ronen Igakkai Zasshi* 1992;29(1):35-40.
552. Bitsch A et al. MRI findings in Wernicke encephalopathy. *Nervenarzt* 1998;69(8):707-11.
553. Moskowitz H, Milikow E. Case report 285. Diagnosis: osteomalacia (rickets) and cerebellar atrophy secondary to the effects of diphenylhydantoin (dilantin). *Skeletal Radiol* 1984;12(4):281-83.
554. Baier WK et al. Cerebellar atrophy following diphenylhydantoin intoxication. *Neuropediatrics* 1984;15(2):76-81.
555. Schonknecht P, Pantel J, Schroder J. Quantitative magnetic resonance tomography in diagnosis of Alzheimer dementia. *Z Gerontol Geriatr* 2001;34(2):101-7.
556. Prasher VP et al. The role of magnetic resonance imaging in the diagnosis of Alzheimer disease in adults with Down syndrome. *Arch Neurol* 1996;53(12):1310-13.
557. Bronen RA et al. Imaging findings in hippocampal sclerosis: correlation with pathology. *AJNR Am J Neuroradiol* 1991;12(5):933-40.
558. Chipps E, Paulson G. Creutzfeldt-Jakob disease: a review. *J Neurosci Nurs* 1994;26(4):219-23.
559. Prusiner SB. Prions are novel infectious pathogens causing scrapie and Creutzfeldt-Jakob disease. *Bioessays* 1986;5(6):281-86.
560. Azevedo MF et al. Creutzfeldt-Jakob disease: case report with spinal cord involvement. *Arq Neuropsiquiatr* 2001;59(4):964-67.

561. Park ES, Kim E. Spontaneous intracranial hypotension: clinical presentation, imaging features and treatment. *J Korean Neurosurg Soc* 2009;45(1):1-4.
562. Watanabe A *et al.* Diagnostic value of spinal MR imaging in spontaneous intracranial hypotension syndrome. *AJNR Am J Neuroradiol* 2009;30(1):147-51.
563. Bakir B *et al.* Cranial magnetic resonance imaging in spontaneous intracranial hypotension after epidural blood patch. *Pain Pract* 2008;8(3):206-9.
564. Shih MT *et al.* Brain lesions with elevated lactic acid peaks on magnetic resonance spectroscopy. *Curr Probl Diagn Radiol* 2004;33(2):85-95.
565. Tolosa E, Berciano J. Choreas, hereditary and other ataxias, tics, myoclonus, and other movement disorders. *Curr Opin Neurol Neurosurg* 1993;6(3):358-68.
566. Mascalchi M, Vella A, Ceravolo R. Movement disorders: role of imaging in diagnosis. *J Magn Reson Imaging* 2012;35(2):239-56.
567. Lanska DJ. Chapter 33: the history of movement disorders. *Handb Clin Neurol* 2010;95:501-46.
568. Bartynski WS. Posterior reversible encephalopathy syndrome, part 1: fundamental imaging and clinical features. *AJNR Am J Neuroradiol* 2008;29(6):1036-42.
569. Lamy C *et al.* Neuroimaging in posterior reversible encephalopathy syndrome. *J Neuroimaging* 2004;14(2):89-96.
570. Cakirer S, Karaarslan E, Arslan A. Spontaneously T1-hyperintense lesions of the brain on MRI: a pictorial review. *Curr Probl Diagn Radiol* 2003;32(5):194-217.
571. Bonilla E. Huntington disease. A review. *Invest Clin* 2000;41(2):117-41.
572. Ho VB *et al.* Juvenile huntington disease: CT and MR features. *AJNR Am J Neuroradiol* 1995;16(7):1405-12.
573. Kodama F *et al.* Transneuronal degeneration in patients with temporal lobe epilepsy: evaluation by MR imaging. *Eur Radiol* 2003;13(9):2180-85.
574. Oikawa H *et al.* The circuit of Papez in mesial temporal sclerosis: MRI. *Neuroradiology* 2001;43(3):205-10.
575. Mamourian AC *et al.* Association between size of the lateral ventricle and asymmetry of the fornix in patients with temporal lobe epilepsy. *AJNR Am J Neuroradiol* 1998;19(1):9-13.
576. Thomas AG, Koumellis P, Dineen RA. The fornix in health and disease: an imaging review. *Radiographics* 2011;31(4):1107-21.
577. Ziaber J, Zientarski B, Boguslawska-Staniaszczyk R. Calcification of the basal ganglia and cerebellum. *Neurol Neurochir Pol* 1993;27(5):721-28.
578. Nakayama T *et al.* Calcification of basal ganglia in a patient with partial trisomy 5q and partial monosomy 18q. *Acta Paediatr Jpn* 1993;35(4):340-44.
579. Rossi M, Morena M, Zanardi M. Calcification of the basal ganglia and Fahr disease. Report of two clinical cases and review of the literature. *Recenti Prog Med* 1993;84(3):192-98.
580. Flint J, Goldstein LH. Familial calcification of the basal ganglia: a case report and review of the literature. *Psychol Med* 1992;22(3):581-95.
581. Roquer J, Herraiz J, Maso E. Calcification of the basal ganglia. Study of 16 cases. *Neurologia* 1987;2(5):221-26.
582. Koller WC, Cochran JW, Klawans HL. Calcification of the basal ganglia: computerized tomography and clinical correlation. *Neurology* 1979;29(3):328-33.
583. Ho VB *et al.* Bilateral basal ganglia lesions: pediatric differential considerations. *Radiographics* 1993;13(2):269-92.
584. Brannan TS, Burger AA, Chaudhary MY. Bilateral basal ganglia calcifications visualised on CT scan. *J Neurol Neurosurg Psychiatry* 1980;43(5):403-6.
585. Smith LM *et al.* Brain proton magnetic resonance spectroscopy and imaging in children exposed to cocaine in utero. *Pediatrics* 2001;107(2):227-31.
586. London ED *et al.* Brain imaging studies of cocaine abuse: implications for medication development. *Crit Rev Neurobiol* 1999;13(3):227-42.

587. Bartzokis G et al. The incidence of T2-weighted MR imaging signal abnormalities in the brain of cocaine-dependent patients is age-related and region-specific. *AJNR Am J Neuroradiol* 1999;20(9):1628-35.
588. Maas LC et al. Functional magnetic resonance imaging of human brain activation during cue-induced cocaine craving. *Am J Psychiatry* 1998;155(1):124-26.
589. Volkow ND, Wang GJ, Fowler JS. Imaging studies of cocaine in the human brain and studies of the cocaine addict. *Ann N Y Acad Sci* 1997;820:41-54; discussion 54-55.
590. Naing S, Frohman LA. The empty sella. *Pediatr Endocrinol Rev* 2007;4(4):335-42.
591. Durodoye OM et al. Endocrine disturbances in empty sella syndrome: case reports and review of literature. *Endocr Pract* 2005;11(2):120-24.
592. Akiyama Y et al. Empty sella syndrome. *Nihon Rinsho* 1993;51(10):2731-36.
593. Thurtell MJ et al. An update on idiopathic intracranial hypertension. *Rev Neurol Dis* 2010;7(2-3):e56-68.
594. Ko MW, Liu GT. Pediatric idiopathic intracranial hypertension (pseudotumor cerebri). *Horm Res Paediatr* 2010;74(6):381-89.
595. Spennato P et al. Pseudotumor cerebri. *Childs Nerv Syst* 2011;27(2):215-35.
596. Randhawa S, Van Stavern GP. Idiopathic intracranial hypertension (pseudotumor cerebri). *Curr Opin Ophthalmol* 2008;19(6):445-53.
597. Fraser C, Plant GT. The syndrome of pseudotumour cerebri and idiopathic intracranial hypertension. *Curr Opin Neurol* 2011;24(1):12-17.
598. Nelson KL et al. Clinical safety of gadopentetate dimeglumine. *Radiology* 1995;196(2):439-43.
599. Trenerry MR, Loring DW. Intracarotid amobarbital procedure. The Wada test. *Neuroimaging Clin N Am* 1995;5(4):721-28.
600. Baxendale S. The Wada test. *Curr Opin Neurol* 2009;22(2):185-89.
601. Wyllie E et al. Intracarotid amobarbital (Wada) test for language dominance: correlation with results of cortical stimulation. *Epilepsia* 1990;31(2):156-61.